本当に使える！
抗菌薬の選び方・使い方ハンドブック

具体的な処方例から代替薬、フォローアップ、
効果がなかった場合の対応まで

［編集］戸塚恭一

羊土社
YODOSHA

謹告

　本書に記載されている診断法・治療法に関しては，発行時点における最新の情報に基づき，正確を期するよう，執筆者，監修・編者ならびに出版社はそれぞれ最善の努力を払っております．しかし，医学，医療の進歩により，記載された内容が正確かつ完全ではなくなる場合もございます．

　したがって，実際の診断・治療の際，熟知していない医薬品の使用，検査の実施および判読にあたっては，まず医薬品添付文書や機器および試薬の説明書で確認され，また診療技術に関しては十分考慮されたうえで，常に細心の注意を払われるようお願いいたします．

　本書記載の診断法・治療法・医薬品・検査法・疾患への適応などが，その後の医学研究ならびに医療の進歩により本書発行後に変更された場合，その診断法・治療法・医薬品・検査法・疾患への適応などに伴う不測の事故に対して，著者，編者ならびに出版社はその責を負いかねますのでご了承ください．

発刊にあたって

近年わが国や世界において，新たな感染症が問題とならない年はないほど，感染症が社会的にも大きな問題となっている．厚生労働省の人口動態調査によると2012年にはわが国における死因のうち，肺炎が悪性新生物疾患，心疾患につぐ第3位と，死因に占める感染症の割合も増加しており，感染症に対する対応の重要性が増してきている．

感染症に対する治療薬としてこれまでに多くの抗菌薬が開発され，臨床に応用され，その有用性は明らかである．一方，多剤耐性菌の増加などから新規の抗菌薬開発の必要性が叫ばれている．しかし，新たな抗菌薬の開発には多大な費用と時間を必要とし，現状では困難な状況にある．このような状況下では，現存の抗菌薬をいかに適正に使用するかが重要な課題となっている．

これまでに抗菌薬の選び方・使い方を扱った書物は多数あるが，初学者でも読み切ることができる厚さで，幅広い視点から，臨床現場で必須な実践的知識を入れて，常に携帯できるようなサイズおよび内容のコンパクトな書籍は必ずしも多くはなかった．そこで図表などを多く取り入れ，研修医，プライマリ・ケア医，薬剤師，各種医療従事者が日常診療においてポケットに携帯し手軽に見られ，使いやすい書物をと，本書を企画した．本書の構成は，主に，知っておきたい病原細菌の基礎知識，各抗菌薬の特徴，感染部位別の抗菌薬の使い方となっており，感染症・化学療法分野の第一線の先生方に執筆をいただいた．本書が，わかりやすく，使いやすいハンドブックになっていると確信している．

2013年8月

東京女子医科大学感染対策部感染症科
教授　戸塚　恭一

本当に使える! 抗菌薬の選び方・使い方ハンドブック

Contents

序 .... 戸塚恭一　3

第1章 押さえておきたい 抗菌薬使用の基本

1. 押さえておきたい 抗菌薬使用の基本 .... 大曲貴夫　12
2. 多剤耐性菌の耐性機序・現状・感染症治療薬 ...... 石井良和　21

第2章 知っておきたい 細菌の基礎知識

1. **グラム陽性球菌**
   黄色ブドウ球菌 .... 富田治芳　34
   コアグラーゼ陰性ブドウ球菌 .... 富田治芳　37
   連鎖球菌 .... 富田治芳　38
   肺炎球菌 .... 富田治芳　40
   腸球菌 .... 富田治芳　42
2. **グラム陽性桿菌**
   クロストリジウム・ディフィシル .... 小林寅喆　45
   リステリア菌 .... 小林寅喆　47
   セレウス菌 .... 小林寅喆　48
3. **グラム陰性球菌**
   淋菌 .... 松本哲哉　51
   髄膜炎菌 .... 松本哲哉　52
   モラクセラ・カタラーリス .... 松本哲哉　54
4. **グラム陰性桿菌**
   大腸菌 .... 舘田一博　56
   肺炎桿菌 .... 舘田一博　57

エンテロバクター，セラチア，プロテウス，シトロバクター などの腸内細菌	舘田一博	59
緑膿菌	舘田一博	60
アシネトバクター・バウマニ	舘田一博	62
赤痢菌	舘田一博	63
サルモネラ属細菌	舘田一博	64
腸炎ビブリオ	舘田一博	65
インフルエンザ菌	舘田一博	66
バクテロイデス	舘田一博	68
レジオネラ属菌	斧 康雄	69
百日咳菌	斧 康雄	71
カンピロバクター属菌	斧 康雄	73

5. その他の細菌

梅毒トレポネーマ	斧 康雄	76
非結核性抗酸菌	舩津洋平, 長谷川直樹	78
肺炎マイコプラズマ	斧 康雄	82
リケッチア科	斧 康雄	84
クラミジア科	斧 康雄	87

第3章 各抗菌薬の特徴

1. βラクタム系 ペニシリン系抗菌薬 …… 栗原慎太郎, 柳原克紀 94

総論 …… 94

① 天然型ペニシリン
   ベンジルペニシリン …… 98

② アミノペニシリン
   アモキシシリン …… 100
   アンピシリン …… 100

③ ペニシリナーゼ抵抗性ペニシリン
   アンピシリン・クロキサシリン …… 102

④ 抗緑膿菌作用を有するペニシリン
   ピペラシリン …… 103

⑤ βラクタマーゼ阻害薬配合薬
   クラブラン酸・アモキシシリン …… 104
   スルタミシリン …… 105
   スルバクタム・アンピシリン …… 105
   タゾバクタム・ピペラシリン …… 106

2. βラクタム系 セフェム系抗菌薬 …… 比嘉 太 108

総論 …… 108

① 第一世代セフェム系抗菌薬

セファゾリン……………………………………… 115
　②第二世代セフェム系抗菌薬
　　　セフォチアム……………………………………… 116
　　　セフメタゾール…………………………………… 117
　③第三世代セフェム系抗菌薬
　　　セフトリアキソン………………………………… 118
　　　セフォタキシム…………………………………… 119
　　　セフチゾキシム…………………………………… 120
　　　セフタジジム……………………………………… 120
　　　スルバクタム・セフォペラゾン………………… 121
　　　フロモキセフ……………………………………… 121
　④第四世代セフェム系抗菌薬
　　　セフェピム………………………………………… 122
　　　セフォゾプラン…………………………………… 123
　　　セフピロム………………………………………… 123

3. βラクタム系 モノバクタム系抗菌薬 … 樽本憲人, 前﨑繁文 125
総論 ……………………………………………………… 125
アズトレオナム ………………………………………… 126

4. βラクタム系 カルバペネム系抗菌薬 ……………… 吉田耕一郎 129
総論 ……………………………………………………… 129
イミペネム・シラスタチン …………………………… 132
パニペネム・ベタミプロン …………………………… 133
メロペネム ……………………………………………… 134
ビアペネム ……………………………………………… 136
ドリペネム ……………………………………………… 137
テビペネム ピボキシル ……………………………… 138

5. グリコペプチド系抗菌薬, 環状リポペプチド系抗菌薬
　　　　　　　　　　　　　　　　　　　　　　… 笠原　敬 140
総論 ……………………………………………………… 140
バンコマイシン ………………………………………… 142
テイコプラニン ………………………………………… 144
ダプトマイシン ………………………………………… 147

6. オキサゾリジノン系抗菌薬 ……………………………… 相野田祐介 150
総論 ……………………………………………………… 150
リネゾリド ……………………………………………… 151

7. アミノグリコシド系抗菌薬 ……………………………… 木村利美 153
総論 ……………………………………………………… 153
①抗結核菌作用を有する
　　　ストレプトマイシン……………………………… 157
　　　カナマイシン……………………………………… 157

Contents

② 主としてグラム陰性桿菌に抗菌力があり抗緑膿菌作用はない
　リボスタマイシン ········ 158
③ 主としてグラム陰性桿菌に抗菌力があり抗緑膿菌作用を有する
　アミカシン ········ 158
　ゲンタマイシン ········ 159
　トブラマイシン ········ 159
④ 淋菌に適応を有する
　スペクチノマイシン ········ 160
⑤ MRSAに適応を有する
　アルベカシン ········ 161

8. ニューキノロン系抗菌薬 ········ 照屋勝治 162
総論 ········ 162
① レスピラトリーキノロン（一部）
　ガレノキサシン ········ 167
　モキシフロキサシン ········ 167
　トスフロキサシン ········ 168
② 主としてグラム陰性菌に対して用いられるキノロン系抗菌薬
　シプロフロキサシン ········ 169
　レボフロキサシン ········ 169
　シタフロキサシン ········ 170

9. マクロライド系抗菌薬 ········ 白井 亮, 門田淳一 172
総論 ········ 172
① 14員環マクロライド
　エリスロマイシン ········ 175
　クラリスロマイシン ········ 176
② 15員環マクロライド
　アジスロマイシン ········ 178
③ 16員環マクロライド
　ジョサマイシン ········ 181
④ リンコマイシン系
　クリンダマイシン ········ 182

10. テトラサイクリン系抗菌薬 ········ 宮下修行 184
総論 ········ 184
　ドキシサイクリン ········ 187
　ミノサイクリン ········ 188

11. その他 ········ 小林 治 190
① ST合剤
　スルファメトキサゾール・トリメトプリム ········ 192
② メトロニダゾール
　メトロニダゾール ········ 195

第4章　感染部位別 抗菌薬の選び方と使い方

1. **肺炎** ··· 中村茂樹, 河野 茂　198
   - 市中肺炎 ·· 198
   - 医療・介護関連肺炎 ·· 212
   - 人工呼吸器関連肺炎 ·· 214
2. **敗血症** ······························· 竹内慎哉, 松永直久, 坂本哲也　218
3. **発熱性好中球減少症** ························· 木村宗芳, 荒岡秀樹　230
4. **蜂窩織炎, 皮膚軟部組織感染症** ····················· 藤田崇宏　238
5. **尿路感染症** ·· 清田 浩　250
   - 尿路感染症 ·· 250
   - カテーテル関連尿路感染 ··· 255
6. **細菌性髄膜炎** ·· 坂田 宏　262
7. **骨髄炎** ·· 松下和彦　274
   - 骨髄炎 ··· 274
   - 生体材料の術後感染 ·· 280
8. **感染性心内膜炎** ·· 平井由児　286
9. **腹腔内感染** ·· 竹末芳生　300
10. **中耳炎・鼻副鼻腔炎** ·································· 山中 昇　305
    - 急性中耳炎 ·· 308
    - 急性鼻副鼻腔炎 ·· 319
11. **中心静脈カテーテル関連感染症** ··················· 國島広之　332
12. **手術部位感染症** ·· 草地信也　342
13. ***Clostridium difficile* 感染** ············ 山岸由佳, 三鴨廣繁　355

付　録

浦上宗治, 青木洋介

1. **臓器（疾患）別：頻度の高い原因微生物一覧** ············ 364
2. **腎機能障害別薬剤量一覧** ··· 373

事項索引 ·· 379
薬剤名索引 ·· 385

カバー画像出典：田里大輔, 藤田次郎：「グラム染色からの感染症診断」, p90, p94, p110, 羊土社, 2013

執筆者一覧

■ 編　集
戸塚　恭一　　東京女子医科大学感染対策部感染症科

■ 執筆者（掲載順）

大曲　貴夫	国立国際医療研究センター病院国際感染症センター
石井　良和	東邦大学医学部微生物・感染症学講座
富田　治芳	群馬大学大学院医学系研究科・環境病態制御系生体防御機構学細菌学分野／附属薬剤耐性菌実験施設
小林　寅喆	東邦大学医学部看護学科感染制御学研究室
松本　哲哉	東京医科大学微生物学講座
舘田　一博	東邦大学医学部微生物・感染症学講座
斧　康雄	帝京大学医学部微生物学講座／内科感染症診療
舩津　洋平	慶應義塾大学病院呼吸器内科
長谷川直樹	慶應義塾大学医学部感染制御センター
栗原慎太郎	長崎大学病院安全管理部
柳原　克紀	長崎大学病院検査部
比嘉　太	琉球大学大学院医学研究科感染症・呼吸器・消化器内科学講座（第一内科）
樽本　憲人	埼玉医科大学病院感染症科・感染制御科
前崎　繁文	埼玉医科大学病院感染症科・感染制御科
吉田耕一郎	近畿大学医学部附属病院安全管理部感染対策室
笠原　敬	奈良県立医科大学感染症センター
相野田祐介	東京女子医科大学感染対策部感染症科
木村　利美	東京女子医科大学病院薬剤部
照屋　勝治	国立国際医療研究センターエイズ治療・研究開発センター
白井　亮	大分大学医学部総合内科学第二講座
門田　淳一	大分大学医学部総合内科学第二講座
宮下　修行	川崎医科大学総合内科学1
小林　治	杏林大学保健学部看護学科医療科学II
中村　茂樹	長崎大学病院第二内科（呼吸器内科・腎臓内科）
河野　茂	長崎大学病院第二内科（呼吸器内科・腎臓内科）
竹内　慎哉	帝京大学医学部救急医学講座

（次頁へつづく）

松永	直久	帝京大学医学部附属病院感染制御部／帝京大学内科学講座（感染症）
坂本	哲也	帝京大学医学部救急医学講座
木村	宗芳	虎の門病院臨床感染症科
荒岡	秀樹	虎の門病院臨床感染症科
藤田	崇宏	東京女子医科大学感染対策部感染症科
清田	浩	東京慈恵会医科大学葛飾医療センター泌尿器科
坂田	宏	旭川厚生病院小児科
松下	和彦	川崎市立多摩病院整形外科
平井	由児	東京女子医科大学感染対策部感染症科・血液内科／東京都保健医療公社多摩北部医療センター内科
竹末	芳生	兵庫医科大学感染制御学
山中	昇	和歌山県立医科大学耳鼻咽喉科教室
國島	広之	聖マリアンナ医科大学内科学総合診療内科
草地	信也	東邦大学医療センター大橋病院外科
山岸	由佳	愛知医科大学病院感染症科／感染制御部
三鴨	廣繁	愛知医科大学大学院医学研究科臨床感染症学
浦上	宗治	佐賀大学医学部附属病院感染制御部
青木	洋介	佐賀大学医学部附属病院感染制御部

第 1 章

押さえておきたい抗菌薬使用の基本

第1章 押さえておきたい 抗菌薬使用の基本

1. 押さえておきたい抗菌薬使用の基本

● ポイント

- 感染症診療を適切にできるようになるには，考え方の筋道を身につけることが必要である
- 患者背景から，罹患する疾患の傾向を把握することができる
- 罹患臓器が把握できれば，具体的な鑑別診断を考えることができる
- 適切な治療選択のためには，原因微生物の推定・同定が不可欠である
- empiric therapy（初期治療）で治療開始し，原因微生物判明後にdefinitive therapy（最適治療）に変更し治療を最適化する
- 各疾患ごとに定型的な治療期間が決まっているので，これに基づき治療する

● 感染症診療では思考の筋道が重要である

＜感染症診療にはロジックが必要＞

- 患者背景を理解する
- どの臓器の問題か
- 原因となる微生物を詰める
- 抗菌薬の選択
- 適切な経過観察

　感染症の診療を苦手とする医師が多い．その理由は，「抗菌薬の使い方がわからない」などさまざまである．しかし本当の問題は，クスリの使い方ではない．診療の方法論を知らないことが根本の問題である．感染症診療を適切にできるようになるには，感染症診療を行ううえでの基本的な考え方を身につけることが必要である．以下にそれを順々にみていく．

● 患者背景を理解する

　まず必要なのは患者の背景を知ることである．患者背景を知

ることは患者の診療の方向性を決めるうえできわめて重要である．

例えば発熱を例にとる．25歳の女性が1月の救急外来に発熱を訴えてきた．鼻汁があり，咳もしている．普通はインフルエンザを疑うであろう．しかしこれが同じ25歳の女性でも，9月で，しかも東南アジアでの3週間の旅行から帰国後の発熱であったらどうだろうか？鑑別診断は変わり，マラリア・デング熱・腸チフスなどの輸入感染症を考慮する必要が出てくる．

このように，患者の背景が違えば，罹患する疾患の内容は明らかに異なってくる．よって，患者が伝えてくる病歴を十分に聞き出して診療することが必要である．

感染症診療の場合，問題となるのは微生物である．患者背景が変われば，原因微生物の傾向が変わる．例えば60代の女性が左下腿の蜂窩織炎で来院した．この場合A群β溶連菌や黄色ブドウ球菌が原因微生物に挙がるので，これらを標的に治療を行う．しかし，この女性が「猫に左足を咬まれた」後に指が腫れたということで来院したらどうだろうか？犬猫咬傷の場合，Capnocytophagaという微生物による感染が問題となっている．問題はこの菌をはじめ，犬猫咬傷の場合の原因菌は，A群β溶連菌や黄色ブドウ球菌感染に用いられる第一世代のセファロスポリン系抗菌薬では上手く治療できないことである．このように，患者背景が異なれば，感染症の原因微生物も異なってくる．

● どの臓器の問題か

①問題臓器を詰めることは患者の問題解決の第一歩である

十分な知識と経験がある医師ならば，患者の問題を短期間で解くことができる．しかし経験の乏しい若手医師にはそれは難しい．

経験がない医師が診断に迫るには，問題となっている臓器を詰めていくことが重要である．なぜなら問題臓器・系統がわかれば，具体的な鑑別診断を立てることができるし，鑑別診断が具体的に挙がれば，具体的な診断・治療行動に移ることができるからである．

具体的にはまず患者の話から何が問題かを聞いて，問題の生じている臓器・系統のありかを想起していく．ここで想起した内容をもとに，疑わしい部位を中心に診る．そうすれば病歴聴

表1　特異的な所見が出にくい感染症

胆管炎	・黄疸があるとは限らない
肝膿瘍	・肝臓の叩打痛が陽性のときもある ・ALP値も参考になる
腎盂腎炎	・肋骨脊柱角の叩打痛は必ずしも陽性ではない ・膀胱炎症状はなくてもよい ・意識障害で所見がとれないこともある
前立腺炎	・まずは男性の発熱時に，そもそも鑑別診断の1つとしてあえて思い出すことが肝心 ・直腸診がカギだが，くれぐれも愛護的に
皮膚軟部組織感染	・局所的な所見が一見ないが重症の場合もある ・度外れの痛み，度外れの身体所見，度外れのバイタルサイン異常がある場合は壊死性筋膜炎に注意する
感染性心内膜炎	・教科書的な所見は，実際にはみられないことが多い
カテーテル関連血流感染	・刺入部の所見に乏しいことが多い
臓器非特異的全身性疾患	・出血性の皮疹を伴うことがあり，診断のカギとなることがある ・レプトスピラ症・レジオネラ症：曝露歴がカギ ・渡航歴があればマラリア・デング熱・腸チフスはいつも意識しておく

取・身体診察も，漠然とやるよりも的を射たものとなる．

②症状や所見の乏しいときには，どうすればいいのでしょうか？

　「熱はあるが原因がはっきりしない」という場合がある．この場合，「症状や所見がはっきりしない疾患」（表1）をあえて積極的に思い出す．感染症であれば前立腺炎や腎盂腎炎などの尿路感染と，胆管炎・憩室炎などの腹腔内感染，心内膜炎などは特異的症状に乏しく，発見しにくい．「熱源がわからない」と感じたときにこれらの疾患を思い出せれば，隠れた微妙な所見を拾うことが可能になり，診断につながる可能性がある．

　また「微妙な所見しか出ない」疾患の臨床像を整理しておくことも有用である．そうすれば，微妙な所見を診たときでも，その所見を見落とさずに，確実に診断につなげていくことができる．

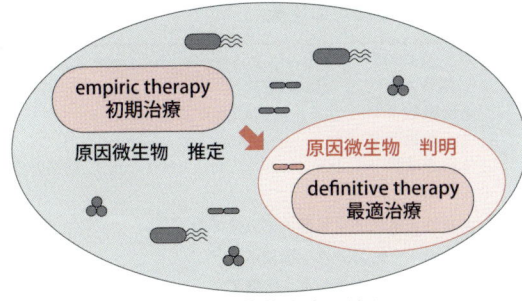

図1 抗菌薬治療の流れ

🔴 原因となる微生物を詰める

①感染症治療の選択は，実は2段階に分かれている

あまり知られていないことだが，感染症治療の選択は，実は2段階に分かれている．一般にはまずempiric therapyが選択され，その後原因微生物が判明したらdefinitive therapyが選択される（図1）．

②原因微生物を推定してempiric therapyを選択する

抗菌薬治療は特定の臓器における特定の菌の感染症に対して，第一選択薬を投与すべきである．しかし，感染症治療の開始時点では，病原微生物は同定されていない．そこでまずはターゲットとなる微生物を推定してリストアップし，有効な抗菌薬を選択する．これをempiric therapyという．empiric therapyは標的となる微生物が想定されていることが大前提である．原因微生物の推定のために参考となるのは，各臓器に感染症を起こしうる微生物の傾向である．例えば，膀胱炎では大腸菌感染が多く80～90％を占める．これを知っていれば，治療は大腸菌を念頭に組み立てればよい．臓器ごとに原因となる可能性の高い微生物を覚えていれば，推定は可能である．

③原因微生物が判明したら適切なdefinitive therapyを選択する

empiric therapyを選択し治療を開始してから数日経過する

表2 敗血症に関連する語句の定義

全身性炎症反応症候群	以下の4つのうち2項目以上 ①体温 > 38℃ または < 36℃ ②呼吸数 > 20／分 または $PaCO_2$ < 32 mmHg ③心拍数 > 90／分 ④白血球数 > 12,000／mm^3 または < 4,000／mm^3，幼弱好中球（桿状核球） > 10 %
敗血症	全身性炎症反応症候群＋感染症あり・疑い
重症敗血症	敗血症＋多臓器障害＋循環不全 ※循環不全…尿量低下，乳酸アシドーシス，意識レベル低下
敗血症性ショック	重症敗血症＋難治性低血圧 ※難治性低血圧：十分な輸液に反応しない低血圧（血圧 90 mmHg 未満，平時より 40 mmHg 以上低下）

文献6を参照して作成

と，原因微生物とその感受性試験結果が得られる．この結果をもとに患者にとって最適な治療を選ぶ．これがdefinitive therapyである．

④適切な治療選択のために，抗菌薬投与開始前に適切な検体を採取する

検体の採取はきわめて重要である．なかでも血液培養検査の重要性をここでは強調しておく．敗血症の存在を疑う場合には，原因微生物の診断のために血液培養が必要である．表2のような状態を満たす場合には敗血症の存在が疑われるため，血液培養のよい適応である．

菌血症が生じれば一般に悪寒戦慄が生じる．菌血症が生じてから実際に発熱を生じるには約1時間の時間のズレがある[1]．よって菌が血流に入り出したところ，つまり患者が悪寒戦慄をきたしているときがタイミングとしては最良である．このタイミングを逃しても，患者が発熱したら速やかに血液培養を採取する．

ただし，菌血症をきたす患者のすべてが全身性炎症反応症候群（systemic inflammatory response syndrome：SIRS）をきたすわけではない．例えば，亜急性感染性心内膜炎は，主にviridans streptococcusが原因微生物となる疾患であるが，患

者の訴えは微熱程度であり，全身性炎症反応症候群はきたしていないことは多い．しかし，血液培養は陽性になる．骨髄炎も全身性炎症反応症候群をきたしていることは少ないが，血液培養は陽性化しやすい．よい血液培養の適応である．

以上より，①患者の状態が敗血症を疑わせる場合，②状態は敗血症の定義にはあてはまらなくても，特定の臓器の感染が疑われ，血液培養で原因微生物が同定できる可能性が高い場合が，血液培養のよい適応である．

血液培養は複数セット採取する．本邦では慣習的に血液培養の採取数は1セットのことが多いが，これは正されるべきである．1セットのみの血液培養採取では合計の採血量として少なく，複数セットの採取と比較し血液培養検査の感度が明らかに低い[2〜4]．また，1セットのみの血液培養では，陽性結果の解釈，特に検出された菌が汚染菌であるかどうかの解釈に困難をきたす[5]．よって血液培養1セットのみは，検査として許容されず，複数セットの採取が標準である．

● 抗菌薬の選択

① empiric therapy を選択する場合
❶問題臓器を同定し
❷患者背景を把握して
❸患者背景・問題臓器を参考に原因微生物を推測し
❹重症度を考慮しながらカバーの範囲を決定する
という過程を踏む．

現実的には，重症度を考慮して治療を選ぶことが重要である．重症の場合には，最初の治療が無効のときには患者の予後に悪影響が及ぶ可能性が高い．この場合の最優先事項はまずは empiric therapy を成功させることである．よって，可能性としては低めの原因微生物でも，重症感染の原因となり得る場合には，原因微生物の情報が得られるまでは通常カバーをしておく．逆に軽症の場合には，想定される妥当な範囲での原因微生物をカバーして対処することがよく行われる．これは，経過を見ながら治療を調整していく余裕があるからである．

しかし「とにかく広域抗菌薬なら何でもいいから開始しておけ」という態度は危険である．広域抗菌薬を用いても，それが

表3　急性腎盂腎炎の解熱までの時間

- 70人の急性単純性腎盂腎炎患者
- 治療開始から解熱までの時間は…
  平均34時間
  治療開始48時間後の発熱患者26％
  治療開始72時間後の発熱患者13％

文献7を参照して作成

真の原因微生物を外していれば，効くはずもない．広域抗菌薬が治療上の効果が高いと勘違いしている医師も数多く見かけるが，これは誤解である．微生物のカバーの範囲が広域であることと，抗菌薬としての治療効果とは，相関はないものとして考える．

②原因微生物が判明したら，definitive therapyへの変更を行う

原因微生物が判明したら，definitive therapyへの変更を行う．この場合まず大切なのは，最も効果の高い薬剤を選択することである．empiric therapyが効いているように見えても，それが第一選択薬でなければ継続してはならない．最終的に好ましい結果が得られない可能性がある．definitive therapyへの変更を行う場合，治療の効果が担保されるという前提を満たしたうえでdefinitive therapyへの変更がempiric therapyよりも狭域の抗菌薬で済む場合には，切り替える．この手続きをde-escalationと呼ぶ．この手続きをとることで，耐性菌発現のリスクを低減できる．

● 適切な経過観察

①経過観察のためには，各感染症の経過の自然歴を知っておくことが重要である

経過観察を行ううえで重要なことは，各疾患の自然経過つまり「どのような過程を経て良くなっていくか」つまり自然経過をよく理解しておくことである．自然経過を知っていれば，患者の状態が自然経過と照らし合わせて妥当かどうかが判断できる．例えば，読者の方々は「単純性腎盂腎炎の患者の抗菌薬投与後の平均解熱時間」をご存じだろうか？

結果は**表3**のようになる．34時間という時間は，「意外に長い」と感じる人は多いはずだ．また72時間後になってやっと87％の方が解熱しているということもわかる[7]．つまり単純性腎盂腎炎の解熱には2〜3日かかるのだ．これを知っていれば，単純性腎盂腎炎の患者が入院翌日もまだ発熱しているからといって慌てなくても済む．

このように，疾患の自然経過を知っていれば，患者の状態が予想通りの経過を辿っているのか，あるいはそこから外れているのかが判断できる．自然の経過に乗っていれば心配ない．外れていると判断すれば，そこで次の動きに出ればよい．

②各感染症に特有の指標を用いて経過観察を行う

患者のフォローのときには，臓器特異的指標が改善しているかどうかをみる．患者の状態が増悪すればその所見が増悪し，快方に向かえば指標も改善する．各臓器ごとに経過観察に有用な指標があるので，それを用いる．一般的には臓器の生理機能を鋭敏に反映する指標があればきわめて有用である．例えば肺炎の場合には，呼吸数，酸素化能（血液ガス分析で測定可能）などが指標として勧められる．

文献

1) Bennett, I. L. Jr. & Beeson, P. B. : Bacteremia: a consideration of some experimental and clinical aspects. Yale J Biol Med, 26 (4) : 241-262, 1954
2) Weinstein, M. P., et al. : The clinical significance of positive blood cultures: a comprehensive analysis of 500 episodes of bacteremia and fungemia in adults. I. Laboratory and epidemiologic observations. Rev Infect Dis, 5 (1) : 35-53, 1983
3) Cockerill, F. R., et al. : Optimal testing parameters for blood cultures. Clin Infect Dis, 38 (12) : 1724-1730, 2004
4) Washington, J. A. : Blood cultures: principles and techniques. Mayo Clin Proc, 50 (2) : 91-98, 1975
5) Weinstein, M. P., et al. : The clinical significance of positive blood cultures in the 1990s: a prospective comprehensive evaluation of the microbiology, epidemiology, and outcome of bacteremia and fungemia in adults. Clin Infect Dis, 24 (4) : 584-602, 1997
6) Bone, R. C., et al. : Definitions for sepsis and organ failure and guidelines for the use of innovative therapies in sepsis.

The ACCP/SCCM Consensus Conference Committee. American College of Chest Physicians/Society of Critical Care Medicine. Chest, 101 (6) : 1644-1655, 1992
7) Behr, M. A., et al. : Fever duration in hospitalized acute pyelonephritis patients. Am J Med, 101 (3) : 277-280, 1996

<大曲貴夫>

2. 多剤耐性菌の耐性機序・現状・感染症治療薬

はじめに

　多剤耐性菌とは，異なる3系統以上の抗菌薬に耐性を示す菌株と考えられている．感染症法では多剤耐性緑膿菌および多剤耐性アシネトバクター属菌をイミペネム（≧16µg/mL），アミカシン（≧32 µg/mL）およびシプロフロキサシン（≧4 µg/mL）に耐性を示す菌株と規定している．一方，厚生労働省院内感染対策サーベイランス事業（Japan Nosocomial Infections Surveillance：JANIS）では多剤耐性緑膿菌および多剤耐性アシネトバクター属菌をカルバペネム系薬耐性，抗緑膿菌活性を有するアミノグリコシド系薬耐性およびフルオロキノロン系薬耐性株としている．

　本稿では，グラム陽性菌およびグラム陰性菌で注目されている多剤耐性菌の耐性機序とその現状，さらには治療薬に関しても私見を交えて述べてみたい．

グラム陽性多剤耐性菌

メチシリン耐性黄色ブドウ球菌

＜耐性機序＞

　ペニシリン系抗生物質をはじめとするβラクタム系薬は，細菌の細胞壁を構成するペプチドグリカンの合成を阻害することで作用する．これに対して，従来のペニシリン耐性ブドウ球菌はペニシリン分解酵素を産生することで薬剤耐性を獲得した．そこで1960年代，ペニシリン分解酵素によって分解されないメチシリンが開発され，ペニシリン耐性菌の治療に効力を発揮した．しかしその直後，メチシリンに耐性を示す黄色ブドウ球菌（Methicillin-resistant Sraphylococcus aureus：MRSA）が発見された．MRSAは従来のペニシリン耐性菌とは異なり，

表1　グラム陽性菌のβラクタム耐性因子

耐性菌	耐性因子	耐性因子の機能	遺伝子の由来
メチシリン耐性黄色ブドウ球菌	PBP2'（MecA）	ペニシリン低感受性細胞壁合成酵素	外来性遺伝子
ペニシリン耐性肺炎球菌	PBP2X	ペニシリン低感受性細胞壁合成酵素	外来性遺伝子＋突然変異
	PBP1A, PBP2B	ペニシリン低感受性細胞壁合成酵素	突然変異
バンコマイシン耐性腸球菌	VnaA, VanB, VanC*, VanD, VanE, VanG	細胞壁構成成分合成酵素	外来性遺伝子

＊菌種特異的内因性耐性因子

βラクタム系薬が結合できないペプチドグリカン合成酵素（penicillin-binding protein 2'：PBP2'）を産生する（表1）[1]．この PBP2' は，ペニシリンと結合しないばかりか，黄色ブドウ球菌の他のPBPの代替酵素として働くため，MRSAは通常のPBPの機能を失っても細胞壁の合成ができるため，広範なβラクタム系薬に耐性を示す[2]．MRSAはβラクタム系薬のみならず，フルオロキノロン系薬，マクロライド系薬，テトラサイクリン系薬など他系統の薬剤にも同時に耐性を示す菌株が多い．

<現状>

臨床材料から分離される黄色ブドウ球菌に占めるMRSAの頻度は施設によって異なるが，院内感染の原因菌として注目されており，黄色ブドウ球菌に占める約50％に上る菌株がMRSAである．MRSAは高齢者からの分離頻度が高く，JANISの2012年4～6月のデータを見ても，新規感染症患者の約70％が70歳以上の高齢者である．また，MRSAが高率に検出される検査材料は呼吸器由来検体であり，MRSAの40％以上が呼吸器材料から分離されている[3]．

MRSAは代表的な院内感染の原因微生物として知られていたが，最近市中の健常人からもMRSAが分離されることがある．この健常人が感染するMRSAは，院内感染型の菌株とは異なる性質を有することが明らかとなった（表1）．その結果，これらのMRSAを市中感染型MRSA（community-acquired MRSA：CA-MRSA）と呼んでいる[4,5]．1999年にアメリカ

で，CA-MRSAによる死亡例が報告されたが，本邦からも報告されており，MRSAは外来でも注視しなければならない病原体の1つである．

<使用可能な抗菌薬>

MRSAの治療に有用な抗菌薬は，グリコペプチド系のバンコマイシン，テイコプラニン，アミノグリコシド系のアルベカシン，オキサゾリジノン系のリネゾリド，リポペプチド系のダプトマイシンなど複数存在する[6]．抗MRSA薬は，感染部位と抗菌薬の移行性，患者の腎機能および肝機能などを考慮して選択すべきである．また，ダプトマイシンは肺に局在するサーファクタントによる不活化を受けるため，肺炎患者に使用することはできない．

● ペニシリン耐性肺炎球菌

<耐性機序>

肺炎球菌は，細胞壁合成酵素であるPBP（PBP1A，PBP2B）の変異やPBP2Xを獲得することにより，ペニシリンに対する耐性を獲得する．ペニシリンに対して高い最小発育阻止濃度（minimum inhibitory concentration：MIC）を示す菌株は，複数のPBPに変異が蓄積していることが知られている．MIC値が1 μg/mL以上のペニシリン耐性肺炎球菌（penicillin-resistant Streptococcus pneumoniae：PRSP）では，3種類のPBP（PBP1A，PBP2B，PBP2X）のすべてに変異を認める菌株が多い（表1）[7,8]．

<現状>

1967年にオーストラリアでペニシリンのMIC値が0.6 μg/mLの肺炎球菌が分離され[9]，1977年にはペニシリンに対して高いMIC値（4 μg/mL）を示す肺炎球菌が南アフリカで分離された[10]．1970年代後半に，PRSPやペニシリン中間耐性肺炎球菌（penicillin-intermediate S. penumoniae：PISP）がスペインを始めとするヨーロッパ諸国で分離されるようになった．さらに，1980年代後半には南米やアジアからもPRSPやPISPが分離されるようになった[11]．

PRSPの血清型としては，6, 9, 14, 19, 23型が世界的に主流である．今日，臨床分離されるPRSPは，ミノサイクリンやマクロライド系薬にも耐性を示す菌株も存在する．さらに，フルオロキノロン耐性株も分離されている．

<使用可能な抗菌薬>

PRSPによる感染症の治療には，カルバペネムやペニシリンの大量投与療法が一般的である．しかし，重症例ではカルバペネムとグリコペプタイドの併用療法などが試みられている．市中肺炎のガイドラインには，PRSPの感染症が疑われる症例ではレスピラトリーキノロンの投与についても考慮すると記載されている[11]．

● バンコマイシン耐性腸球菌

<耐性機序>

バンコマイシンは，細胞壁構成成分であるムレインモノマーの末端のD-alanyl-D-alanineに結合して，細胞壁の一部として取り込まれることを阻害する．その結果，細菌は細胞壁の合成が阻害されて死に至ることがその作用機序である．バンコマイシン耐性腸球菌（vancomycin-resistant enterococci: VRE）は，従来のD-alanyl-D-alanineからD-alanyl-D-lactateあるいはD-alanyl-D-serineに変化し，バンコマイシンが結合できなくなりバンコマイシンに耐性を示す．ムレインモノマーの末端にD-lactateあるいはD-serineを結合する酵素をコードする遺伝子として*vanA*, *vanB*, *vanC*, *vanD*, *vanE*, *vanG*が知られている（表1）．VanA, VanBおよびVanDはD-lactateを結合し，VanC, VanEおよびVanGはD-serineを結合する酵素である[12]．

<現状>

VRE感染症は1988年に英国，1989年にフランスでそれぞれ報告された[12]．以降，欧米を中心にVREによる重症感染症が報告された[13]．日本では1996年に81歳の女性入院患者の尿から初めてVREが分離されたがそれ以後，年間40～60件程度が報告されている．しかし，本邦におけるVRE感染症は散

発的であり，欧米のような状況ではない[3]．

＜使用可能な抗菌薬＞

腸球菌は，βラクタム系薬やアミノグリコシド系薬に耐性を示す菌種が少なくないので，VRE感染症に対してはオキサゾリジノン系のリネゾリドおよびストレプトグラミン系のキヌプリスチン・ダルホプリスチンが治療薬として選択される[14]．

グラム陰性菌の耐性因子

● カルバペネム耐性（表2）

カルバペネム耐性因子のうち最も薬剤感受性を低下させるのはメタロβラクタマーゼ（metallo-β-lactamase：MBL）である．日本ではIMP-型と命名されたMBLが，日本以外の国ではVIM-型と命名されたMBLの検出頻度がそれぞれ高い[15]．

MBLは緑膿菌などのブドウ糖非発酵菌が産生していたが，2009年，YongらによってIMP腸内細菌科細菌が産生するNDM-1が報告された．MBLは，モノバクタムおよびピペラシリンを除くβラクタム系薬を加水分解すること，主としてプラスミド上にその遺伝子が存在すること，その遺伝子はインテグロン構造中に存在することなどの共通した特徴を有している[16]．

カルバペネム分解型βラクタマーゼとして，KPC-型酵素やクラスDに属するカルバペネム分解酵素（Carbapenem-hdrolyzing class D β-lactamase：CHDL）が報告されている．KPC-型酵素は主として腸内細菌科細菌が，CHDLは主としてアシネトバクター属菌が産生し，そのカルバペネム低感受性化に関与する[17]．本邦からの報告はないが，欧米ではCHDLの1つである，OXA-48を産生する腸内細菌科細菌の分離頻度が上昇している[18]．

本邦の臨床材料から分離される緑膿菌に占めるカルバペネム耐性緑膿菌の分離頻度は，約20〜25％である．一方，MBL産生緑膿菌の分離頻度が2〜3％である．緑膿菌の主要カルバペネム耐性因子は，カルバペネム系薬の透過孔であるOprDの産

表2 グラム陰性菌の主要カルバペネム低感受性化因子

分類		種類	本来の機能	問題となる主要な菌	由来
βラクタマーゼ	クラスB	IMP-1～IMP-42, VIM-1～VIM-37	カルバペネム系薬分解酵素	緑膿菌	外来性遺伝子
		NDM-1～NDM-7		腸内細菌科細菌	
	クラスA	KPC-2～13		腸内細菌科細菌	
	クラスD	OXA-23グループ, OXA-24/40グループ, OXA-51グループ*, OXA-58グループ		アシネトバクター属菌	
		OXA-48		腸内細菌科細菌	
外膜蛋白質		OprD	塩基性アミノ酸透過孔	緑膿菌	遺伝子変異による産生量低下
		CarO, OprD-like	不明	アシネトバクター属菌	
多剤排出システム**		MexAB-OprM	異物排出	緑膿菌	誘導による大量産生

＊OXA-51グループは *Acinetobacter baumannii* の菌種特異的遺伝子
＊＊細菌は多種多様な異物排出システムを有している．本稿では一例としてMexAB-OprMを挙げた

生量の低下とAmpCと呼ばれるβラクタマーゼの大量産生によることが知られている[19]．

● アミノグリコシド薬耐性（表3）

主要なアミノグリコシド系薬耐性因子としてアミノグリコシド系薬修飾酵素（aminoglycoside modifying enzymes：AME）が挙げられる．AMEはアデニリル化酵素（adenylyltransferaseまたはnucleotidyltransferase：ANT），アセチル化酵素（acetyltransferase：ACC）およびリン酸化酵素（phosphotransferase：APH）に大別され，酵素の種類によって不活化で

表3 代表的なアミノグリコシド系薬修飾酵素

種類	酵素名	代表的基質	主要産生菌
アセチル化酵素	AAC（3）	ゲンタマイシン，トブラシン，ジベカシン	腸内細菌科細菌，緑膿菌
	AAC（6'）	ゲンタマイシン，トブラシン，ジベカシン，アミカシン	腸内細菌科細菌，アシネトバクター属菌，緑膿菌，腸球菌
（2機能酵素）	AAC（6'）-APH（2"）	ゲンタマイシン，トブラシン，ジベカシン，アミカシン，アルベカシン	黄色ブドウ球菌，腸球菌
アデニリル化酵素	ANT（2"）	カナマイシン，ゲンタマイシン，トブラシン，ジベカシン	腸内細菌科細菌
	ANT（3"）	ストレプトマイシン	腸内細菌科細菌
	ANT（4"）	トブラマイシン，アミカシン	緑膿菌，黄色ブドウ球菌
	ANT（6）	ストレプトマイシン	緑膿菌
リン酸化酵素	APH（3'）	カナマイシン，ゲンタマイシン	腸内細菌科細菌，黄色ブドウ球菌，腸球菌，カンピロバクター属菌，アシネトバクター属菌

きるアミノグリコシド系薬（aminoglycosides：AGs）は異なる[20, 21]。

AMEはそれぞれ特定のAGsに耐性を付与するのに対して，16S rRNAメチラーゼ産生株は全AGsに耐性を示す。本酵素は，AGsの標的である30S rRNAのサブユニットである16s rRNAにあるAGsの結合部位をメチル化する。その結果，AGsが標的部位に結合できなくなる。2002年に *Citrobacter freundii* から初めて16S rRNAメチラーゼが発見された。その後，他菌種からもプラスミド性16S rRNAメチラーゼの保有株について報告された[22]。

● フルオロキノロン系薬

＜DNAジャイレースおよびトポイソメラーゼⅣの変異による耐性＞

キノロン薬の標的酵素はDNAの立体構造を変換するDNAジャイレースおよびトポイソメラーゼⅣである。DNAジャ

イレースは，2本鎖DNAを同時に切断し，再結合することによりDNAの構造を変化させ，DNAの複製に重要な役割を果たしている．トポイソメラーゼIVは複製された2本鎖DNAを切断し再結合する酵素である．

大腸菌K-12株のキノロン耐性遺伝子としてDNAジャイレースあるいはトポイソメラーゼIVのAサブユニットをコードするgyrA遺伝子上の変異が同定された．gyrAの変異株から精製されたDNAジャイレースはキノロン系薬の阻害を数十倍〜数百倍受けにくい．DNAジャイレースの変異に関しては，遺伝子変異部位とアミノ酸変異との関係が認められており，大腸菌におけるgyrA変異部位はAサブユニットのN末端から67〜106番目までのキノロン耐性決定領域（quinolone resistance determining region：QRDR）に集中する．QRDRの中でも83番目のアミノ酸であるセリン付近に変異が集中している．大腸菌以外の菌種でもQRDR領域のアミノ酸配列はよく保存されており，置換されるアミノ酸も類似している[23]．

多剤耐性グラム陰性菌の現状とその治療薬

● 多剤耐性緑膿菌

＜現状＞

感染症法では，フルオロキノロン，カルバペネム，アミノグリコシドの三系統の抗菌薬に耐性を獲得した，新型「多剤耐性緑膿菌」を「薬剤耐性緑膿菌」感染症として5類の定点把握疾患に指定している．現在，臨床材料から分離される緑膿菌に占める多剤耐性緑膿菌の頻度は，国内では1〜数％程度と推定されているが，施設によりその状況は大きく異なる．カルバペネムなどに耐性を示す緑膿菌は，血液疾患や悪性腫瘍の手術後，骨髄移植を含む臓器移植後に分離される事例も多く，注意が必要である[24]．

＜使用可能な抗菌薬＞

　試験管内で多剤耐性緑膿菌に抗菌力を示すのは，コリスチン，ポリミキシンBである．しかし，これらの抗菌薬単剤による多剤耐性グラム陰性菌の治療は推奨されていない．その理由として，これらの抗菌薬の組織移行性が良くないこと，また耐性菌が出現しやすいことが挙げられる[24, 25]．現時点において注射用コリスチン，ポリミキシンBが未承認である我が国では，抗菌薬の併用療法に頼るのが現状である．本邦では多剤耐性緑膿菌の多くをMBL産生菌が占めるため，MBLに安定なアズトレオナムあるいはピペラシリンを軸とする併用療法が有用であると考えられる[26]．その併用薬として，アミカシンをはじめとするアミノグリコシド系薬の有用性を示す報告もあるが，症例ごとに併用薬の選択をすることが望ましい．また，ホスホマイシンの有用性も示されているが[27]，一方で耐性菌が容易に出現するとの報告もあり，使用法も含めた検討が必要であると考えられる．

● 多剤耐性アシネトバクター属菌

＜現状＞

　1990年代頃から多剤耐性アシネトバクター属菌は増加し始め，2000年頃からは臨床現場で用いられるほぼすべての薬剤に耐性を示す多剤耐性株が出現している[28]．さらに，多剤耐性 *Acinetobactor baumannii* にも比較的効果があると考えられていたコリスチンやポリミキシンBに対する耐性をも獲得した菌株も出現している[29]．

　アシネトバクター属菌のイミペネムに対する耐性率は，韓国では2003年には13％であったのが，2009年には51％にまで上昇した．この傾向は他国も同様で，米国では2003年と2008年のイミペネム耐性アシネトバクター属菌の分離頻度を比較すると，それぞれ21％と52％である[30]．しかし，本邦におけるイミペネム耐性アシネトバクター属菌の検出頻度は，JANISの集計によると3.2％である[3]．

＜使用可能な抗菌薬＞

　本邦における多剤耐性アシネトバクター属菌感染症は，諸外

国と比較してきわめて少なく，治療法に関する情報が十分に蓄積されているわけではない．諸外国の報告を見ると，コリスチンやポリミキシンBとともにチゲサイクリンの有用性が指摘されている[31, 32]．2012年に本邦でも，多剤耐性菌への治療薬の必要性から，チゲサイクリンが保険収載された．チゲサイクリンは単剤ではなく，カルバペネム系薬などと併用することの有用性が報告されている．

おわりに

多剤耐性グラム陽性菌感染症に対しては複数の治療薬が存在するが，多剤耐性グラム陰性菌感染症の治療に単剤で有効性を認める抗菌薬はほとんど存在しない．試験管内の薬剤感受性検査成績で有用性が認められる抗菌薬でも単剤治療の有効性が認められないことが多い．したがって多くの場合，多剤耐性グラム陰性菌に対する治療として併用療法が採用される．併用薬の決定には，施設ごとのアンチバイオグラムや抗菌薬の併用効果を評価するためのfractional inhibitory concentration（FIC）が参考にされている．今後，多剤耐性グラム陰性菌感染症治療に有効な抗菌薬が開発されることを切に希望する．

文献

1) Ubukata, K., et al. : Restriction maps of the regions coding for methicillin and tobramycin resistances on chromosomal DNA in methicillin-resistant staphylococci. Antimicrob Agents Chemother, 33（9）: 1624-1626, 1989
2) Hakenbeck, R. & Coyette, J. : Resistant penicillin-binding proteins. Cell Mol Life Sci, 54（4）: 332-340, 1998
3) 厚生労働省院内感染対策サーベイランス事業．http://www.nih-janis.jp/
4) Hidron, A.I., et al. : Emergence of community-acquired meticillin-resistant Staphylococcus aureus strain USA300 as a cause of necrotising community-onset pneumonia. Lancet Infect Dis, 9（6）: 384-392, 2009
5) Otto, M. : Understanding the epidemic of community-associated MRSA and finding a cure: are we asking the right questions? Expert Rev Anti Infect Ther, 7（2）: 141-143, 2009
6) Gould, I.M., et al. : New insights into meticillin-resistant Staphylococcus aureus (MRSA) pathogenesis, treatment and

7) Granger, D., et al. : Genetic analysis of pbp2x in clinical Streptococcus pneumoniae isolates in Quebec, Canada. J Antimicrob Chemother, 55 (6) : 832-839, 2005
8) Nagai, K., et al. : Effects of amino acid alterations in penicillin-binding proteins (PBPs) 1a, 2b, and 2x on PBP affinities of penicillin, ampicillin, amoxicillin, cefditoren, cefuroxime, cefprozil, and cefaclor in 18 clinical isolates of penicillin-susceptible, -intermediate, and -resistant pneumococci. Antimicrob Agents Chemother, 46 (5) : 1273-1280, 2002
9) Hansman, D. & Andrews, G. : Hospital infection with pneumococci resistant to tetracycline. Med J Aust, 1 (10) : 498-501, 1967
10) Appelbaum, P. C., et al. : Streptococcus pneumoniae resistant to penicillin and chloramphenicol. Lancet, 2 (8046) : 995-997, 1977
11) van der Poll, T. & Opal, S.M. : Pathogenesis, treatment, and prevention of pneumococcal pneumonia. Lancet, 374 (9700) : 1543-1556, 2009
12) Courvalin, P. : Vancomycin resistance in gram-positive cocci. Clin Infect Dis, 42 (Suppl 1) : S25-S34, 2006
13) Mascini, E. M. and Bonten, M. J. : Vancomycin-resistant enterococci: consequences for therapy and infection control. Clin Microbiol Infect, 11 (Suppl 4) : 43-56, 2005
14) Wang, J. L. & Hsueh, P. R. : Therapeutic options for infections due to vancomycin-resistant enterococci. Expert Opin Pharmacother, 10 (5) : 785-796, 2009
15) Queenan, A. M. & Bush, K. : Carbapenemases: the versatile beta-lactamases. Clin Microbiol Rev, 20 (3) : 440-458, 2007, table of contents
16) Yong, D., et al. : Characterization of a new metallo-beta-lactamase gene, bla (NDM-1), and a novel erythromycin esterase gene carried on a unique genetic structure in Klebsiella pneumoniae sequence type 14 from India. Antimicrob Agents Chemother, 53 (12) : 5046-5054, 2009
17) Livermore, D. M. : Current epidemiology and growing resistance of gram-negative pathogens. Korean J Intern Med, 27 (2) : 128-142, 2012
18) Poirel, L., Potron, A. & Nordmann, P. : OXA-48-like carbapenemases: the phantom menace. J Antimicrob Chemother, 67 (7) : 1597-1606, 2012
19) Ishii, Y., et al. : Evaluation of antimicrobial susceptibility for beta-lactams against clinical isolates from 51 medical centers in Japan (2008). Diagn Microbiol Infect Dis, 69 (4) : 443-448, 2011
20) Azucena, E. & Mobashery, S. : Aminoglycoside-modifying enzymes: mechanisms of catalytic processes and inhibition. Drug Resist Updat, 4 (2) : 106-117, 2001

21) Poole, K. : Aminoglycoside resistance in Pseudomonas aeruginosa. Antimicrob Agents Chemother, 49 (2) : 479-487, 2005
22) Wachino, J. & Arakawa, Y. : Exogenously acquired 16S rRNA methyltransferases found in aminoglycoside-resistant pathogenic Gram-negative bacteria: an update. Drug Resist Updat, 15 (3) : 133-148, 2012
23) Hooper, D. C. : Emerging mechanisms of fluoroquinolone resistance. Emerg Infect Dis, 7 (2) : 337-341, 2001
24) Falagas, M. E. & Kopterides, P. : Risk factors for the isolation of multi-drug-resistant Acinetobacter baumannii and Pseudomonas aeruginosa: a systematic review of the literature. J Hosp Infect, 64 (1) : 7-15, 2006
25) Gupta, V. : Metallo beta lactamases in Pseudomonas aeruginosa and Acinetobacter species. Expert Opin Investig Drugs, 17 (2) : 131-143, 2008
26) Araoka, H., et al. : In vitro combination effects of aztreonam and aminoglycoside against multidrug-resistant Pseudomonas aeruginosa in Japan. Jpn J Infect Dis, 65 (1) : 84-87, 2012
27) Apisarnthanarak, A. & Mundy, L. M. : Use of high-dose 4-hour infusion of doripenem, in combination with fosfomycin, for treatment of carbapenem-resistant Pseudomonas aeruginosa pneumonia. Clin Infect Dis, 51 (11) : 1352-1354, 2010
28) Towner, K. J. : Acinetobacter: an old friend, but a new enemy. J Hosp Infect, 73 (4) : 355-363, 2009
29) Cai, Y., et al. : Colistin resistance of Acinetobacter baumannii: clinical reports, mechanisms and antimicrobial strategies. J Antimicrob Chemother, 67 (7) : 1607-1615, 2012
30) Lee, K., et al. : Multidrug-resistant Acinetobacter spp.: increasingly problematic nosocomial pathogens. Yonsei Med J, 52 (6) : 879-891, 2011
31) Giamarellou, H. : Multidrug-resistant Gram-negative bacteria: how to treat and for how long. Int J Antimicrob Agents, 36 (Suppl 2) : S50-S54, 2010
32) Garnacho-Montero, J. & Amaya-Villar, R. : Multiresistant Acinetobacter baumannii infections: epidemiology and management. Curr Opin Infect Dis, 23 (4) : 332-339, 2010

<石井良和>

第 2 章

知っておきたい
細菌の基礎知識

第2章 知っておきたい 細菌の基礎知識

1．グラム陽性球菌

黄色ブドウ球菌（*Staphylococcus aureus*）

● 黄色ブドウ球菌に対する第一選択薬と代替薬

	第一選択薬	代替薬
メチシリン感性（MSSA）	ペニシリン系 第一世代セファロスポリン ST合剤 クリンダマイシン（リンコマイシン系）	マクロライド系
メチシリン耐性（MRSA）	抗MRSA薬：グリコペプチド系，アルベカシン（アミノグリコシド系）	リネゾリド（オキサゾリジノン系），ダプトマイシン（リポペプチド系），キヌプリスチン・ダルホプリスチン（ストレプトグラミン系）

● 特徴

- ヒトや動物の皮膚，鼻腔，鼻咽頭，会陰に常在する**病原細菌**
- 化膿性皮膚疾患の代表的な起因菌
- 多剤耐性のメチシリン耐性黄色ブドウ球菌（Methicillin-resistant Staphylococcus aureus：MRSA）は院内感染症の**主な起因菌**
- MRSAは腸管の手術後など腸管の動きが不十分で，かつ，抗菌薬が投与されている場合に，菌交代症として腸炎を起こす．それ以外の便からの分離は**鼻腔からの「落下」**
- 食中毒の主な原因菌となるが，菌が生産する耐熱型外毒素による嘔吐，下痢症であるため抗菌薬投与は効果がない
- スーパー抗原性をもつTSST-1（toxic shock syndrome toxin-1，毒素性ショック症候群毒素-1）毒素を生産し，毒素性ショック症候群を引き起こす

感染する臓器と感染症

＜市中感染＞
- 伝染性膿痂疹：とびひ，癤・癰（おでき），蜂窩織炎（蜂巣炎），ブドウ球菌性熱傷様皮膚症候群（staphylococcal scalded skin syndrome：SSSS），食中毒（毒素型），CA-MRSA（community-associated Methicillin-resistant Staphylococcus aureus，市中感染型メチシリン耐性黄色ブドウ球菌）感染症

＜医療関連感染＞
- MRSA感染症（腸炎），術後創部感染症，肺炎，骨髄炎，関節炎，髄膜炎，菌血症，敗血症

使用する抗菌薬

- グリコペプチド系抗菌薬の使用にあたっては治療域と中毒域が近いため血中濃度を測定しながら投与することが望ましく，**特に腎機能障害がある患者への投与には十分な注意**が必要である
- MRSAの菌血症，感染性心内膜炎に対してリネゾリドは治療不良が多く推奨されていない．また同様の理由からアミノグリコシド系抗菌薬単剤投与も推奨されない
- グラム陽性球菌（黄色ブドウ球菌，コアグラーゼ陰性ブドウ球菌，A群連鎖球菌，腸球菌）による感染性心内膜炎，血流感染にはβラクタム系抗菌薬とゲンタマイシン（アミノグリコシド系抗菌薬）の併用も行われる
- いわゆる抗MRSA薬として保険適用が認められている薬剤と国内未承認の薬剤が存在する．国内未承認薬として，グリシルサイクリン系（チゲサイクリン）やリポグリコペプチド系抗菌薬（ダルババンシン）などがある

> memo
>
> メチシリン（ペニシリナーゼ耐性半合成ペニシリン）を含めすべてのβラクタム系抗菌薬は細菌の細胞壁合成酵素PBP（penicillin-binding protein，ペニシリン結合蛋白質）に結合し，細胞壁合成を阻害することにより抗菌活性を示す．MRSAの多剤耐性はMSSAが外来性に*mecA*耐性遺伝子を獲得し，各

種のβラクタム系抗菌薬に対し親和性が低い細胞壁合成酵素PBP2'を新たに合成することによる．*mecA*遺伝子を運ぶ担体カセットの構造の違いによって分子疫学的に型別分類されている．

バンコマイシン耐性腸球菌（vancomycin-resistant Enterococcus：VRE）のもつバンコマイシン耐性遺伝子（VanA型）を獲得したバンコマイシン耐性黄色ブドウ球菌（vancomycin-resistant Staphylococcus aureus：VRSA）株による感染報告が海外に数例存在する．いずれもバンコマイシンを長期間投与された患者から分離されており，VREとの重複感染，耐性遺伝子の菌間伝播が指摘されている．今のところVRSAによる感染症例は世界的にも稀であり，国内での分離報告例はないがVREの増加に伴い注意が必要である．

実験室内で観察されるバンコマイシン感受性に関連した形質として，ヘテロバンコマイシン中等度耐性黄色ブドウ球菌（hetero-vancomycin-resistant Staphylococcus aureus：hVISA）やβラクタム系抗菌薬誘導性バンコマイシン耐性MRSA（βlactam antibiotic induced-vancomycin-resistant MRSA：BIVR）の研究報告がある．hVISAやBIVRの臨床における意義（治療効果との因果関係）は明確にされていないため，今のところ特別な治療法や検査法を考慮する必要性はないとされている．一方，臨床分離MRSA株の一部に，バンコマイシンのMIC値が2 mg/Lを示す株が存在する（4以上の株は稀）．これらの株に対しては，薬物の体内動態PK-PD理論と実際の治療効果からAUC/MIC値が300（400）を超えるバンコマイシン量を投与することが推奨されている（実際にはMIC値2 mg/Lとバンコマイシン治療成績不良との関連性についても議論がある）．MRSA感染症の治療では薬剤の局所移行性や起炎菌のバイオフィルム形成による抗菌効果の減弱を防ぐため，感染局所の十分なドレナージやデブリードメント，感染源となるカテーテルの抜去・交換などの基本的処置が重要である．

2000年頃から米国を中心にCA-MRSAによる化膿性皮膚感染症が健康な若年者，青年層に増加している．特定のクローン株（USA300）が伝播拡散しているが，その病原性を含め拡散性，鼻腔以外の定着性の明らかな理由はまだわかっていない．日本ではCA-MRSAによる感染症の発生は少ないが，今後の動向に注意する必要がある．

> **memo**
>
> **セフェム系抗菌薬の世代分類について**
>
> 　セフェム系抗菌薬には古典的なセファロスポリン系，セファマイシン系，オキサセフェム系，そしてカルバセフェム系が含まれる．このうち国際的に世代分類がされているのはセファロスポリン系薬のみで，開発時期により第一世代から第三（第四）世代に分けられる．日本ではしばしばセフェム系抗菌薬の世代分類が抗菌活性域を示すように用いられるが，セファロスポリン系抗菌薬の世代分類や活性域分類とは必ずしも合致せず，また学術的にも不正確な表現のため注意が必要である（国際的には第一世代セフェム系薬は誤りで第一世代セファロスポリン系薬が正しい）．

コアグラーゼ陰性ブドウ球菌（*Coagulase–negative staphylococci:CNS*）

● CNSに対する第一選択薬と代替薬

第一選択薬	代替薬
グリコペプチド系 グリコペプチド系＋ゲンタマイシン（アミノグリコシド系）	リネゾリド（オキサゾリジノン系）

● 特徴

- 問題となるのは主に表皮ブドウ球菌（*Staphylococcus epidermidis*）
- ヒトや動物の皮膚，鼻腔，鼻咽頭の常在菌であり**非病原性細菌**
- **MRSAと同一のメチシリン耐性遺伝子（*mecA*）をもつ菌が**多く多剤耐性を示す
- 院内感染症の起炎菌として重要
- バイオフィルム形成能があり，生体内異物への感染を起こしやすい

● 感染する臓器と感染症

- CNSとして臨床分離される表皮ブドウ球菌の多くはMRSAと

同一のメチシリン耐性遺伝子をもつことからMRSE (methicillin-resistant Staphylococcus epidermidis, メチシリン耐性表皮ブドウ球菌) と呼ばれる．病原性は弱いが，易感染患者では**重症感染症**を引き起こす（人工弁の感染性心内膜炎，敗血症など）．皮膚に常在するため**検体へのコンタミネーションを否定する**必要があることに注意

使用する抗菌薬

- 国内ではCNS感染症に対するグリコペプチド系抗菌薬の保険適用が認められていないが，MRSEによる人工物感染症，菌血症の場合ではグリコペプチド系抗菌薬が使用される

連鎖球菌（*Streptococcus*）

連鎖球菌に対する第一選択薬と代替薬

第一選択薬	代替薬
ペニシリン系 セフェム系・マクロライド系 （ペニシリンアレルギー患者の場合）	広域ペニシリン＋βラクタマーゼ阻害系抗菌薬（βラクタマーゼ産生菌の混合感染時） βラクタム系＋アミノグリコシド系 グリコペプチド系 クリンダマイシン（リンコマイシン系）

特徴

- ヒトの咽頭，消化管，表皮に常在
- 連鎖球菌属は溶血性とランスフィールドが提唱した血清型によってA群からO群までに分類される
- 病原性の強い化膿連鎖球菌（溶連菌・A群連鎖球菌，group A Streptococcus：GAS），アガラクチア菌（B群連鎖球菌，group B Streptococcus：GBS），緑連菌群が臨床上問題となる
- 化膿連鎖球菌は病原性として組織付着侵入性を有し，多くの毒素，酵素を分泌する
- 化膿連鎖球菌を含めペニシリン感受性は高く，ペニシリン耐

性化膿連鎖球菌の報告はきわめて稀
- マクロライド系薬に対する耐性化が進んでいる

感染する臓器と感染症

＜市中感染＞
- 化膿連鎖球菌：扁桃（咽頭）炎，猩紅熱，丹毒，術後感染，劇症型Ａ型連鎖球菌感染症，**扁桃炎後の合併症（リウマチ熱，血管性紫斑病，急性糸球体腎炎）**
- アガラクチア菌：新生児髄膜炎，敗血症，化膿性疾患

＜医療関連感染＞
- 緑連菌群：細菌性心内膜炎（歯科治療処置との関連性）

使用する抗菌薬

- 一般的に**ペニシリン系抗菌薬が有効**であり，最も病原性の強い化膿連鎖球菌（溶連菌）においてもこれまで高度ペニシリン耐性を示す株はないと考えられている
- 化膿連鎖球菌による扁桃炎後の合併症（続発症）予防のために，ペニシリン系薬の経口投与を２週間行う
- 劇症型連鎖球菌感染症に対しては，診断早期からのペニシリン大量投与，広範な感染巣部のデブリードメントが必要である

memo

溶連菌感染後合併症は菌体抗原（Ｍ蛋白質）と生体組織（心筋ミオシン）の免疫的交差反応，あるいは菌体抗原と抗体複合物の生体内沈着による免疫反応によって引き起こされる．

劇症型Ａ群連鎖球菌（溶連菌）感染症はいわゆる「人食いバクテリア」感染症といわれ，壊死性筋膜炎，広範な蜂窩織炎，毒素性ショック症候群を伴い，激烈な病態進行は救命率の低い疾患である．劇症型感染症はＡ群連鎖球菌以外のＣ群やＧ群連鎖球菌によっても起こりうる．

肺炎球菌〔Pneumococcus (Streptococcus pneumoniae)〕

肺炎球菌に対する第一選択薬と代替薬

	第一選択薬	代替薬
ペニシリン感受性肺炎球菌（PSSP）	ペニシリン系（ペニシリンG）セフェム系	マクロライド系 ケトライド系（テリスロマイシン）
ペニシリン耐性肺炎球菌（PRSP）	第三世代セファロスポリン カルバペネム系 ニューキノロン系	グリコペプチド系 セフェム系とバンコマイシン（グリコペプチド系）の併用 オキサゾリジノン系

特徴

- 鼻咽頭，口腔内の常在菌
- 幼児，高齢者の重症感染症（敗血症，髄膜炎，肺炎）の起炎菌として重要
- 莢膜（多糖体）形成が病原性に関与し（貪食抵抗性），90種以上の血清型が存在する
- 元来ペニシリン感受性は高い菌だが，ペニシリン耐性（βラクタム系抗菌薬耐性）菌が急増中
- マクロライド耐性菌，テトラサイクリン耐性菌，ニューキノロン耐性菌も増加している
- 莢膜多価ワクチン接種（Pneumococcal conjugate vaccine：PCV, Pneumococcal polysaccharide vaccine：PPV）によってワクチン含有血清型の肺炎球菌による感染症が防御可能

感染する臓器と感染症

- 肺炎，中耳炎，副鼻腔炎，細菌性髄膜炎，敗血症（菌血症），関節炎，侵襲性全身感染症

使用する抗菌薬

- 小児や高齢者の侵襲性全身感染症では予後不良例が多く，早期の適正な抗菌薬治療が求められることから，抗菌薬と耐性

- 髄膜炎治療の場合，ペニシリン系抗菌薬の髄膜移行性（血液脳関門通過性）を考慮し，十分な効果を得るためにはMIC値の約10倍量が一般組織内濃度で達成できる投与量として必要とされる．そのため髄膜炎由来肺炎球菌株に対するペニシリン耐性の定義（ブレークポイントMIC値）が他の疾患由来株と異なっており，低く設定されていることに注意（**髄液由来株 0.12≦耐性，その他の株 8≦耐性**）
- 国内ではPRSP（penicillin-resistant Streptococcus pneumoniae，ペニシリン耐性肺炎球菌）による髄膜炎発症の場合にのみグリコペプチド系抗菌薬の保険適用が認められているが，PRSPによる人工物感染症，菌血症の場合でもグリコペプチド系抗菌薬が使用される
- 各種抗菌薬に対する耐性菌が急速に増加しており，ワクチン導入後も耐性菌の動向に注意する必要がある

> **memo**
>
> 肺炎球菌は自然形質転換能をもつ代表的な菌である．自然形質転換により外界から裸のDNA（周囲の菌が死滅後，放出したDNA）を取り込み，菌体内の自身の染色体DNAと組換えることにより新たな形質を獲得する．ペニシリン耐性となる変異型ペニシリン結合蛋白は，ペニシリン耐性口腔連鎖球菌属からその耐性遺伝子を形質転換によって獲得した．また肺炎球菌のマクロライド耐性，テトラサイクリン耐性の多くは，菌から菌へ遺伝子を運ぶ伝達性トランスポゾン上に存在しており，耐性株が世界中に拡がっている．

腸球菌 (*Enterococcus*)

腸球菌に対する第一選択薬と代替薬

	第一選択薬	代替薬
アンピシリン感受性	アンピシリン	グリコペプチド系
アンピシリン耐性,バンコマイシン感受性	グリコペプチド系(バンコマイシン,テイコプラニン)	グリコペプチド系+アミノグリコシド系
アンピシリン耐性,バンコマイシン耐性	リネゾリド(オキサゾリジノン系)	キヌプリスチン・ダルホプリスチン(ストレプトグラミン系)*

* *E. faecalis* 株には無効

特徴

- ヒトや家畜(ニワトリ,ブタ)など哺乳動物の腸管内常在菌
- 臨床分離株としては,*Enterococcus faecalis*(フェカーリス菌)が最も多く,次に *Enterococcus faecium*(フェシウム菌)が多い.*E. faecalis* 株の方が病原性が高いとされている
- **各種の薬剤に自然耐性**を示し,耐性遺伝子の獲得による耐性も多い
- 一般的に *E. faecalis* 株よりも *E. faecium* 株の方がより多剤耐性(アンピシリン耐性など)である
- 典型的な日和見感染菌(院内感染症起因菌)であり,特に多剤耐性のVREが問題となっており,国内で急増中
- **臨床上問題となるVREは高度バンコマイシン耐性を示すVanA型,VanB型,VanD型(稀)の獲得耐性株である**.一方,VanC型は病原性の低い一部の腸球菌種が元々もつ自然耐性であり一般には問題とならない
- 欧米ではVanA型 *E. faecium* 株が多いが,国内ではVanB型 *E. faecalis* 株が相対的に多く分離される
- 家畜(ニワトリ,ブタ,ウシ)への各種抗菌薬投与(治療や肥育目的)による環境中での腸球菌の多剤耐性化と耐性菌の増加,それに続く耐性菌のヒトへの伝播拡散が指摘されている

感染する臓器と感染症

<市中感染>
- 尿路感染症，感染性心内膜炎，しばしば腹腔内感染（胆道感染症，虫垂炎，憩室炎）の際の複合細菌感染症の原因菌となる

<医療関連感染>
- 手術創部感染（特に消化管手術後），中心静脈カテーテル関連感染，尿路カテーテル感染，術後髄膜炎，腹膜透析患者の腹膜炎

使用する抗菌薬

- βラクタマーゼを産生しない菌はペニシリン系抗菌薬に感受性
- アンピシリンとアミノグリコシド系抗菌薬を組み合わせると殺菌的になり抗菌力が増す
- 腸球菌はセフェム系抗菌薬に対し自然耐性であるため，**セフェム系は治療には用いられない**（腸球菌の細胞壁合成酵素PBPはセフェム系抗菌薬に対し親和性が低い）
- すでにリネゾリド耐性株の報告もあり，高度多剤耐性のために治療薬が存在しない場合もありえる
- ストレプトグラミン系薬は*E. faecium*株に有効だが*E. faecalis*株には無効である

> **memo**
>
> バンコマイシンのMIC値が16μ/mL以上を示す腸球菌（VRE）が通常無菌材料（血液，髄液，関節液など）から分離され，「VRE感染症」と診断した場合には，感染症法（5類感染症）に基づき7日以内に保健所に報告する義務がある（尿からの分離の場合は尿路感染症起因菌の判断が必要）．また入院患者からのVREの分離は院内感染の存在を示しており，速やかに感染症専門医，および院内感染制御チームと相談し病院内でのVREの拡散状況調査（入院患者の検便や環境の拭取り検査）とその拡大防止対策を行う必要がある．

> memo
>
> **抗菌薬の最少発育阻止濃度（minimum inhibitory concentration：MIC）値について**
>
> 　多くの検査機関ではMIC値の測定は自動化され，検査機器の精度管理も厳しく行われている．しかし現実的には菌の性状や発育条件によっては1管の誤差（試験管1本分，倍の濃度差）は免れないこともあり，特に低い薬剤濃度でのMIC値（1～2 mg/L以下）には誤差を伴いやすく絶対的ではないことを理解する必要がある．また検査室内で測定したMIC値が実際の薬剤投与による治療効果に必ずしも反映されない場合があることも念頭におく（おそらく個々の患者の免疫状態，局所ドレナージの良否，薬剤の感染局所や組織への移行や薬物の体内動態など，さまざまな要因による）．

<富田治芳>

2. グラム陽性桿菌

クロストリジウム・ディフィシル (*Clostridium difficile*)

● クロストリジウム・ディフィシルに対する第一選択薬と代替薬

第一選択薬	代替薬
バンコマイシン	メトロニダゾール

● 特徴

- 土, 水, 砂, 干し草や大型家畜, イヌ, ネコの糞など自然界に広く分布する
- 本菌は**嫌気性菌**であるが, 芽胞を形成し熱や消毒薬への抵抗性を有することから環境中に生残する
- 健常者の腸管内に少数生息し, 新生児や寝たきりの患者の腸管内に比較的多く存在する
- 病院内において排泄物により汚染された部位に存在する
- 医療施設関連感染の原因菌として重要な菌種で, 入院患者や特別養護施設の入居者における集団感染が比較的頻繁に発生している
- さらに抗菌薬関連下痢症の重要な原因菌でクリンダマイシン, ペニシリン系薬, セファロスポリン系薬などの投与後に起こる**偽膜性大腸炎**の起炎菌である
- 本菌が産生する毒素には **Toxin A (A毒素)** およびBの2種類が病原性の大きな役割を果たし, 細胞毒性を有する. 特に **Toxin B (B毒素)** は強い細胞毒性を示す
- 本菌による感染症のリスクとして, 高齢者, 入院, 開腹手術, プロトンポンプ阻害薬の長期投与などが挙げられている

感染する臓器と感染症

- 主に抗菌薬関連下痢症などの医療施設関連感染による下痢や偽膜性大腸炎であるが，2000年頃から市中においても新しいタイプのクロストリジウム・ディフィシル感染症が増えている（後述）．稀に菌血症を起こすこともある

使用する抗菌薬

- 本菌関連下痢症，腸炎と診断され，それまで治療に使用していた抗菌薬の中止を行っても消化管症状が改善しない場合，または症状が重篤な場合，バンコマイシンの内服投与を行う
- また，メトロニダゾールの内服も有効とされている
- **抗菌薬関連下痢症**などではその原因となる抗菌薬を中止することによって軽快することもある

> memo
>
> 2000年頃からカナダ，米国をはじめとし世界各国で *Clostridium difficile* における毒素遺伝子変異株であるhypervirulent株（リボタイプ027）による感染が増加し問題となっている．本菌はA毒素とB毒素を多量に産生し，さらに第三の毒素として，クロストリジウム・ディフィシル二元毒素（*Clostridium difficile* binary toxin）を産生する．本菌によるアウトブレイクは基礎疾患のない若年層や外来患者にも発生し，重篤な合併症（中毒性巨大結腸，消化管穿乳など）を伴い致命的になることもある．この株による発症の要因として本菌が耐性を示す新しいフルオロキノロン系薬（ガチフロキサシン，モキシフロキサシンなど）が主なトリガーと考えられている．

- クロストリジウム・ディフィシル感染症は適切な診断がなされず見過ごされているケースが多いので，抗菌薬投与後に出現する重篤な下痢では注意深く観察する必要がある

リステリア菌
(*Listeria monocytogenes*)

● リステリア菌に対する第一選択薬と代替薬

第一選択薬	代替薬
アンピシリン アンピシリンとアミノ配糖体系薬との併用	リファンピシン スルファメトキサゾール・トリメトプリム合剤* メロペネム

＊禁忌の患者は除く

● 特徴

- ヒトおよび動物の**リステリア症**を引き起こし，人獣共通感染症の原因菌である
- リステリアは自然界（土壌，植物，水，動物，昆虫など）に広く分布し，食品（野菜，生乳，チーズ，家禽など）からも分離される．ヒトに感染する菌種は*Listeria monocytogenes*である
- 4℃で発育することができるため，**冷蔵保存**の食品中で本菌が増殖し，高温処理を行わない乳製品などを食べて感染する例がある
- ヒトのリステリア症は主に汚染食品から感染するが，明確な胃腸症状が出ないことが多く，免疫が低下している宿主では髄膜炎などを発症し，重篤化する例がある
- 潜伏期は症例によってさまざまで，数日〜2，3カ月と幅広く，原因食品の特定が困難である

● 感染する臓器と感染症

- **食中毒**の原因菌である
- 以下のような宿主は重篤なリステリア症（髄膜炎，脳炎，敗血症）になりやすい
  妊婦およびその胎児，新生児，乳幼児，高齢者，臓器移植患者，胆管癌患者，AIDS患者など免疫不全患者
- 妊婦に感染した場合，胎児の流産，早産，死産の原因となる．出産した場合でも新生児髄膜炎・敗血症を起こすことがある

- 細胞性免疫の低下した患者に化膿性関節炎，骨髄炎，肝膿瘍，心内膜炎などを引き起こすこともある
- 食肉加工従事者や獣医師のような動物と接触がある人で局所の皮膚病変が認められることがあるが稀である

使用する抗菌薬

- ペニシリン，アンピシリン，ゲンタマイシン，エリスロマイシン，テトラサイクリンなど各種抗菌薬に感受性を示す
- アンピシリンと相乗効果が認められているアミノ配糖体系薬との併用を行う
- セフェム系抗菌薬には感受性を示さないので注意する
- 髄液などの無菌検体でグラム陽性短桿菌が確認された場合に本菌を推定し，抗菌薬を選択する

> memo
>
> 本菌は低温でも発育することから，食品の低温流通が一般化した現在では，本菌の食品汚染によるリステリア症に注意が必要である．本菌による汚染の可能性がある乳製品などの食品の低温保存に対して過信は禁物である．

セレウス菌 (*Bacillus cereus*)

セレウス菌に対する第一選択薬と代替薬

	第一選択薬	代替薬
マクロライド，類似薬感受性	クリンダマイシン エリスロマイシン	クロラムフェニコール テトラサイクリン
マクロライド，類似薬耐性	イミペネム バンコマイシン リファンピシン シプロフロキサシン	ダプトマイシン リネゾリド

特徴

- 環境の土，水，塵埃，植物表面など自然界に広く分布し，一般的には非病原菌とされている

- **芽胞**を形成し，熱，アルコールに**抵抗性**を示す
- 食品腐敗菌として知られ食中毒を引き起こし，我が国でも食中毒の原因菌に指定されている
- 本菌による**食中毒**は，潜伏期が6〜24時間で，腹痛，下痢が主症状の**下痢型**と，潜伏期が1〜6時間で悪心，嘔吐が主症状の**嘔吐型**がある
- 予後は比較的良いものの，免疫不全者に日和見感染として敗血症，心内膜炎，髄膜炎，骨髄炎，気管支炎などを起こし，ときに重症化することもある
- 外傷や，手術後に局所感染を起こすことがあり，眼が好発部位とされる

感染する臓器と感染症

＜市中感染＞
- 菌血症，眼内炎，急性肺炎，偽膜性気管支炎，中枢神経系感染症，ガス壊疽様感染症，皮膚感染症，心内膜炎，骨髄炎，尿路感染症など

＜医療関連感染＞
- カテーテル感染，術後髄膜炎，敗血症，創感染など

使用する抗菌薬

- 一般にグラム陽性菌に活性を有する，イミペネム，ゲンタマイシン，リファンピシン，バンコマイシン，シプロフロキサシン，ダプトマイシン，リネゾリドに感受性である．シプロフロキサシンは創感染に有効とされている
- ほとんどのセレウス菌はβラクタマーゼを産生するので，ペニシリン系，セファロスポリン系薬は無効である
- 一部の株に，マクロライド系とその類似薬に耐性を示す株やキノロン系を含む多剤耐性株も報告されている
- ただし化学療法が必要な場合は限定され，食中毒症例には抗菌薬治療は通常，必要ないとされる

> **memo**
>
> 2006年3月〜8月にかけてわが国の大学病院で*Bacillus cereus* groupによる菌血症が多発し,院内アウトブレイクが発生した.血液培養から*B. cereus* groupが検出された24例中8例が菌血症と診断され,2例は死亡,1例は失明に至った.アウトブレイクの原因として耐熱性の*B. cereus* groupが,規定の80℃,10分間の熱水洗濯機のなかで選択的に生残し,洗濯槽内を汚染したことによって多量の*B. cereus* groupがリネン類に付着した.*B. cereus* groupの菌数は,気温が高くなることで,湿った状態での保管の間にも増加し,汚染されたリネン類から,主に末梢静脈内留置カテーテルを介して,あるいはカテーテルの操作を介して細菌が血液の中に侵入した.通常の免疫状態の患者の場合,一過性の菌血症から感染症へ進展することはなかったが,免疫抑制状態の患者では感染症として臨床症状を呈したとまとめられている.

・再利用される清拭タオルに*B. cereus* groupによる汚染が生じやすいので,その管理には注意が必要である!

<小林寅喆>

第2章 知っておきたい 細菌の基礎知識

3. グラム陰性球菌

淋菌 (*Neisseria gonorrhoeae*)

淋菌に対する第一選択薬と代替薬

第一選択薬	代替薬
セフトリアキソン セフォジジム スペクチノマイシン アジスロマイシン	セフィキシム セフポドキシム・プロキセチル ドキシサイクリン

特徴

- グラム陰性双球菌で，尿道炎患者の検体では好中球による多数の貪食像を認めやすい
- 性行為によって伝播する
- **男性は主に尿道炎，女性は主に子宮頸管炎の起炎菌となる**
- 男性の尿道炎の場合，性行為から3〜7日後に，強い排尿時痛と膿性分泌物を認める
- 女性は子宮頸管炎を発症しても症状は軽度で，粘膿性の帯下を認める程度である．ただし不妊の原因となることがある
- オーラルセックスにより咽頭保菌者も存在し，咽頭炎の症状を示す場合がある
- **クラミジア・トラコマチスとの混合感染を起こす頻度が高い**
- 診断はグラム染色，抗原検出，遺伝子増幅法など各種検査法が用いられる

感染する臓器と感染症

<男性>
- 尿道炎，前立腺炎，精巣上体炎

<女性>
- 子宮内膜炎，卵巣炎，骨盤内腹膜炎

※男女ともにさらに進展すると菌血症や関節炎などを合併することがある

使用する抗菌薬

- 淋菌はペニシリン系抗菌薬やフルオロキノロン系抗菌薬への**耐性化が高度**になり治療効果は期待できない
- セフトリアキソンやセフォジジムの点滴静注，あるいはスペクチノマイシンの筋注による単回投与が推奨される
- スペクチノマイシンは淋菌性咽頭感染に対する有効性は期待できない
- クラミジア感染合併の可能性を考慮して，両方に有効なアジスロマイシンを選択するか，クラミジアに有効なフルオロキノロン抗菌薬などの併用を検討する
- **いわゆるピンポン感染を防ぐため，パートナーも同時に治療を行う必要がある**

> **memo**
>
> **最新のトピックス**
>
> 　淋菌は耐性化が進んでいる．上記のペニシリン耐性やフルオロキノロン耐性以外にもマクロライド耐性など各種の報告が認められる．ただしその耐性菌の頻度がまだ少数の場合は選択可能な抗菌薬に含まれる．

髄膜炎菌（*Neisseria meningitidis*）

髄膜炎菌に対する第一選択薬と代替薬

第一選択薬	代替薬
ペニシリンG アンピシリン	セフトリアキソン セフォタキシム セフロキシム メロペネム

● 特徴

- グラム陰性双球菌である
- 健常人の咽頭に無症状で定着している例もあるが，国内では稀である
- 飛沫感染によってヒト→ヒト感染を起こす
- 流行性髄膜炎の起因菌である
- 世界的には年間数十万人が感染し，**アフリカに流行地域がある（髄膜炎ベルト）**
- メッカ巡礼のように多くの人が密集状態におかれることで本菌の伝播が起こりやすい
- わが国では最近，年間10例程度の患者しか発生していない
- 菌血症では紫斑性の皮下出血が認められる
- 副腎出血を起こし敗血症性ショックを伴って急激に病状が悪化するWaterhouse–Friderichsen症候群が起こり得る
- **本菌は低温環境では死滅しやすく，髄液検体の冷蔵管理は行ってはいけない**

● 感染する臓器と感染症

- 髄膜炎，菌血症，敗血症，Waterhouse–Friderichsen症候群

● 使用する抗菌薬

- 本菌は基本的にペニシリン系およびセファロスポリン系抗菌薬に良好な感受性を示す
- 従来よりペニシリン系抗菌薬が第一選択薬とされてきたが，一部には低感受性を示す菌の報告も認められるため，セフェム系やカルバペネム系抗菌薬が代替薬として挙げられる
- 抗菌薬の選択にあたっては菌に対する直接的な抗菌活性も重要であるが，髄液の移行性も考慮する必要がある．その意味で，セフトリアキソンやセフォタキシム，およびメロペネムなどが推奨される
- **本菌による感染症は急速に進展し重篤な状態に陥りやすいため，本疾患が推定された段階から早期に治療を開始する必要がある**
- 敗血症性ショックの例などでは抗菌薬投与に加えて全身管理が必要である

> **memo**
>
> **最新のトピックス**
>   髄膜炎菌ワクチンが予防に有効であるが，国内では市販されていない．渡航外来などでは輸入ワクチンによる接種が可能である．

モラクセラ・カタラーリス (*Moraxella catarrhalis*)

● モラクセラ・カタラーリスに対する第一選択薬と代替薬

第一選択薬	代替薬
レボフロキサシン トスフロキサシン モキシフロキサシン ガレノキサシン アモキシシリン/クラブラン酸	アジスロマイシン クラリスロマイシン ファロペネム セフジニル

● 特徴

- グラム陰性双球菌であり，健常者の上気道に常在している
- 成人の市中肺炎の主要な起因菌である
- COPD (chronic obstructive pulmonary disease，慢性閉塞性肺疾患) 患者の慢性気道感染の急性増悪の原因となり得る
- 小児では中耳炎や副鼻腔炎の起因菌となり得る

● 感染する臓器と感染症

- 肺炎，中耳炎，副鼻腔炎，慢性気道感染の急性増悪，菌血症

● 使用する抗菌薬

- **本菌の大半はβラクタマーゼ（ペニシリナーゼ）を産生する**ため，ペニシリン耐性である
- フルオロキノロン系抗菌薬は優れた効果を示し，マクロライド系抗菌薬も有効である
- ペニシリナーゼに対して有効なβラクタマーゼ阻害薬とペニ

シリンとの合剤も用いられる
・ペニシリナーゼに安定な第三，第四世代セファロスポリン系抗菌薬も用いられることがある

<松本哲哉>

第2章 知っておきたい 細菌の基礎知識

4. グラム陰性桿菌

大腸菌（*Escherichia coli*）

大腸菌に対する第一選択薬と代替薬

第一選択薬	代替薬
第一世代・第二世代セフェム系薬 フルオロキノロン系薬	第三世代・第四世代セフェム系薬 カルバペネム系薬（ESBL産生菌に対して）

特徴

- 大腸菌（*Escherichia coli*）はヒトをはじめ哺乳動物の腸管内の常在菌である
- 表層のリポポリサッカライド（内毒素）の抗原性から170種類を超えるO抗原型に分類される
- O抗原型157，O-26などの大腸菌はベロ毒素を産生し，腸管出血性大腸菌感染症の原因となる
- ベロ毒素産生菌による感染症では溶血性尿毒症症候群の合併がみられる

感染する臓器と感染症

＜尿路感染症＞

- 健常人（特に女性）に発症する単純性膀胱炎，腎盂腎炎の原因として最も頻度が高い

＜腸管感染症＞

- 感染する大腸菌のO抗原型により出血性，水様性，赤痢様下痢などの腸管感染症が生じる

＜腹部および骨盤内感染症＞

- 腸管内の菌が周辺組織に侵入し腹膜炎，骨盤内感染症の原因となる

＜肺炎＞
- 免疫不全宿主，抗菌薬投与患者，高齢者などでは誤嚥が原因で大腸菌性肺炎が発症する

＜髄膜炎＞
- 大腸菌は，B群溶血性連鎖球菌とともに新生児の髄膜炎の原因として重要である

＜蜂巣炎／骨軟部組織感染症＞
- 褥瘡部潰瘍や糖尿病性四肢潰瘍などの原因となる

使用する抗菌薬
- 第一世代・第二世代セフェム系薬に対しては80〜90％の株が感受性を示す
- 近年，基質拡張型βラクタマーゼ（Extended spectrum β-lactamase：ESBL）産生を示す大腸菌の増加が報告されている
- ESBL産生の大腸菌が原因の場合にはカルバペネム系薬の使用を考慮する
- フルオロキノロン系薬に対して耐性を示す大腸菌が20〜30％でみられている

<舘田一博>

肺炎桿菌（*Klebsiella pneumoniae*）

肺炎桿菌に対する第一選択薬と代替薬

第一選択薬	代替薬
第一世代・第二世代セフェム系薬 フルオロキノロン系薬	第三世代・第四世代セフェム系薬 カルバペネム系薬（ESBL産生菌に対して）

特徴
- ヒトおよび動物の下部消化管において正常細菌叢を構成する通性嫌気性グラム陰性桿菌である
- 肺炎桿菌（*Klebsiella pneumoniae*）と*K. oxytoca*が代表的

な菌種である
- 莢膜多糖体を多量に産生するムコイド株は病原性が高い
- 莢膜抗原型（K抗原型）として70種類以上が知られており，特に，K1・K2型の病原性が強い
- K1莢膜型で高い粘稠性コロニーを示す肺炎桿菌による肝膿瘍症例の増加が報告されている

感染する臓器と感染症

＜肺炎＞
- アルコール多飲者，糖尿病，慢性閉塞性肺疾患（chronic obstructive pulmonary disease：COPD）患者などで肺炎桿菌性肺炎が多くみられる

＜尿路感染症＞
- 大腸菌に次いで単純性膀胱炎，腎盂腎炎の原因として重要である

＜腹部および骨盤内感染症＞
- 腸管内の菌が周辺組織に侵入し腹膜炎，骨盤内感染症の原因となる

＜腸管感染症＞
- *K. oxytoca* は抗菌薬投与中にみられる出血性腸炎の原因となる

使用する抗菌薬
- 第一世代・第二世代セフェム系薬が抗菌活性を示す
- 近年，ESBL産生を示す肺炎桿菌の増加が報告されている
- ESBL産生菌が原因の場合にはカルバペネム系薬の使用を考慮する
- 欧米ではカルバペネム耐性菌（*K. pneumoniae* carbapenemase産生株）の増加が報告されている
- フルオロキノロン耐性菌の増加はみられていない

<舘田一博>

エンテロバクター, セラチア, プロテウス, シトロバクターなどの腸内細菌

エンテロバクター, セラチア, プロテウス, シトロバクターに対する第一選択薬と代替薬

第一選択薬	代替薬
第三世代・第四世代セフェム系薬 フルオロキノロン系薬	カルバペネム系薬（ESBL産生菌に対して） アミノグリコシド系薬

特徴

- エンテロバクター（Enterobacter），セラチア（Serratia），プロテウス（Proteus），シトロバクター（Citrobacter）は，腸内細菌の中では大腸菌や肺炎桿菌に次いで日和見感染症の原因菌として重要である
- ヒトの腸管内に常在しており，肺炎，敗血症，尿路感染症，カテーテル感染症などの原因となる
- ESBL産生菌などの薬剤耐性菌の増加が報告されている

感染する臓器と感染症

＜肺炎＞
- 入院患者における院内肺炎の原因として重要である．患者口腔内における菌の増殖とその誤嚥により発症することが多い

＜尿路感染症＞
- 尿路カテーテル留置患者，尿路系悪性腫瘍あるいは手術後などの宿主における複雑性尿路感染症の原因として重要である

＜敗血症＞
- カテーテル関連や腸管からの菌侵入（バクテリアルトランスロケーション）に伴う敗血症の原因となることがある

使用する抗菌薬

- 免疫不全宿主に発症する感染症の原因としてみられる頻度が

高いことから，迅速な診断と適切な抗菌薬の選択・投与が重要になる
・第三世代・第四世代セフェム系抗菌薬，あるいはフルオロキノロン系薬が第一選択薬となる
・重症例あるいは耐性菌感染症に対してはカルバペネム系薬あるいは抗菌薬併用療法も考慮する
・治療の経過中に薬剤耐性度の上昇がみられることがあることに注意する

<舘田一博>

緑膿菌（*Pseudomonas aeruginosa*）

緑膿菌に対する第一選択薬と代替薬

第一選択薬	代替薬
タゾバクタム・ピペラシリン 第三世代・第四世代セフェム系薬 カルバペネム系薬 フルオロキノロン系薬	アミノグリコシド系薬（併用薬）

特徴

・自然界に広く存在するブドウ糖非醗酵の偏性好気性グラム陰性桿菌である
・基礎疾患を有する宿主における日和見感染症の原因菌として重要である
・緑色色素，菌体外酵素，菌体外多糖体など多数の病原因子を保有している
・カルバペネム系薬，アミノグリコシド系薬，フルオロキノロン薬に同時に耐性を示す多剤耐性緑膿菌が出現し問題となっている
・多剤耐性緑膿菌の多くはメタロβラクタマーゼ（metallo-β-lactamase：MBL）を産生する

感染する臓器と感染症

＜呼吸器感染症＞

- 気管支拡張症，慢性気管支炎などの基礎疾患を有する宿主から持続感染菌として分離される．また，人工呼吸器装着患者においては人工呼吸器関連肺炎の原因としても重要である

＜尿路感染症＞

- 免疫不全宿主，尿路カテーテル挿入患者などにみられる複雑性尿路感染症の原因菌として重要である

＜敗血症＞

- 低出生体重児，先天性免疫不全症，重症熱傷，悪性腫瘍（特に白血病や悪性リンパ腫）などの免疫不全宿主に発症する敗血症の原因菌として重要である．好中球減少患者では，腸管内の緑膿菌が門脈を介して血中に侵入し敗血症が発症することが知られている（内因性敗血症）

＜その他の感染症＞

- 外傷後の角膜潰瘍，免疫不全宿主における皮膚軟部組織感染症・肛門周囲膿瘍，外耳道炎などの原因にもなる

使用する抗菌薬

- タゾバクタム・ピペラシリン，第三あるいは第四世代セフェム系薬，カルバペネム系薬を基本に，重症例ではアミノグリコシド系薬やフルオロキノロン系薬の併用療法が行われる
- 多剤耐性緑膿菌感染症に対する併用療法としては，モノバクタム系のアズトレオナムとアミノグリコシド系薬（アミカシン，アルベカシンなど）の併用で相乗効果がみられる頻度が高い

＜舘田一博＞

アシネトバクター・バウマニ (*Acinetobacter baumannii*)

● アシネトバクターに対する第一選択薬と代替薬

第一選択薬	代替薬
スルバクタム・アンピシリン 第三世代・第四世代セフェム系薬 カルバペネム系薬 フルオロキノロン系薬	アミノグリコシド系薬（併用薬） ミノサイクリン チゲサイクリン

● 特徴

- アシネトバクター属細菌はブドウ糖非発酵グラム陰性桿菌で自然界に広く存在する
- アシネトバクター属細菌は多数報告されているが，*Acinetobactor baumannii* が最も重要である
- 基礎疾患を有する宿主における日和見感染症の原因菌となる
- アシネトバクター属細菌は乾燥環境中で数週間～数カ月間生存できる特徴を有する
- カルバペネム系薬，アミノグリコシド系薬，フルオロキノロン系薬に同時に耐性を示す多剤耐性アシネトバクターが出現し問題となっている

● 感染する臓器と感染症

＜呼吸器感染症＞
- 人工呼吸器関連肺炎の原因として重要である

＜カテーテル感染症＞
- アシネトバクター属細菌はヒトの皮膚に長期間定着することから，カテーテル挿入患者におけるラインセプシスの原因菌となる

＜その他の感染症＞
- 免疫不全宿主においては尿，皮膚（褥瘡など）などから分離されることもある

使用する抗菌薬

- アシネトバクターに対してβラクタマーゼ阻害薬であるスルバクタムの抗菌活性が強い
- 感受性試験結果を参考に，第三・第四世代セフェム系薬，カルバペネム系薬などを用いる
- 多剤耐性アシネトバクター感染症に対しては抗菌薬の併用療法，あるいはチゲサイクリンなどの薬剤の投与を考慮する

<舘田一博>

赤痢菌（*Shigella*）

赤痢菌に対する第一選択薬と代替薬

第一選択薬	代替薬
フルオロキノロン系薬 アジスロマイシン ホスホマイシン	セフトリアキソン ST合剤

特徴

- 通性嫌気性グラム陰性桿菌に分類される
- ヒトに病原性を示すのは*Shigella dysenteriae, S. flexneri, S. boydii, S. sonnei*の4菌種である
- 本邦では*S. sonnei*が原因となることが多い（70〜80％）
- 経口摂取された赤痢菌は大腸上皮細胞に侵入し血性下痢を引き起こす
- 患者数は年間1,000人前後であり，その多くがアジア地域からの輸入例としてみられる
- 患者や保菌者の糞便，それらに汚染された手指，食品，水，ハエ，器物を介して伝播する
- 感染菌量は10〜100個ときわめて少なく，二次感染が高率にみられる

感染する臓器と感染症

＜腸管感染症＞
- 潜伏期1～3日で発症し，発熱，腹痛，しぶり腹（テネスムス），膿粘血便などがみられる

使用する抗菌薬

- 第一選択薬としてはフルオロキノロン系薬，アジスロマイシンを用いる
- 5歳未満の小児にはホスホマイシンが使用されることが多い
- 対症療法としては，乳酸菌，ビフィズス菌などの生菌整腸薬を併用する
- 脱水が強い場合には，静脈内あるいは経口輸液（スポーツ飲料など）を行う

<舘田一博>

サルモネラ属細菌（*Salmonella* spp.）

サルモネラ属細菌に対する第一選択薬と代替薬

第一選択薬	代替薬
フルオロキノロン系薬	ST合剤
第三世代セフェム系薬	アジスロマイシン

特徴

- サルモネラ属細菌（*Salmonella* spp.）はヒトや家禽・家畜の腸管内に生息する腸内細菌の1つである
- ヒトに病原性を示すサルモネラは *S. enterica* subspecies *enterica* に分類される
- チフス菌は *S. enterica* subspecies *enterica* serovar Typhi であり，*S. enterica* serovar Typhi あるいは単に *S.* Typhi と略記される
- 食中毒の原因としては *S.* Enteritidis が重要である
- サルモネラ属細菌は 細胞内寄生体の一種で細胞内寄生性を示し，胃腸炎あるいは菌血症を引き起こす

感染する臓器と感染症

<腸管感染症>
- 潜伏期1〜3日で発症し,発熱,腹痛,膿粘血便などがみられる

<全身感染症（腸チフス）>
- 潜伏期間は10〜14日で,高熱,比較的徐脈,バラ疹,脾腫などがみられる

使用する抗菌薬
- 第一選択薬としてはフルオロキノロン系薬,第三世代セフェム系薬を用いる

<舘田一博>

腸炎ビブリオ (*Vibrio parahaemolyticus*)

腸炎ビブリオに対する第一選択薬と代替薬

第一選択薬	代替薬
フルオロキノロン系薬 テトラサイクリン系薬	ST合剤 アジスロマイシン

特徴
- 腸炎ビブリオ (*Vibrio parahaemolyticus*) は海水環境,海産物に広く存在する
- 1950年10月大阪にて,"シラス干し"を原因とする食中毒事件の原因として見つかった
- 熱安定性の溶血毒素（thermostable direct hemolysin：TDH）が病原性と関連している

感染する臓器と感染症

＜腸管感染症＞
- 海産物を摂食してから1～3日で発症することが多く，水様性下痢，腹痛，発熱がみられる

＜その他の感染症＞
- 海水，海産物との接触により本菌による創感染，敗血症がみられることがある

使用する抗菌薬
- 通常は無治療で自然軽快する
- 症状が持続する患者，高齢者，免疫不全宿主などに対しては抗菌薬療法を考慮する
- 第一選択薬としてはフルオロキノロン系薬，テトラサイクリン系薬を用いる
- 脱水に注意し，必要に応じて輸液を行う

＜舘田一博＞

インフルエンザ菌
(*Haemophilus influenzae*)

インフルエンザ菌に対する第一選択薬と代替薬

第一選択薬	代替薬
第三世代セフェム系薬 フルオロキノロン系薬	アンピシリン・クラブラン酸 アジスロマイシン

特徴
- 通性嫌気性のグラム陰性短桿菌で，ヒトの口腔に常在する
- 本菌はX因子（ヘミン）・V因子（NAD）を要求し，その培養にはチョコレート寒天培地が必要である
- 莢膜多糖体の抗原性からa～fに分類されるが，髄膜炎の原因としてb型が最も重要である
- 莢膜を有しない，いわゆるnon-typable株は呼吸器感染症の

原因として分離されることが多い
- βラクタマーゼ産生によるアンピシリン（ABPC）耐性株が7〜10％の頻度で分離される
- βラクタマーゼ非産生でアンピシリンに耐性を示すβ-lactamase negative ABPC-resistant（βラクタマーゼ非産生アンピシリン耐性：BLNAR）株の増加が問題となっている
- 2007年より莢膜株b型に対するワクチン（Hibワクチン）が導入されている

感染する臓器と感染症

＜呼吸器感染症＞
- インフルエンザ菌は，肺炎・気管支炎・中耳炎・副鼻腔炎の重要な原因である

＜喉頭蓋炎＞
- 2〜7歳の小児の喉頭蓋炎の原因として重要である．本症は喉頭蓋と声門上部の組織の蜂巣炎で，急性の上気道閉塞をきたす危険な感染症である

＜髄膜炎＞
- 乳幼児の髄膜炎の原因として最も頻度が高く重要である．その多くは莢膜株b型による感染症であり，Hibワクチンにより予防できる感染症である

使用する抗菌薬
- 小児に対しては第三世代セフェム系薬，成人では本剤に加えフルオロキノロン系薬が第一選択薬となる
- βラクタマーゼ非産生株に対してはアンピシリン・クラブラン酸の合剤も有効である．ただし，BLNARの存在と増加には注意しなければならない
- インフルエンザ菌による髄膜炎はしばしば重症となることから，小児に対するHibワクチンの接種が推奨される
- 髄膜炎症例に対しては，抗菌薬とともに過剰な炎症反応の抑制を目的にステロイドホルモンの投与が推奨される

＜舘田一博＞

バクテロイデス (*Bacteroides*)

● バクテロイデスに対する第一選択薬と代替薬

第一選択薬	代替薬
タゾバクタム・ピペラシリン カルバペネム系薬	第二世代セフェム系薬（セファマイシン系薬） メトロニダゾール

● 特徴

- 腸管内に常在する偏性嫌気性グラム陰性桿菌である
- *Bacteroides fragilis* が最も重要であるが，最近は non-fragilis グループによる感染症も注目されている
- 膿瘍形成部から分離されることが多く，好気性菌との混合感染としてみられる頻度が高い
- 好気性菌との混合感染において "indirect pathogen" として作用することに注意する必要がある
- 悪臭を伴う膿瘍を見た場合には，嫌気性菌の関与を考えて培養検査を行うとともに，抗菌薬の選択を考慮する必要がある

● 感染する臓器と感染症

＜腹腔内感染症＞

- 腸管内に存在する菌が直接あるいは間接的に播種して発症する．腹腔内膿瘍や腹膜炎としてみられることが多い

＜泌尿生殖器感染症＞

- 女性生殖器および子宮周囲炎，男性では前立腺炎・陰嚢周囲炎，泌尿器周辺の軟部組織感染症（フルニエ壊疽）の原因菌として重要である

＜その他の感染症＞

- 口腔内で増殖した嫌気性菌の誤嚥による肺膿瘍，カテーテル敗血症，バクテロイデスによる腸管感染症なども報告されている

使用する抗菌薬

- タゾバクタム・ピペラシリン，重症例であればカルバペネム系薬の投与を考慮する
- セファマイシン系薬は，好気性腸内細菌とともに嫌気性菌に対しても抗菌活性が強いことから混合感染が疑われる場合に利用されることがある
- 注射用メトロニダゾールはバクテロイデスを含む嫌気性菌に対して広く抗菌活性を有する
- 薬剤の移行が悪い膿瘍形成がみられる場合にはドレナージによる膿排出，そのうえでの抗菌薬療法が原則となる

<舘田一博>

レジオネラ属菌（*Legionella* sp.）

レジオネラ属菌に対する第一選択薬と代替薬

	第一選択薬	代替薬
注射薬	レボフロキサシン シプロフロキサシン パズフロキサシン	エリスロマイシン注射とリファンピシン経口の併用
経口薬 （軽症例）	レボフロキサシン モキシフロキサシン ガレノキサシン シタフロキサシン クラリスロマイシン アジスロマイシン	

入院治療を原則とする

特徴

- *Legionella pneumophila* による肺炎は，4類感染症で，集団発生や院内感染事例もあるが**市中肺炎**としてみられることが多い
- 本菌は**グラム染色では染色されにくい（ヒメネス染色で染まる）**グラム陰性桿菌で，培養には特殊培地が必要である．*L. pneumophila* の血清型では1型，4型，6型の頻度が高い

- マクロファージに貪食されても殺菌作用に抵抗し，細胞内で増殖する（**細胞内寄生菌**）
- 感染様式は，河川，土壌，クーリングタワー，プール，温泉水，病院のシャワーなどで増殖した菌を吸入し発症する．**温泉旅行**（循環式浴槽など）や汚水誤飲などの水系感染が多い
- 高齢者，喫煙者，慢性呼吸器疾患，糖尿病患者や細胞性免疫が低下したヒトに発症しやすいが，健常者でも起こりえる

感染する臓器と感染症

- レジオネラ症は，肺炎を主徴とする**在郷軍人病**（legionnaire's disease）と，肺炎を起こさず感冒症状で自然治癒する Pontiac fever の2病型がある

＜レジオネラ肺炎＞

- **通常の肺炎に比べて進行が速く**，肺のみならず肝，腎，消化管，中枢神経も侵され，**重症化しやすい**
- 潜伏期間は2〜10日間で，初発症状は上気道症状に乏しく，乾性咳嗽（1〜2日後に膿性痰），発熱，倦怠感で急性〜亜急性に発症する．呼吸困難，胸痛以外に，頭痛，錯乱などの**精神神経症状**，**比較的徐脈**，**消化器症状**などもみられる
- 胸部X線では，両側性の大葉性〜気管支肺炎像が多く，胸膜炎合併率も高い
- 迅速診断は，グラム染色で染まりにくいので，**尿中可溶性抗原の検出**，**喀痰検体**を用いた**PCR**（polymerase chain reaction）**法**，**LAMP**（loop-mediated isothermal amplification）**法**などの遺伝子診断が行われる．尿中抗原検査は，血清型1菌のみ検出可能であるが，血清1型が起炎菌の約半数を占める
- 血清診断はペア血清で4倍またはそれ以上の抗体価の上昇で診断され，本菌は**BCYE-α**（buffered charcoal yeast extract-α）**培地**で培養可能であるが，ともに結果が出るまで時間がかかる

使用する抗菌薬

- マクロライド系薬，ニューキノロン系薬，リファンピシンに

感受性があり，これらの抗菌薬の併用療法が有効である
- 細胞内移行性の不良なβラクタム系薬やアミノグリコシド系薬は，本菌が**細胞内寄生菌のため無効である**

> **memo**
>
> レジオネラ菌の感染による**ポンティアック熱型**（Pontiac fever type）は，予後良好で症状も軽微なために，集団発生しないかぎり診断は難しい．平均38時間の潜伏期の後に，倦怠感，筋肉痛，頭痛などで発症し，6〜12時間以内に悪寒を伴った発熱が出現する．血清中のレジオネラ抗体上昇により診断される．多くの患者は5日以内に無治療で回復するので抗菌薬は不要である．

<斧　康雄>

百日咳菌（*Bordetella pertussis*）

百日咳菌に対する第一選択薬と代替薬

第一選択薬	代替薬
マクロライド系薬（クラリスロマイシン，エリスロマイシン，アジスロマイシンなど）小児の入院例では，上記に加えてピペラシリンの点滴静注が併用される	－

注意：クラリスロマイシンは成人の百日咳に保険適応なし

特徴

- ボルデテラ属菌の*Bordetella pertussis*は，グラム陰性の小桿菌で**伝染性が著しく強い**．Bordet-Gengou培地（選択培地）に生育し，菌体外毒素の**百日咳毒素**は百日咳の成因に強く関係する
- 百日咳は，本菌の感染により産生される毒素の作用で，特有のけいれん性咳発作（痙咳発作）や**吸気性笛声**（whoop）を特徴とする急性気道感染症である
- 乳幼児に多い疾患であったが，最近は大学生や成人での流行もみられ，ここ数年は百日咳患者の30〜40％は成人例である
- 成人の百日咳は診断，治療の遅れから，乳幼児への感染源と

なることが知られている．感染症法で五類感染症に分類されている
- 感染経路は鼻咽頭や気道からの分泌物による飛沫感染や接触感染である

感染する臓器と感染症

- 本菌の感染から1〜2週間の潜伏期を経て，特有の咳発作がみられる
- 小児では，**特徴的咳発作**（夜間の発作性の咳込み），**吸気性笛声**，咳込み後の嘔吐などが特徴で，**白血球数増多（リンパ球優位）**がみられる．しかし，CRP（−）で発熱もない
- 成人／思春期の百日咳では，長引く咳が多く，発作性の咳込みもみられる
- ワクチン接種者では，感染すると咳嗽が3週間ほど持続し，典型的な咳発作はみられないが，感染源となるので注意が必要である
- 百日咳の診断基準は国際的にも定まっていないが，「14日以上の咳があり，かつ①発作性の咳込み，②吸気性笛声，③咳込み後の嘔吐，などの症状を1つ以上伴う場合」を臨床的百日咳とし，培養による百日咳菌の分離，遺伝子診断（LAMP法またはPCR法）陽性，血清抗体価の有意な上昇のどれかが該当する場合に確定診断できる
- 後鼻腔から粘液を採取し培養する場合は，第3病週までの分離率が比較的高い
- 発症4週間以内ならば，PCR法やLAMP法（研究試薬として利用可能）が診断に有用で，4週間以降なら血清診断で確定する
- 血清抗体価の測定は，百日咳菌（東浜株および山口株）凝集素価の測定を行い，ペア血清（2週間以上の間隔）で4倍以上の抗体価の上昇か，シングル血清で40倍以上なら診断価値は高いとされる．最近実施されることが多いEIA法を用いた血清診断（百日咳毒素-IgG）では，ワクチン未接種児は10 EU/mL以上を抗体陽性とし，ワクチン接種児は，単血清で100 EU/mL以上ある場合やペア血清で2倍以上の上昇を有意とする

使用する抗菌薬

- マクロライド系薬を使用する．小児の入院例ではピペラシリンの点滴静注を併用することもある
- マクロライド系薬の使用による症状改善効果は低いが，除菌で周囲への感染が防止できる（治療開始5～7日で百日咳菌は陰性となる）
- 予防には，DTP 3種混合ワクチン（百日咳，破傷風，ジフテリア）などが行われている
- 感染拡大を防止するために，未治療の場合は特有の咳が消失するまで（発症後21日間），または5日間の適切な抗菌薬による治療を終了するまで，職場勤務や学校への登校は控える

<斧　康雄>

カンピロバクター属菌
(*Campylobacter* sp.)

カンピロバクター属菌に対する第一選択薬と代替薬

第一選択薬	代替薬
マクロライド系薬	ホスホマイシン

特徴

- カンピロバクター属菌は，S状（ラセン状）の**グラム陰性小桿菌**で，世界中に分布し，家畜の腸管に生息している．人獣共通感染症の代表菌の1つで**感染型食中毒**を起こす
- 感染部位は，小腸と大腸で，腸管粘膜への侵入性が主たる発症要因である
- 下痢便を暗視野で検鏡すると，運動する彎曲した小桿菌として認められる．本菌の発育速度は遅く，微好気性培養（30～46℃）で**2日～数日で発育**（Skirrow培地で培養）する
- 感染性腸炎を起こす代表的な菌種は*Campylobacter jejuni*で80～90％を占める

- 感染経路は，家禽や家畜の糞便に汚染された食品を，不十分な加熱調理で食べることで発症（50〜70％）するが，汚染水を介する経口感染もある．特に，**鶏肉（鳥刺しが最も危険）** から分離されることが最も多く，他に豚肉，牛レバー，加熱未処理の生乳，鳥肉処理場の水，イヌやネコなどのペットからの感染もある

感染する臓器と感染症

<胃腸炎>

- *C. jejuni* 感染症の大部分は腹痛，下痢，発熱などの腸炎症状であるが，すでに宿主が本菌に免疫を獲得している場合は無症状のことが多く，成人では年齢とともに発症率は低下する
- *C. jejuni* 感染症は，**小児〜青年の若年層に多く**，特に小児では**血便**などもみられる
- **潜伏期**は他の食中毒原因菌と比較して**3〜4日**と長いのが特徴である
- *C. fetus* 感染症は，幼児と高齢者に多く，菌血症などの全身感染症は易感染性宿主で多い

<腸管外感染症>

- *C. fetus* は，下痢症だけでなく，易感染性宿主に**菌血症や髄膜炎**などの**腸管外感染症**を引き起こす

使用する抗菌薬

- マクロライド系薬（クラリスロマイシンなど）やホスホマイシンを使用する
- **本菌はニューキノロン系薬に対し，容易に耐性化するので使用しない**

> **memo**
>
> Guillain-Barré症候群（GBS）は，*Campylobacter* 感染症の2,000〜5,000例に1例の割合で合併すると推定されており，GBSの原因の約30％を占める．発症機序は，*C. jejuni* のリポ多糖体と末梢神経構成成分のGM1ガングリオシドには類似構

造があり，本菌の感染により抗GM1抗体が産生され，神経細胞に存在するGM1エピトープに抗体が結合することでニューロン障害が生じることによる．下痢症発症後1〜3週後に神経症状が出現することが多い．

<斧　康雄>

第2章 知っておきたい 細菌の基礎知識

5. その他の細菌

梅毒トレポネーマ（*Treponema pallidum*）

梅毒トレポネーマに対する第一選択薬と代替薬

第一選択薬	代替薬
ペニシリンG アンピシリン アモキシシリンなど	ペニシリンアレルギーの場合：ミノサイクリン 妊婦の場合：スペクチノマイシン

特徴

- *Treponema pallidum*（TP）は，直径0.1〜0.2 μm，長さ10〜20 μmのらせん状の細菌で梅毒を起こす
- 主に，性行為で感染するが，輸血梅毒や医療従事者の針刺／切創での感染や胎児が母体内で感染する先天梅毒もある
- 梅毒トレポネーマは人工培地での培養が不可能であるので，菌体の顕微鏡下での検出あるいは血清学的検査で診断する
- TPの検出は，下疳の漿液の塗抹標本（パーカーインク法，インディアンインク法）の鏡検あるいは間接蛍光抗体法（IFA）にて鏡検する
- 血清学的検査は，脂質抗原（カルジオリピン）を用いる**梅毒血清反応（serologic test for syphilis：STS）**とTP抗原を用いる方法がある
- STSには，緒方法，ガラス板法，RPRカードテストなどがある
- TP抗原を用いる方法には，蛍光抗体吸収法（fluorescent treponemal antibody absorption test：**FTA-ABS法**）と間接赤血球凝集反応（*Treponema pallidum* hemagglutination test：**TPHA法**）がある
- 梅毒に感染するとFTA-ABS陽性（2週目以降）→STS（4

～6週）陽性→TPHAの順に陽性となる
- STSは梅毒以外でも陽性を示し，**生物学的偽陽性（biological false positive reaction：BFP）**と呼ばれる（例：梅毒以外のスピロヘータ疾患，ハンセン病，麻疹，伝染性単核球症，マラリア，肝疾患，妊娠，各種ワクチン接種，SLEなどの膠原病など）

感染する臓器と感染症

＜後天性梅毒の経過＞
- **第Ⅰ期**：性交により局所からTPが侵入し，3週間の潜伏期を経て初期硬結（**硬性下疳**）や鼠径部リンパ節腫脹がみられるが自然治癒する
- **第Ⅱ期**：TPが局所から全身へ散布する感染約3カ月後で，第Ⅱ期梅毒疹（**梅毒性バラ疹**，丘疹状や膿疱状発疹），微熱，脱毛，**扁平コンジローマ**がみられる
- **第Ⅲ期**：感染約3年～10年後であり，**第Ⅲ期梅毒疹（結節性梅毒疹，諸臓器のゴム腫）**がみられる
- **第Ⅳ期**：感染約10年後（変性梅毒）であり，心血管系梅毒（大動脈瘤），中枢神経系梅毒（**進行麻痺，脊髄癆**），眼・耳・内臓病変，運動障害，知覚障害や認知症などがみられる
- 現在では第Ⅲ・Ⅳ期梅毒は稀である

＜先天梅毒＞
- TPが経胎盤性に胎児に感染し，先天梅毒を引き起こす．死産や早産が多い
- 早発性先天梅毒では，出生後数週で皮疹，肝脾腫，Parrot凹溝，Parrot仮性麻痺，鞍鼻などがみられる
- 晩期先天梅毒では皮疹，ゴム腫，**Hutchinson三徴候（歯牙奇形，実質性角膜炎，内耳性難聴）**などがみられる

使用する抗菌薬
- ペニシリン系薬が第一選択薬であり，耐性も少ない
- ペニシリンアレルギーの場合は，マクロライド耐性株がみられるため，テトラサイクリン系薬を使用する

> **memo**
>
> **梅毒血清反応検査の結果の解釈**
>
> | STS法 | TPHA法 | 結果の解釈（追加すべき検査） |
> |---|---|---|
> | − | − | ・梅毒非感染
・感染後きわめて初期の梅毒（臨床症状に注意し数週間後再検査） |
> | − | + | ・梅毒治癒後の抗体保有者（TPHA定量, FTA-ABS法-IgM）
・梅毒感染後長期経過例 |
> | + | − | ・生物学的偽陽性：BFP（数週間後再検査）
・梅毒初期（FTA-ABS法-IgMで確認） |
> | + | + | ・梅毒（STS定量, TPHA定量, FTA-ABS法-IgM）
・梅毒治癒後の抗体保有者 |

<斧　康雄>

非結核性抗酸菌（*non-tuberculous mycobacteria*）

● 肺非結核性抗酸菌（MAC）に対する第一選択薬と併用薬

	第一選択薬	併用薬
MAC	リファンピシン ＋エタンブトール ＋クラリスロマイシン の計3剤（RE + CAM）	カナマイシン ストレプトマイシン などのアミノグリコシドの追加

- 非結核性抗酸菌は約150種類存在するが，その多くは *Mycobacterium avium* complex（MAC）による肺感染症である
- MAC感染症は単一の抗菌薬で加療できない
- 症状に応じて第一選択薬である3剤にアミノグリコシドを併用する

特徴

- 結核菌（*M. tuberculosis*）やらい菌（*M. leprae*）と共通の抗酸菌というグループに属する菌である．結核と異なり**ヒト−ヒト感染しない**
- 一般細菌と異なり，発育に時間がかかる（一般細菌：数日後に判明，抗酸菌：2〜4週間）
- **土壌や水まわりに存在する環境菌**であり，喀痰から1回検出されただけでは診断を確定できない．喀痰から2回以上の培養陽性で確定診断となる[1]
- 結核菌や*M. kansasii*と異なり，完治困難．治療期間が長く，未治療でも画像上の軽快増悪をくり返す．服薬に伴う副作用も少なくないため治療介入するか経過観察とするか，**個々の患者の病状に応じて総合的に判断する**

感染する臓器と感染症

- 下気道の慢性感染症の原因菌であり，気管支拡張症などの原因となる．以前は喫煙者男性に多かったが，**近年喫煙歴のない中高年女性に増加傾向を認める**
- HIV（human immunodeficiency virus，ヒト免疫不全ウイルス）患者においては播種性感染症の原因となることがある
- 欧米ではhot tub lungといって過敏性肺臓炎型の経過をたどる病型も存在するが本邦では稀

使用する抗菌薬

- クラリスロマイシン（CAM）（クラリス®，クラリシッド®）をキードラッグとしてリファンピシン（R）（リファジン®），エタンブトール（E）（エブトール®）との3剤併用療法（RE＋CAM）が基本である．**クラリスロマイシン単剤での治療は数ヵ月以内にクラリスロマイシン耐性菌が出現することが警告されており決して行ってはならない**
- 菌陰性化後1年以上の治療継続が推奨されている[2]．しかし，上記治療を行っても治療中断後再発をしばしば経験する
- **クラリスロマイシンは一般感染症と用量が異なる**（高用量 800 mg／日）ことに注意．
- 高齢者では1剤ずつ追加していき，用量も徐々に増量する方

法もある

- *in vitro* の感受性はクラリスロマイシンを除いて臨床的意義がないとされている．MACの薬剤感受性を結核菌用の感受性試験で行わないようにする．わが国ではブロスミックNTMを使用する
- 急速に進行する症例や病変が限局している場合，空洞病変や進行した気管支拡張病変を認める場合などでは，外科的肺切除術も考慮する
- 難治症例ではアミノグリコシド（AG）系抗菌薬（ストレプトマイシン，カナマイシン，など）の併用を行う．その際には週2〜3回の筋注を行う．**聴力や平衡感覚障害**に注意しながら標準療法であるRE＋CAMに初期2〜4カ月間の併用が考慮される
- クラリスロマイシン耐性菌に対してはクラリスロマイシンを継続する意味はないとされる．標準治療が無効，何らかの理由で使用できない場合にはAG系抗菌薬の併用以外にリファンピシンの代替薬としてリファブチン（ミコブティン®）を使用することがある．使用法については表参照．また，キノ

表　肺MAC症の治療に用いる薬剤

薬剤	用量
クラリスロマイシン（クラリス®）	600 mg〜800 mg／日分1または分2 ・副作用である消化器症状（下痢・悪心・嘔吐）は用量依存性である
リファンピシン（リファジン®）	10 mg/kg（最大量600 mg／日を超えない）分1 ・クラリスロマイシンとの併用で血中濃度が減少するといわれているが，併用によりクラリスロマイシンの耐性化防止効果が期待される
リファブチン（ミコブティン®）	150 mg〜300 mg／日分1 ・リファンピシンより相互作用が少なく，*in vitro* でMACに対する抗菌活性が強い．しかし，ぶどう膜炎など副作用の頻度が高く第一選択薬としては推奨されない．副作用は用量依存性のため150 mg／日から開始し適宜増減すること
エタンブトール（エブトール®）	15 mg/kg（最大量750 mg／日を超えない） ・視神経障害が起こることがある．用量依存性とされる．亜鉛欠乏が1つの要因といわれている．低亜鉛血症（0.7 mg/L以下）が危険因子として挙げられている

ロン系もしばしば使用されるがレボフロキサシン（クラビット®）は無効とされている．抗酸菌に対して抗菌活性を*in vitro*で示すモキシフロキサシン（アベロックス®），シタフロキサシン（グレースビット®）などが使用されることがあるが，エビデンスはない

> **memo**
>
> エタンブトールは用量依存性に副作用として視神経障害を認めることがあるため，**処方前および処方中は3カ月ごとに眼科を受診してもらう**．視神経障害は早期にエタンブトールを中止すれば可逆的である．
>
> リファンピシンやクラリスロマイシンは白血球減少や肝機能障害を認めることがあり，治療導入後2カ月間は数週ごとに採血を行うことが望ましい．また，全身倦怠感は高頻度に認めるため，事前に説明しておくとアドヒアランスが高まる．

参考文献
1) 日本結核病学会非結核性抗酸菌症対策委員会，日本呼吸器学会感染症・結核学術部会：非結核性抗酸菌症診断に関する指針―2008年．結核，(83)：525-526, 2008
2) 日本結核病学会非結核性抗酸菌症対策委員会，日本呼吸器学会感染症・結核学術部会：肺非結核性抗酸菌症化学療法に関する見解―2012年改訂．結核，(87)：83-86, 2012

＜舩津洋平，長谷川直樹＞

肺炎マイコプラズマ (*Mycoplasma pneumoniae*)

肺炎マイコプラズマに対する第一選択薬と代替薬

	第一選択薬	代替薬
外来治療	アジスロマイシン クラリスロマイシン ミノサイクリン	レボフロキサシン モキシフロキサシン ガレノキサシン シタフロキサシン トスフロキサシン
入院治療	ミノサイクリン点滴	レボフロキサシン点滴静注 アジスロマイシン点滴静注

特徴

- 肺炎マイコプラズマ（*Mycoplasma pneumoniae*）は，DNAとRNAを有し，大きさは0.1〜数μmの自己増殖可能な最小の微生物である．他の細菌と異なり**細胞壁（ペプチドグリカン層）をもたない**ので，柔軟で**多形態性**を示す
- PPLO（pleuro pneumoniae like organisms）**培地**で増殖可能であるが，培養には日数がかかり（2〜4週間），**桑の実状のコロニー**を形成する．病原因子としては，毒素は産生しないが過酸化水素を産生する
- 感染経路は，感染患者からの**飛沫感染**と接触感染（濃厚接触が必要）であり，学校や職場内，家族内感染の傾向が強い
- 病原体は侵入後，気道粘膜の線毛上皮細胞に付着して増殖を開始し，上気道，気管，気管支，細気管支，肺胞などの粘膜上皮を破壊するが，過酸化水素の産生や宿主の免疫応答が関与する
- 流行は4年周期でオリンピックの年にみられたが，近年この傾向はない．通年性にみられ，本邦では，秋から冬にかけての報告数が多い
- 罹患年齢は**幼児期，学童期，青年期に多く**（7〜8歳にピーク），頻度は低いが高齢者でもみられる．肺炎は，3歳以下で

は稀である．再感染もよくみられる（特異抗体が産生されるが，抗体価は徐々に減衰）

感染する臓器と感染症

- 潜伏期は，2～3週間で，上気道炎，気管支炎，細気管支炎，**肺炎**などの呼吸器感染症を起こすが，胸水合併や，軽い感冒症状で終わることもある．感染者の3～5％が肺炎に進展する
- 初発症状は，発熱，全身倦怠，頭痛などの感冒症状で始まり，その後，高熱が持続する
- **激しい咳**（多くは**乾性**）は初発症状出現後3～5日後から始まり，解熱後も長く続くことが多い（3～4週間）．喘息様気管支炎を呈することも多く（急性期には40％で喘鳴が認められる），その他にも，鼻炎症状（幼児で多い），胸痛，中耳炎，咽頭炎や皮疹などもみられる
- 胸部X線で異常陰影があっても聴診上異常を認めない症例もあるが，聴診上乾性ラ音が多い
- 肺炎では，びまん性の**スリガラス様陰影**が特徴とされているが，肺胞性陰影，これらの混在など多様なパターンを示し，胸部画像所見のみでは診断できない
- **白血球数は10,000/μL以下**，CRPは軽度上昇する例が多く，AST/ALTの上昇（肝障害）を一過性に認めることが多い
- 合併症は，中耳炎，無菌性髄膜炎，脳炎，肝炎，膵炎，溶血性貧血，心筋炎，関節炎，Guillain-Barré症候群，Stevens-Johnson症候群など多彩である
- 血清抗体価の上昇で診断され，粒子凝集（particle agglutination：PA）法（単一血清では320倍以上，ペア血清で4倍以上の上昇）や補体結合反応（complement fixation：CF）法（単一血清では64倍以上，ペア血清で4倍以上）で判定されるが，抗体価上昇には2～3週間を要する．イムノクロマト法を用いたマイコプラズマ特異的IgM抗体測定は，偽陽性例が多いことが指摘されており，あくまで参考とする．寒冷凝集反応も約半数で陽性化するが，特異的なものではない
- 咽頭拭い液や喀痰を用いた遺伝子診断（LAMP法）が保険適用となり，発症から2～3日でマイコプラズマDNAの検出が可能である

使用する抗菌薬

- マイコプラズマ感染症の第一選択薬は，**マクロライド系薬**であり，7～10日間投与する（アジスロマイシンは1回内服）．**テトラサイクリン系薬，ケトライド系薬，レスピラトリーキノロン系薬**も有効である
- 無効の場合は，マクロライド耐性菌の場合や他の細菌との混合感染を考慮する．重症例では，免疫過剰反応抑制を目的にステロイドを併用することもある
- **細胞壁（ペプチドグリカン層）をもたない**ので，細胞壁合成阻害を作用機序とする**βラクタム系薬は無効**である
- 近年，**マクロライド耐性株**が小児分離株を中心に増加している（外来患児約30％，入院患児約80％）ので注意が必要で，無効の場合はミノサイクリンやレスピラトリーキノロン（小児ではトスフロキサシン）に変更する

<斧　康雄>

リケッチア科（Rickettsiaceae）

リケッチア科の細菌に対する第一選択薬と代替薬

第一選択薬	代替薬
テトラサイクリン系薬	ニューキノロン系薬（日本紅斑熱） クロラムフェニコール（発疹チフス）

入院治療を原則とする

特徴

- リケッチア感染症はリケッチア科に属する**偏性細胞内寄生性細菌**の感染によって起こる急性熱性疾患であり，リケッチア属とオリエンチア属に分類される
- リケッチア属感染症として，シラミが媒介する**発疹チフス**，ノミが媒介する**発疹熱**，マダニが媒介する**日本紅斑熱**などがある．オリエンチア属菌による感染症では**ツツガムシ病**が代表的疾患である．4類感染症に分類される
- 発疹熱はネズミノミの刺咬で*Rickettsia typhi*が感染し，症

状は発疹チフスに類似するが一般に軽症で，経過も短い．世界中で散発するが日本では稀
- 以前はリケッチア科に属していたQ熱を起こす Coxiella 属菌は，16SrRNAの塩基配列の違いからリケッチア科から独立している
- リケッチア科は直径0.3〜0.6 μm，長さ0.8〜2.0 μmの多形性の**グラム陰性の球桿菌**で，細胞壁を有し，二分裂増殖する．生きた動物細胞の中でのみ増殖可能（人工培地で増殖不可）であり，グラム染色では染まりにくい
- リケッチア感染症は，必ずノミ，シラミ，ダニなどの**節足動物（ベクター）によって媒介**され，**発熱**，**発疹**などがみられる
- **Weil-Felix反応**は，リケッチア感染症の補助診断に使用され，感染患者の血清中にはプロテウス菌のある株を凝集する凝集素が産生されることを利用したものであるが，特異度／感度とも低いので近年あまり使用されない

感染する臓器と感染症

- 主なリケッチア感染症には，ツツガムシ病，発疹チフス，日本紅斑熱，発疹熱などがある

＜ツツガムシ病＞

- ツツガムシ（ダニの一種）の幼虫刺咬により Orientia tsutsugamushi が感染し発症する．R. tsutsugamushi と呼ばれていたが，16SrRNAの塩基配列の違いなどから Orientia 属に分類されている
- 自然界での主な宿主は野ネズミであるが，**ツツガムシの幼虫**が生息する草の繁る低地部でヒトが刺咬されることにより感染する
- 古典型ツツガムシ病は，アカツツガムシがベクターで，初夏に孵化するため夏期に多い．新型ツツガムシ病は，フトゲツツガムシやタテツツガムシがベクターで，秋〜冬に多いが，春にも発症するなど季節差がなく，年間300〜400例が全国から報告されている
- 症状は，5〜10日の潜伏期の後，悪寒を伴う**発熱**，**頭痛**，**筋肉痛**で発症し，4〜5病日に**紅斑**を伴う丘疹が出現し数日で

消退する．刺し口は**黒色痂皮で覆われた潰瘍**が特徴で，リンパ節腫脹や肝脾腫を認める
- 検査所見では，白血球減少，血小板減少，CRP強陽性，赤沈亢進，LDH上昇がみられる
- 診断には，血清診断（ツツガムシIgM抗体の検出やペア血清でIgG抗体の有意な上昇）が実施され，菌の増殖部位である刺し口痂皮のPCR検査でのDNA検出率は高い．補助診断のWeil-Felix反応は約50％に陽性を示す
- 治療は，**テトラサイクリン系薬**が第一選択薬である
- 治療が遅れるとDIC（disseminated intravascular coagulation，播種性血管内凝固）を合併して重症化し死亡することもある

＜発疹チフス，日本紅斑熱＞
- 発疹チフス，日本紅斑熱の特徴については，表を参照

表　発疹チフス，日本紅斑熱の特徴

	発疹チフス	日本紅斑熱
病原体	*Rickettsia prowazekii*	*Rickettsia japonica*
ベクターと感染経路	シラミがヒトを刺咬する際，リケッチアを含むシラミの糞から感染	山林作業時などにダニに咬まれ感染する
潜伏期	7～14日	2～8日
分布	世界中に分布し，散発	西日本の太平洋沿いの温暖な地域で多く，4～10月に発生.
症状	発熱，激しい頭痛，発疹，全身倦怠，重症例では出血性発疹，ショック．無治療の場合の死亡率10～70％	高熱，頭痛，発疹，全身倦怠感，筋肉痛など．刺し口痂皮は小さく，リンパ節腫脹も顕著でない
診断	血清診断（間接免疫蛍光抗体法，EIA法など），Weil-Felix反応	血清中の特異抗体の測定*，血液や刺し口痂皮のPCR検査，Weil-Felix反応
治療	テトラサイクリン系薬，クロラムフェニコール	テトラサイクリン系薬，39℃以上の高熱例にはニューキノロン系薬を併用する

*リケッチア感染症の血清抗体価の測定法：間接免疫蛍光抗体法，間接免疫ペルオキシダーゼ法による（測定は，所管の衛生研究所や国立感染症研究所に依頼する）

> **memo**
>
> Q熱は，ウシ，ヤギ，ヒツジ，ネコなどを宿主とする偏性細胞内寄生菌のCoxiella burnetiiによる**人獣共通感染症**で，動物と接触する機会の多い人や海外の牧畜の盛んな地域への旅行者がハイリスクグループである．本菌は動物の胎盤に多く存在し，出産後の土壌汚染が問題となる．節足動物の媒介がなくても，土ぼこり中の本菌の吸入や汚染生乳などの摂取で感染する．症状は，発熱，頭痛，筋肉痛，咳嗽などの**インフルエンザ様症状**，ときに**肝障害**を伴う．慢性Q熱では，**心内膜炎，動脈炎，骨髄炎**や**慢性疲労**などがみられる．**血清抗体価の上昇**（保険適応外）やPCR法で C. burnetii DNAの検出で診断するが，**季節外れのインフルエンザ症状をみたら，まずQ熱を疑うことが重要である**．治療は，急性Q熱には主にテトラサイクリン系薬を2～3週間使用する．慢性Q熱に対する使用薬剤や投与期間に一定の基準はないが，テトラサイクリン系薬とリファンピシン（RFP），RFPとST合剤の併用などが行われる．

<斧　康雄>

クラミジア科（Chlamydiaceae）

● クラミジア科の細菌に対する第一選択薬と代替薬

	第一選択薬	代替薬
性器クラミジア	アジスロマイシン ドキシサイクリン ミノサイクリン点滴静注	クラリスロマイシン ミノサイクリン レボフロキサシン トスフロキサシン シタフロキサシンなど
肺炎クラミジア オウム病クラミジア	[外来治療] アジスロマイシン クラリスロマイシン ミノサイクリン [入院治療] ミノサイクリン点滴静注	[入院治療] レボフロキサシン点滴静注 アジスロマイシン点滴静注

● 特徴

- クラミジア感染症は，Chlamydia 属の **C. trachomatis** と Chlamydophila 属の **C. psittaci** と **C. pneumoniae** により起

こる
- クラミジアは，上皮細胞の**細胞質内に封入体を形成する偏性細胞内寄生**の**球菌状**の細菌で，増殖性のある網様体から，感染力のある基本小体へと成長する特有のライフサイクルを示す
- クラミジアは，**不顕性感染が多く，持続感染している**のが特徴であるが，その理由は外毒素を産生しないこと，増殖の場が封入体膜に覆われて宿主の炎症反応が起こりにくいことによる
- *C. trachomatis* で局所粘膜に病変が限局している場合は**初感染時の抗体価の上昇は遅く，抗体存在下でも再感染する**
- *C. trachomatis* 感染症でも乳児肺炎，骨盤内炎の場合やオウム病，*C. pneumoniae* 肺炎の場合には抗体価は高くなる
- **グラム染色では染まらない**ので，種特異的モノクローナル抗体を用いた**蛍光抗体法**により，直接顕微鏡下に観察する
- 性器 *C. trachomatis* 感染症の診断は，**核酸増幅法**〔SDA（strand displacement amplification）法，TMA（transcription-mediated amplification）法〕や**PCR（またはRT-PCR）法**を用いた遺伝子診断が基本である．骨盤腹膜炎では血清抗体価を測定する
- 抗体上昇が良好なオウム病，性病性リンパ肉芽腫症では**血清診断**（抗体価測定：CF法）が有用であるが，尿道炎・頸管炎では，抗体価の上昇が遅いため診断価値は低い

感染する臓器と感染症

<*Chlamydia trachomatis* 感染症>

- 主にヒトの眼と泌尿生殖器粘膜に感染し，下記の感染症を起こす

①性器クラミジア感染症

1. 男性の非淋菌性尿道炎（non-gonococcal urethritis：NGU）
- 約50％は，*C. trachomatis*（Biovar trachoma型）で，淋菌性尿道炎の2〜2.5倍の頻度で，性感染症（sexual transmitted disease：STD）のなかで最も多い
- 潜伏期は1〜3週間で，漿液性の分泌物と軽度の排尿痛，尿道不快感，掻痒感がみられる
- **淋病に比べ症状は軽いが，淋菌との混合感染も多いので注意**

する．上行性に副精巣炎，前立腺炎を起こすことがある．咽頭からも分離されることがある（**咽頭炎**）
- 診断には核酸増幅法による遺伝子診断が用いられ，最近では淋菌DNAと本菌を同時検出できるリアルタイムPCR法（検体：尿，スワブ，うがい液）も保険適用になっている

2. 女性の生殖器炎
- 女性では**子宮頸管炎**を起こし，上行性に子宮内膜炎，卵管炎，さらには**骨盤腹膜炎**を起こし，**肝周囲炎（Fitz-Hugh-Curtis症候群）**を起こすことがある
- 慢性化（持続感染）すると，**不妊，子宮外妊娠**の原因になる
- 女性生殖器炎は，男性の尿道炎より症状が軽く，感染を見逃して早・流産など，妊娠や分娩に与える影響は大きい
- わが国の妊婦の約5～7％が感染していると報告されている
- 男女ともに，**治療の原則は確実な抗菌薬の服用とパートナーの同時治療が重要である**

② 性病性リンパ肉芽腫症（lymphogranuloma venereum：LGV）
- 国内感染例は稀で，海外旅行での性的接触で感染する．潜伏期は3～20日で，感染局所に丘疹，水疱ができ潰瘍を形成するが，無痛性で見逃されることが多い．感染4週前後に有痛性の鼠径リンパ節の腫脹をみる

③ トラコーマ，封入体結膜炎
- トラコーマは**慢性伝染性角結膜炎**で，直接あるいは間接接触（指，タオル，洗面器）により伝染する．アフリカやアジアの開発途上国では今でも流行し失明者も多い．**封入体結膜炎**は，性器クラミジア感染症の合併症としてみられる

④ 新生児肺炎
- *C. trachomatis* 感染妊婦から新生児に産道で感染して**間質性肺炎**を起こす．**封入体結膜炎**も分娩時の垂直感染で発症する

<*Chlamydophila pneumoniae* 感染症>
- 市中肺炎の約10％を占め，**高齢者**にやや多く，**家族内感染**もみられる
- **急性上気道炎，急性気管支炎，肺炎**などの原因菌となり，**慢性呼吸器疾患の急性増悪**にも関与する．細菌との混合感染も多い（先行感染の可能性）

- ヒトを自然宿主とし**飛沫感染**でヒト-ヒト感染する．多くは学童期に初感染し，成人での抗体保有率は約60％に達する．再感染もある（抗体保有者も何度でも感染し発症する）
- 潜伏期は，3～4週間で，無症状の不顕性感染から重篤な肺炎までさまざまな症状がみられる
- 症状は，一般に *C. psittaci* による**オウム病より経過は軽い．微熱，上気道炎症状**，長期にわたる乾性咳嗽，長期の嗄声などがみられる
- WBC 10,000/μL以上になることは少なく，CRP上昇も軽度である
- 胸部X線はマイコプラズマ肺炎と類似する
- 鼻咽頭拭い液を用いたPCR検査や血清診断として特異抗体測定キット（enzyme linked immunosorbent assay：ELISA）やMIF（micro-immumofluorescence）法があり，ヒタザイムC. ニューモニエ（IgM），ヒタザイムC. ニューモニエ（IgG, IgA）などが保険適用であるが，抗体上昇までには時間がかかり，早期診断は難しい
- **治療は，テトラサイクリン系薬，マクロライド系薬，ニューキノロン系薬（レボフロキサシン，ガレノキサシンなど）などを2週間使用する**
- 予後は，自然治癒例もあるが，高齢者でときに遷延化，重症化する
- 近年，動脈硬化の血管病変部から，遺伝子増幅によって *C. pneumoniae* の核酸あるいは抗原が検出され，その持続感染が動脈硬化の遠因として注目されている

<オウム病（psittacosis）>

- *Chlamydophila psittaci* の感染による**人獣共通感染症**である
- **クラミジア感染鳥の乾燥排泄物をヒトが吸入し感染する**が，多くは不顕性感染である
- ときに，**口移しで直接感染を起こすが，ヒトからヒトの感染は稀である**
- 約10日間の潜伏期の後に，発熱，食思不振，頭痛，筋肉痛や上気道・下気道炎など多彩な全身症状がみられる．**乾性の咳**で喀痰はあっても少なく，**比較的徐脈や肝脾腫をみる**

- 胸部X線は非定型肺炎像で，白血球数増加やCRPの上昇は軽度である
- 通常は軽・中等症だが，診断治療が遅れると重症化し死亡することもある
- **臨床診断と鳥類との接触の有無**が診断に役に立つ．鼻咽頭拭い液を用いたPCR検査や血清抗体価（補体結合反応など）を2〜3週間おいたペア血清の上昇で確認し診断する
- 治療は，**テトラサイクリン系薬**を10〜14日間経口投与する

使用する抗菌薬

- クラミジア感染症の治療は，クラミジアの増殖時間が一般細菌に比べて長いので，**2週間程度の長期投与**が必要である
- 細胞内寄生菌のため β ラクタム系薬が無効で，抗菌力の強い**テトラサイクリン系薬**が第一選択薬であるが，妊婦や小児では**マクロライド系薬**を使用する．ニューキノロン系薬は耐性化が進んでいる

<斧　康雄>

第 3 章

各抗菌薬の特徴

第3章 各抗菌薬の特徴

1. βラクタム系 ペニシリン系抗菌薬

総論

抗菌薬とスペクトラム

一般名	略号	商品名	スペクトラム・特徴
①天然型ペニシリン			
ベンジルペニシリン	PCG	バイシリン®G ペニシリンGカリウム他	ブドウ球菌を除くグラム陽性菌（特に連鎖球菌），髄膜炎菌，バクテロイデス属を除く嫌気性菌に効果がある．その他，梅毒やレプトスピラに効果がある．
②アミノペニシリン			
アモキシシリン	AMPC	サワシリン®他	PCGのスペクトラムに加えて，緑膿菌・クレブシエラを除くグラム陰性菌に対して効果がある．特に腸球菌・リステリアに対してはPCGよりも効果が高いと考えられている． ※AMPCはABPCの経口薬
アンピシリン	ABPC	ビクシリン®他	
③ペニシリナーゼ抵抗性ペニシリン			
メチシリン	DMPPC	国内未発売	黄色ブドウ球菌（MSSA）を含むグラム陽性球菌にのみ効果がある．腸球菌は耐性である．
オキサシリン	MPIPC	国内未発売	
ナフシリン	NFPC	国内未発売	
アンピシリン・クロキサシリン	MCIPC	ビクシリン®S	
④抗緑膿菌作用を有するペニシリン			
ピペラシリン	PIPC	ペントシリン®他	PCGのスペクトラムに加えて，クレブシエラおよび緑膿菌を含むグラム陰性菌に対して効果がある．ただし，アシネトバクターには効果がない．また，腸球菌などのグラム陽性菌に対する抗菌力は上記①，②に比べて劣る．

94　本当に使える！　抗菌薬の選び方・使い方ハンドブック

⑤βラクタマーゼ阻害薬配合薬

クラブラン酸・アモキシシリン	CVA/AMPC	オーグメンチン®	上記①〜④のいずれかの薬剤に，βラクタマーゼ阻害薬を配合した薬剤である．スペクトラムとして，嫌気性菌のなかでバクテロイデス属やグラム陰性菌のモラクセラ・カタラーリス，グラム陽性菌では黄色ブドウ球菌（MSSA）にも効果がある．基本的に配合前の薬剤のスペクトラムは変わらない．アシネトバクターについては薬剤によって効果が分かれる．ESBL産生菌については評価が定まっていない．
スルタミシリン	SBTPC	ユナシン®	
スルバクタム・アンピシリン	SBT/ABPC	ユナシン®S	
タゾバクタム・ピペラシリン	TAZ/PIPC	ゾシン®	

作用機序

- 細菌の細胞壁合成阻害による．細菌にはヒトにはない細胞壁があり，細胞壁の主要な構成成分であるペプチドグリカンの合成は，主として分裂・増殖時に実施され，ペニシリンをはじめとするβラクタム系抗菌薬はこの合成に必要となるペプチドグリカン架橋酵素（ペニシリン結合蛋白，penicillin-binding protein：PBP）に結合して阻害することで，細胞壁合成を妨げる
- 細胞壁合成が阻害されると増殖が抑制され，さらに細胞壁の脆弱性などから溶菌をきたすことで殺菌的に作用する

特徴

- 最初に発見された抗生物質である
- セフェム系やカルバペネム系などと同様のβラクタム系抗菌薬である
- 半減期が0.5〜1.2時間と短い
- 時間依存性に効果を示す．つまり一定時間内に感染組織での薬物濃度が原因微生物のMICを超えていた時間の割合が大きいほど効果がある
- ％T＞MIC（24時間の中で抗菌薬の血中濃度がMICを超えている時間の割合）がグラム陽性菌では，30％以上で増殖抑制作用，40〜50％以上で最大殺菌作用を示し，グラム陰性菌では，30〜40％以上で増殖抑制作用，70％以上で最大殺菌作用を示すとされている
- 国内で使用されている薬剤はすべて腎機能低下により，用量

調節が必要となる
- 細菌に対する選択毒性に優れている（ヒトには影響が少なく，細菌に対して影響が大きい）
- 炎症時には，血中濃度と比較して髄液中に10％前後移行する
- 胆汁および尿中の濃度は一般に血中濃度よりも高い
- 細胞内寄生菌には効果がない
- マイコプラズマには細胞壁がなく，リケッチア，クラミジア，クラミドフィラは細胞壁にペプチドグリカンを含まないため，元来効果が期待できない
- 感受性菌であれば，殺菌効果が高い（一般にセフェム系より高く，カルバペネム系と同等と考えられている）
- 各薬剤に対して耐性菌の増加が報告されており，注意が必要である
- アナフィラキシーショックを発症する可能性は，0.004〜0.4％と報告されている
- ペニシリン系にアレルギーのある患者のセフェム系に対する交差アレルギーは2％以下と報告されている
- 高用量の使用では，βラクタム系に共通して，GABA（γ aminobutyric acid，γアミノ酪酸）受容体を介して，けいれんが起こる

臨床で重要となる各抗菌薬のスペクトラムの特徴

- グラム染色で陽性となる場合にはペプチドグリカン層が厚いと考えられ，効果が期待できる
- グラム陽性菌に効果のある薬剤から，グラム陰性菌に少しずつスペクトラムを拡大するように開発されてきた．ただしグラム陰性菌に対してスペクトラムが広いほど，グラム陽性菌に対する効力が相対的に劣ると考えられている
- アシネトバクター属などの一部の細菌は，グループごとの効力のパターンとは異なり，薬剤ごとに効果の有無があり，注意が必要である

①天然型ペニシリン

特徴

- グラム陽性菌，特に連鎖球菌に対する感受性が保たれている
- 連鎖球菌が原因となることの多い感染性心内膜炎で推奨されている（海外では心内膜炎の原因菌として多い緑色連鎖球菌に対する耐性の増加が報告されているが，わが国では少ないと考えられている）
- ただし，肺炎球菌には耐性化が進んでいる
- グラム陰性球菌では髄膜炎菌は感受性がある
- 梅毒は第一選択となる
- 嫌気性菌に対する効果は，横隔膜より上の感染症には期待できる
- グラム陽性菌のなかで，ブドウ球菌属に対する効果は認めない
- 腸球菌に対する効果は，限定的である
- グラム陰性桿菌には効果がない
- βラクタマーゼにより容易に失活する

副作用

- アナフィラキシーショックの頻度は0.004〜0.4％と報告されている（いわゆるペニシリンショック）
- 注射剤では，静脈炎に注意する
- その他頻度は少ないが，溶血性貧血，血球減少，間質性腎炎，肝炎などが重大な遅発型アレルギー反応として報告されている

使用の際のポイントと注意点

- 半減期が0.5時間と非常に短く，時間依存性に効果が増大する薬剤であることから，十分な量を頻回に使用する必要がある
- 腎・胆汁への移行は血中より高い
- 髄液中は炎症がある場合に血中濃度の10％に達し，髄膜炎に対する治療効果が期待できる
- 髄液濃度が高いとけいれん発作のリスクがあり，高用量の使用や腎障害患者では注意が必要である
- ショックや過敏症の既往について十分な問診を行うこと

ベンジルペニシリン（バイシリン®G） 経口

<特徴>
- 咽頭炎などで，伝染性単核球症が否定できない症例に対し，アミノペニシリンが使用しにくい場合などで用いることが多い

<適応微生物と適応症>
- 連鎖球菌（肺炎球菌を含む）および梅毒

<用法・用量>
- 1回40万単位を1日2～4回，経口投与する
- 梅毒に対しては，1回40万単位を1日3～4回，経口投与する

<使用の際のポイントと注意点>
- 胃酸に対して不安定であり，食前投与が望ましい
- 経口吸収は不安定であり，注意が必要である
- リスクがある患者の歯科処置等実施時に予防として用いられることもある

ベンジルペニシリン（ペニシリンGカリウム） 筋注 静注

<特徴>
- 第一選択は，連鎖球菌，髄膜炎菌が原因と考えられる疾患（感染性心内膜炎，髄膜炎など）と梅毒である

<適応微生物と適応症>
- ブドウ球菌属および*Enterococcus faecium*を除くグラム陽性菌，髄膜炎菌，放線菌，*Bacteroides fragilis*を除く嫌気性菌，梅毒トレポネーマなどのスピロヘータに効果がある

<用法・用量>
- 通常用量は1回30～60万単位を1日2～4回筋肉内注射する
- 化膿性髄膜炎および感染性心内膜炎に対しては，1回400万単位を4時間ごとに点滴静注する

- 梅毒に対しては，1回300〜400万単位を4時間ごとに点滴静注する

＜使用の際のポイントと注意点＞
- 注射薬では100万単位当たり，1.53 mEqのカリウムを含むため，腎障害のある患者では注意が必要である

②アミノペニシリン

特徴
- ブドウ球菌属を除く，グラム陽性菌に効果がある
- *E.faecium* を含む腸球菌，リステリアに対しては第一選択である
- βラクタマーゼを産生しないインフルエンザ菌や大腸菌など一部のグラム陰性桿菌に効果がある
- 適応菌種としては，スピロヘータを除いたベンジルペニシリンの抗菌スペクトラムは基本的にすべて含む
- 内服薬は，ベンジルペニシリンと比較して吸収が安定している

副作用
- ベンジルペニシリンで報告される副作用と同様である
- 伝染性単核球症の患者へ投与した場合に，特徴的な皮疹が現れることがある
- 偽膜性腸炎はベンジルペニシリンと比較して頻度が高い

使用の際のポイントと注意点
- 経口薬のアモキシシリンと注射剤のアンピシリンは基本的に同効の薬剤である
- 血中半減期は1.2時間ほどであり，時間依存性の効果も考慮して頻回の投与が望ましい
- βラクタマーゼ産生性のある細菌には効果がない
- 肺炎球菌では耐性化が進んでいる

- 尿中や胆汁の濃度のピークは血中濃度より明らかに高い
- 炎症がある場合には髄液へ血中濃度の15％程度が移行する

アモキシシリン（サワシリン®） 経口
アンピシリン（ビクシリン®） 筋注 静注

＜特徴＞
- 基本的にアモキシシリンとアンピシリンは同効の薬剤である
- 腸球菌，特に*E.faecium*に対しては，ペニシリン系で唯一効果が期待できる
- リステリア感染症に対しては，第一選択であり，乳幼児および後期高齢者の髄膜炎では考慮する
- ベンジルペニシリンと比較して，経口薬の吸収安定性に優れている

＜適応微生物と適応症＞
- 腸球菌を含むが，ブドウ球菌属を含まないグラム陽性菌に効果がある
- βラクタマーゼを産生しないインフルエンザ菌や大腸菌，細菌性腸炎の原因となるサルモネラや赤痢菌などのグラム陰性桿菌の一部に効果が認められることがある
- βラクタマーゼ産生性を示す細菌には効果がない
- *B.fragilis*を除く嫌気性菌には効果が期待できる
- ヘリコバクター・ピロリ感染症にも用いられる

＜用法・用量＞
経口：
- 通常1回250 mgを1日3～4回，経口投与する
- ヘリコバクター・ピロリ感染症では以下のように投与する．アモキシシリン水和物，クラリスロマイシンおよびプロトンポンプ阻害薬併用の場合：アモキシシリン1回750 mg，クラリスロマイシン1回200 mgおよびプロトンポンプ阻害薬の3剤を同時に1日2回，7日間経口投与する（クラリスロマイシンは，必要に応じて1回400 mg 1日2回まで増量可）

注射：
- 筋肉内注射の場合：1回250〜1000 mgを1日2〜4回，筋肉内注射する
- 静脈内注射の場合：1日量1〜4gを6時間ごとに点滴静注する
- 心内膜炎などの重症腸球菌感染および肺炎球菌，連鎖球菌，リステリアなどによる中枢神経感染では2gを4時間ごとに投与すべきことがある

<使用の際のポイントと注意点>
- 添付文書に記載されている用法・用量では効果が十分とは限らず，感受性などを考慮して，頻回に投与した方が良い
- 髄液中の濃度が高くなるとけいれん発作などの可能性があり，高用量での使用や腎障害がある場合では注意が必要である

③ペニシリナーゼ抵抗性ペニシリン

特徴
- 腎機能による用量調節が不要である
- ペニシリナーゼに対して抵抗性を示す
- ブドウ球菌と黄色ブドウ球菌，連鎖球菌のみに効果がある
- ペプトストレプトコッカスを除いて，嫌気性菌には効果がない
- わが国では，海外で使用されているナフシリンやオキサシリンは使用できない

副作用
- わが国では用いられていない同効の薬剤では，出血性膀胱炎や血管外漏出による組織壊死，肝毒性などが報告されている
- わが国ではアミノペニシリンであるABPCとの合剤であり，共通の副作用が認められる

使用の際のポイントと注意点
- 一般的には嫌気性菌やグラム陰性菌に対する効果がなく，基本的に複数菌感染を疑うような疾患には使用できない

- アンピシリン・クロキサシリン合剤による効果のデータが少なく，注意が必要である

アンピシリン・クロキサシリン（ビクシリン®S） 経口 静注

＜特徴＞
- スペクトラムが狭く，注意が必要である

＜適応微生物と適応症＞
- MSSA（methicillin sensitive *Staphylococcus aureus*，メチシリン感受性黄色ブドウ球菌），ブドウ球菌と連鎖球菌および一部の嫌気性菌に効果がある

＜用法・用量＞
- 経口：合剤として1回250 mg〜500 mgを6時間ごとに経口投与する
- 注射：合剤として1回1.0〜2.0 gを6時間ごと点滴静注する

＜使用の際のポイントと注意点＞
- 添付文書に記載されている投与法より，注射薬では頻回に投与した方が良いと考えられる
- βラクタマーゼ抵抗性ペニシリンを含むが，アミノペニシリンとの合剤のため，腎障害に対する用量調節は必要である

④抗緑膿菌作用を有するペニシリン

特徴
- 緑膿菌に対する効果が認められる
- グラム陰性菌に幅広く効果が認められる
- βラクタマーゼ産生菌には効果が期待できない

副作用
- 高用量の使用に際し，1gあたり1.85 mEqのナトリウムを含むため注意が必要である
- 他のペニシリン系抗菌薬と同様である
- アスペルギルス症の検査として用いられるガラクトマンナン抗原検査で偽陽性を示す原因となることがある

使用の際のポイントと注意点
- 安全性の高い薬剤であり，高用量で用いることができる
- 不十分な量の使用では，中止直後に再燃する症例が認められている
- 喀痰，肺，腎，女性器，腹腔内滲出液，胆汁などへ移行が認められる
- 広域スペクトラムであり，耐性菌への配慮が必要となり，原因菌の検索を十分に行って投与する
- 半減期は1時間と短い

ピペラシリン（ペントシリン®） 静注 筋注

<特徴>
- 緑膿菌に対する効果がペニシリン系抗菌薬で唯一認められる
- 安全性が高く高用量で用いられることがある

<適応微生物と適応症>
- 緑膿菌を含むグラム陰性菌およびブドウ球菌属・腸球菌を除くグラム陽性菌に効果がある
- 適応症として，敗血症・呼吸器感染症・尿路感染症・胆道系感染症・女性器感染症・髄膜炎がある

<用法・用量>
- 1日2〜4gを2〜4回に分けて6時間ごと点滴静注（筋肉内に投与もできる）
- 難治性または重症感染症では1日8gまで増量できる
- 緑膿菌感染では1日量として実際には12〜24g必要な場合もある

<使用の際のポイントと注意点>

- 広域のスペクトラムであり，不十分に効果があることで，耐性菌のリスクがある
- アシネトバクターに対する効果は期待できない
- 高用量の使用時には，けいれん発作や血中ナトリウム濃度の上昇などに注意する

⑤ βラクタマーゼ阻害薬配合薬

● 特徴
- βラクタマーゼ産生菌に対しても効果が期待できる
- βラクタマーゼ阻害薬そのものが抗菌活性を示すことがある
- 多剤耐性菌，細胞内寄生菌を除く，ほぼすべてにいずれかの薬剤が効果を認める

● 副作用
- βラクタマーゼ阻害薬の配合元薬剤と同様である

● 使用の際のポイントと注意点
- ペニシリンに特徴的な，狭域の抗菌スペクトラムではなく，広域な薬剤であり，使用にあたっては耐性菌や菌交代などに注意が必要である
- 漫然と使用すべきではない
- 必ずしもカルバペネム系の代替になるばかりではなく，各抗菌薬の特徴を把握して治療に用いる必要がある

クラブラン酸・アモキシシリン（オーグメンチン®） 経口

<特徴>
- 経口薬のみである
- 経口で治療するような感染症で多く用いられる

<適応微生物と適応症>

- 本剤に感性のブドウ球菌属, 淋菌, 大腸菌, クレブシエラ属, プロテウス属, インフルエンザ菌, バクテロイデス属, プレボテラ属による感染症
- 表在性皮膚感染症, 深在性皮膚感染症, リンパ管・リンパ節炎, 慢性膿皮症, 咽頭・喉頭炎, 扁桃炎, 急性気管支炎, 慢性呼吸器病変の二次感染, 膀胱炎, 腎盂腎炎, 淋菌感染症, 子宮内感染, 子宮付属器炎, 中耳炎が適応症である

<用法・用量>

- 1回250 mgを1日3〜4回経口投与

<使用の際のポイントと注意点>

- 広域抗菌薬であり, かつ経口投与のみである他, 1日の服用回数が多くなるため, 服薬アドヒアランスが低下することがあり, 注意が必要である

スルタミシリン（ユナシン®） 経口
スルバクタム・アンピシリン（ユナシン®S） 静注

<特徴>

- 広域抗菌薬であり, 嫌気性菌を含む混合感染に対して効果がある
- 誤嚥性肺炎などで用いられる
- βラクタマーゼ阻害薬であるスルバクタムにアシネトバクターに対する効果があると考えられている

<適応微生物と適応症>

- 本剤に感性のブドウ球菌属, 肺炎球菌, モラクセラ（ブランハメラ）・カタラーリス, 大腸菌, プロテウス属, インフルエンザ菌に適応がある
- 肺炎, 肺膿瘍, 膀胱炎, 腹膜炎などが適応症である

<用法・用量>

経口:
- 1回375mgを1日2〜3回,経口投与

注射:
- 尿路感染症以外では,1回3gを12時間ごとに点滴静注する
- 重症感染症の場合は1回3gで6時間ごとの投与を上限とする
- 尿路感染症では,1回1.5gで12時間ごとに点滴静注する
- アシネトバクター感染症では,1回3gで4時間ごとの点滴静注が推奨されている

<使用の際のポイントと注意点>

- 特にグラム陰性菌において,耐性化が進行している報告がある
- 緑膿菌に対しては効果がない

タゾバクタム・ピペラシリン(ゾシン®) 静注

<特徴>

- ペニシリン系としてわが国で用いられる薬剤で,最も広域なスペクトラムをもつ
- ESBL(extend spectrum β lactamase,基質特異性拡張型βラクタマーゼ)産生菌に対する効果は定まっていない
- アシネトバクターに対する効果は高くはない

<適応微生物と適応症>

- 多剤耐性菌および細胞内寄生菌以外には効果が期待できる
- 尿路・胆道への移行は血中より高い

<用法・用量>

- 尿路以外の感染症の場合:1回4.5gを8時間ごとに点滴静注する.肺炎などで難治・重症例では6時間ごとに増量できる
- 尿路感染症に対しては1回4.5gを12時間ごとに点滴静注.難治・重症例では8時間ごとに増量できる
- 緑膿菌感染症の場合は,1回4.5gを6時間ごとが推奨されている

＜使用の際のポイントと注意点＞
・高用量を用いることがあり，ピペラシリンと同様にけいれん発作や血中ナトリウムの上昇などに注意する

＜栗原慎太郎，柳原克紀＞

第3章 各抗菌薬の特徴

2. βラクタム系 セフェム系抗菌薬

総 論

抗菌薬と抗菌スペクトラム

一般名	略号	商品名	スペクトラム・特徴
①第一世代			
セファゾリン（注射薬）	CEZ	セファメジン®	グラム陽性菌（MSSA，連鎖球菌） ※腸球菌には抗菌活性をもたない
セファレキシン（経口薬）	CEX	ケフレックス®	
セファクロル（経口薬）	CCL	ケフラール®	
②第二世代			
セフォチアム（注射薬，経口薬）	CTM	パンスポリン® ハロスポア®	グラム陽性菌（MSSA，連鎖球菌） グラム陰性菌（モラクセラ，インフルエンザ菌，大腸菌） ※セファマイシン系薬のセフメタゾールは *Bacteroides fragilis* に抗菌力を有する ※セファマイシン系薬のセフメタゾールはESBL産生菌に有効である
セフメタゾール（注射薬）	CMZ	セフメタゾン®	
セフロキシム（経口薬）	CXM	オラセフ®	
③第三世代			
セフトリアキソン（注射薬）	CTRX	ロセフィン®	グラム陽性菌（連鎖球菌，肺炎球菌） グラム陰性菌（インフルエンザ菌，大腸菌，腸内細菌科） ※セフタジジムは抗緑膿菌活性を有する ※ESBL産生菌には効果がない
セフォタキシム（注射薬）	CTX	セフォタックス®	
セフチゾキシム（注射薬）	CZX	エポセリン®	
セフタジジム（注射薬）	CAZ	モダシン®	
スルバクタム・セフォペラゾン（注射薬）	SBT/CPZ	スルペラゾン®	

フロモキセフ（注射薬）	FMOX	フルマリン®	
セフジニル（経口薬）	CFDN	セフゾン®	
セフジトレン（経口薬）	CDTR	メイアクト®	
セフカペン（経口薬）	CFPN	フロモックス®	
セフポドキシム（経口薬）	CPDX	バナン®	
④第四世代			
セフェピム（注射薬）	CFPM	マキシピーム®	グラム陽性菌（MSSA，連鎖球菌，肺炎球菌）
セフォゾプラン（注射薬）	CZOP	ファーストシン®	グラム陰性菌（インフルエンザ菌，大腸菌，腸内細菌科）
セフピロム（注射薬）	CPR	ブロアクト®ケイテン®	※緑膿菌に効果を有する※ESBL産生菌には効果がない

- セフェム系抗菌薬は腸球菌には効果がない
- セフェム系抗菌薬はメチシリン耐性黄色ブドウ球菌（methi-cillin resistant *Staphylococcus aureus*：MRSA）には効果がない

作用機序

- **細胞壁合成阻害薬**．細菌細胞壁合成に関与するムレイン架橋酵素（ペニシリン結合蛋白，penicillin-binding protein：PBP）に結合して活性を阻害し，殺菌的に作用する
- 薬剤によって細菌PBPとの結合能や細胞膜透過性などが異なり，抗菌スペクトラムも異なる
- 抗菌効果は作用時間依存性である

特徴

- セフェム系抗菌薬は比較的広い抗菌スペクトラム，低毒性，投与のしやすさ，望ましい薬物動態を示す，という理由から汎用されている
- セフェム系抗菌薬はβラクタム環を有し，その他のβラクタム系抗菌薬（ペニシリン系抗菌薬，カルバペネム系抗菌薬など）と類似した構造を有する（図1）

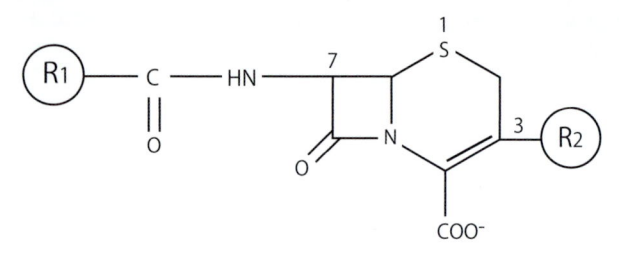

図1　セフェム系抗菌薬の基本骨格

βラクタム環に6員環のジヒドロチアジン環が縮環した二環性構造をしている．7位にメトキシ基が導入されたものはセファマイシン系に分類される．R_1側鎖は標的蛋白であるPBPへの結合能とβラクタマーゼに対する安定性に影響を与え，抗菌スペクトラムを規定する．R_2側鎖の修飾は臓器移行性や半減期に影響を与えて，薬物の体内動態を変化させる．文献1より引用

- セファロスポリンは*Cephalosporin acremonium*（現在は*Acremonium chrysogenum*）とよばれる真菌から1940年代に発見された
- 英国のFloreyとAbrahamはcephalosporin Cを精製し，グラム陰性菌およびグラム陽性菌に抗菌活性を有していることを確認した．このcephalosporin Cを基に，多くのセフェム系抗菌薬が開発された．1964年にcephalothinが臨床応用され，以後20種類以上のセフェム系抗菌薬が開発されている
- 開発の経緯と抗菌スペクトラム拡大という観点から，セフェム系抗菌薬は第一から第四世代に分類される（表1）
- **第一世代セフェム系抗菌薬**はグラム陽性菌に強い抗菌活性を有する
- **第二世代セフェム系抗菌薬**はグラム陰性菌に強い抗菌活性を有し，グラム陽性菌にもある程度の抗菌活性を有する．セファマイシンは嫌気性菌にも抗菌活性を有する
- **第三世代セフェム系抗菌薬**はグラム陰性菌に対する増強された抗菌活性を有するが，グラム陽性球菌に対する活性が比較的弱い．セフタジジムは抗緑膿菌活性を有する
- **第四世代セフェム系抗菌薬**はグラム陽性球菌・グラム陰性菌双方に対して強い抗菌活性を有する．緑膿菌に対しても有効である

表1 セフェム系抗菌薬の世代と抗菌活性・スペクトラムの概念図

世代 抗菌薬	第一世代 CEZ	第二世代 CTM	第二世代 CMZ	第三世代 CTRX	第三世代 CAZ	第四世代 CFPM
MSSA	◎	○	△	○	△	○
連鎖球菌	◎	◎	△	◎	○	○
肺炎球菌	○	○	△	◎	○	○
腸球菌	×	×	×	×	×	×
インフルエンザ菌	△	○	○	○	○	○
モラクセラ	×	○	○	◎	○	○
大腸菌*	△	○	○	○	○	○
クレブシエラ*	△	○	○	○	○	○
プロテウス*	△	○	○	○	○	○
セラチア	×	×	×	○	○	○
シトロバクター	×	×	×	△	△	○
エンテロバクター	×	×	×	△	△	○
緑膿菌	×	×	×	×	◎	◎
バクテロイデス	×	×	○	×	×	×
プレボテラ	×	○	○	△	○	×

◎：推奨される，○：感受性あり，△：感受性不定，×：耐性
＊ESBL・カルバペネマーゼ産生株を除く
文献2, 3を参照して作成

- セフェム耐性の機序には，①細菌PBPの変化，②細菌の産生するβラクタム分解酵素による，③細菌細胞膜透過性低下，④薬剤排出機構，がある．各々が単独あるいは重複して耐性化をもたらしている
- **βラクタム系抗菌薬に対する耐性化は急激に進行しており，臨床現場の混乱を招いている**
- **耐性化の抑制および拡散防止が最も重要な課題の1つである**

<βラクタマーゼ>
- βラクタマーゼは多様であり，さらに新たな種類のβラクタマーゼが出現している（表2）
- βラクタマーゼ遺伝子は染色体上あるいはプラスミド上に存在する．後者は菌間を伝搬し，拡散する

表2 臨床上問題となるβラクタマーゼ

βラクタマーゼの 機能・特徴	分子構造による 分類（Ambler）	βラクタマーゼの種類
基質拡張型βラクタマーゼ （ESBL）	クラスA	TEM由来，SHV由来，CTXM
	クラスD	OXA-2，OXA-11，OXA-19など
カルバペネマーゼ	クラスA	KPC，Sme，NMC-A
	クラスD	OXA-48など
メタロβラクタマーゼ （MBL）	クラスB	IMP，SIM，VIM，NDM
セファロスポリナーゼ	クラスC	AmpC（産生亢進）

- セフェム系抗菌薬は**基質特異性拡張型βラクタマーゼ**（extended spectrum β lactamase：ESBL）やカルバペネマーゼ，メタロβラクタマーゼ（metallo β lactamase：MBL）産生株に対する効果がない
- 上記のβラクタマーゼ産生菌は院内感染対策が必要である

＜薬物動態−薬力学＞
- 臨床効果は薬物動態・薬力学的指標である time above MIC に依存する
- 髄液移行性は薬剤によって異なる
- 細胞内液および硝子体液への移行性がきわめて低い
- ほとんどのセフェム系抗菌薬は主に腎臓排泄であり，腎機能障害時の用量調節を要する
- セフトリアキソンおよびセフォペラゾンは肝排泄であり，腎障害時の用量調整が不要である

＜副作用＞
- 選択毒性が高く，安全性の高い薬剤である（表3）
- 妊婦にも比較的安全に投与できる
- アレルギー性副作用が最も重要であり，薬剤アレルギー歴などを必ずチェックする．同系統の薬剤アレルギー歴がある場合には投与の可否を慎重に判断する
- セフェム系抗菌薬はペニシリン系抗菌薬に対する軽度のアレ

表3 セフェム系抗菌薬に起こりうる副作用

種類	症状・所見	頻度
過敏反応	皮疹	1〜3%
	蕁麻疹	<1%
	血清病[※1]	<1%
	アナフィラキシー	0.01%
胃腸系	下痢	1〜19%
	悪心嘔吐	1〜6%
	一過性肝障害	1〜7%
血液	好酸球増多	1〜10%
	好中球減少	<1%
	血小板減少	<1〜3%
	血小板凝集	<1%
	溶血性貧血	<1%
腎	間質性腎炎	<1%
中枢神経	けいれん	<1%
その他	薬剤熱	稀[※2]
	嫌酒効果	稀[※3]
	菌交替症	稀[※2]
	静脈炎	稀
検査値	クームス陽性	3%
	尿糖陽性	稀

※1 発熱,発疹,関節痛などの症状が出現する
※2 実地臨床では必ずしも稀ではない
※3 セフォペラゾン
文献1より引用,翻訳

ルギー既往がある場合にも投与できる可能性がある.ただし,ペニシリン系抗菌薬に対するアナフィラキシーなどの重篤なアレルギー既往歴がある場合にはセフェム系抗菌薬の使用も避けることが望ましい
- **菌交替症**として *Clostridium difficile* 感染症が起こりうる

<併用投与>
- 抗菌薬の併用投与は,①経験的治療における抗菌スペクトラム拡大,②複数菌感染,③起炎菌確定治療における抗菌力の相加相乗効果,を目的として行われる

- ①市中肺炎重症例に対する，第三世代セフェム系抗菌薬およびマクロライド／アザライドの併用：マイコプラズマ，レジオネラ，クラミジア
- ①急性髄膜炎の経験的治療における，第三世代セフェム系抗菌薬およびアンピシリンの併用：リステリア
- ①第三世代セフェム低感受性と推定される肺炎球菌による髄膜炎の経験的治療：第三世代セフェム系抗菌薬およびバンコマイシンの併用
- ②グラム陰性桿菌およびグラム陽性球菌が関与する複数菌感染（腹腔内感染，潰瘍を伴う褥瘡感染，糖尿病性下肢感染）に対する，第三あるいは第四世代セフェム系抗菌薬と，嫌気性菌あるいは腸球菌をカバーする他剤との併用
- ③緑膿菌感染症に対する，第四世代セフェム系抗菌薬あるいはセフタジジムとアミノグリコシド系抗菌薬との併用

①第一世代セフェム系抗菌薬

特徴

- **メチシリン感受性黄色ブドウ球菌**（methicillin sensitive *Staphylococcus aureus*：MSSA）および腸球菌以外の**連鎖球菌**に抗菌活性を有する
- ペニシリン耐性肺炎球菌（penicillin resistant *Streptococcus pneumoniae*：PRSP）には十分な抗菌活性がない
- 腸球菌に対する抗菌活性はない
- グラム陰性桿菌には十分な抗菌活性がない
- ブドウ球菌感染症および腸球菌以外の連鎖球菌感染症に用いられる
- 特に，皮膚軟部組織感染症によく用いられる
- 周術期予防投与によく用いられる．ただし，バクテロイデスに無効であり，腸管の処置を伴う手術の予防投与には用いられない
- 副鼻腔炎，中耳炎，肺炎には用いられない

セファゾリン（セファメジン®） 静注

<特徴>
- MSSAによる感染症の第一選択である
- 連鎖球菌感染症にも用いられる
- 半減期が1.5～2時間であり，8～12時間ごとの投与も可能である
- 妊婦にも使用可能である：FDA分類B
- 安価である

<適応微生物と適応症>
- 皮膚軟部組織感染症：MSSA，連鎖球菌
- 骨関節感染症：MSSA
- 心内膜炎：MSSA，A群連鎖球菌
- 周術期予防投与：心臓血管外科，人工関節置換術，胆嚢摘出術，70歳以上の胆嚢炎，胆管炎，子宮切除術

<用法・用量>
- **静注の場合**：成人1回2gを1日3回（添付文書最大5g）生理食塩液あるいは5％ブドウ糖液に溶解して静注あるいは点滴静注する
- 敗血症，感染性心内膜炎の場合には適宜増量する

<使用の際のポイントと注意事項>
- セフェム系抗菌薬にアレルギー歴がある患者には原則として禁忌である

②第二世代セフェム系抗菌薬

● 特徴
- グラム陽性球菌に対する抗菌スペクトラムは第一世代セフェム系抗菌薬と同様である
- グラム陰性桿菌では**腸内細菌科**および**モラクセラ・カタラー**

リスに抗菌活性がある
- PRSPには十分な抗菌活性がない
- βラクタマーゼ非産生アンピシリン耐性（β lactamase negative ampicillin resistant：BLNAR）インフルエンザ菌には抗菌活性がない
- 腸球菌に対する抗菌活性はない
- セファマイシン系抗菌薬のグラム陽性菌に対する抗菌活性はやや弱い
- セファマイシン系抗菌薬はバクテロイデス属菌に対する抗菌活性を有する
- セファマイシン系抗菌薬はESBL産生菌の一部に抗菌活性を示す
- 上気道および下気道感染症に広く用いられてきたが，PRSPの出現・拡大により適応が縮小している
- 尿路感染症に広く用いられてきたが，グラム陰性菌の耐性化により適応が縮小している

セフォチアム（パンスポリン®，ハロスポア®）　静注

＜特徴＞
- MSSA，連鎖球菌感染症に有効である
- 感受性のある肺炎球菌，インフルエンザ菌感染症に有効である

＜適応微生物と適応症＞
- 皮膚軟部組織感染症：MSSA，連鎖球菌
- 尿路感染症（軽症〜中等症）：感受性のあるグラム陰性桿菌
- 市中肺炎：ペニシリン感受性肺炎球菌，アンピシリン感受性インフルエンザ菌，など

＜用法・用量＞
- **静注の場合**：成人1回1gを1日3〜4回生理食塩液あるいは5％ブドウ糖液に溶解して静注あるいは点滴静注する

<使用の際のポイントと注意事項>
- セフェム系抗菌薬にアレルギー歴がある患者には禁忌である

セフメタゾール（セフメタゾン®） 静注

<特徴>
- MSSA，連鎖球菌に抗菌活性を有する
- 肺炎球菌に対する抗菌活性は限定的である
- 大腸菌，クレブシエラ，プロテウスに抗菌活性を有する
- バクテロイデス属菌に対する抗菌活性を有する
- 緑膿菌，エンテロバクター，シトロバクター，セラチアには無効である

<適応微生物と適応症>
- 市中発症の腹腔内感染症（軽症〜中等症）：感受性のあるグラム陰性桿菌，嫌気性菌
- 皮膚軟部組織感染症（軽症〜中等症）：グラム陽性菌，感受性のあるグラム陰性桿菌，嫌気性菌
- 消化管手術の予防投与：グラム陽性菌，感受性のあるグラム陰性桿菌，嫌気性菌

<用法・用量>
- **静注の場合**：成人1回1gを1日3〜4回生理食塩液あるいは5％ブドウ糖液に溶解して静注あるいは点滴静注する

<使用の際のポイントと注意事項>
- セフェム系抗菌薬にアレルギー歴がある患者には禁忌である

③第三世代セフェム系抗菌薬

特徴
- 黄色ブドウ球菌に対する抗菌活性は比較的低い
- **肺炎球菌**を含む連鎖球菌に対する抗菌活性は優れている

- 腸球菌に対する抗菌活性はない
- **インフルエンザ菌（BLNARを含む），モラクセラ・カタラーリスに抗菌活性を示す**
- **大腸菌，クレブシエラ，プロテウスには抗菌活性を示す**
- ESBL産生菌感染症に対して臨床的に無効である
- セラチアに対する抗菌活性は不定である
- エンテロバクター，シトロバクターに対する抗菌活性は低い
- セフタジジムは抗緑膿菌活性を示す
- セフタジジムは肺炎球菌に対する活性が弱い
- 市中肺炎の主要病原体（肺炎球菌，インフルエンザ菌，など）に十分な抗菌活性を有する
- 市中発症の髄膜炎の主要病原体（肺炎球菌，髄膜炎菌，インフルエンザ菌）に十分な抗菌活性を有する
- 感受性のあるグラム陰性桿菌感染症に有用であり，院内発症の皮膚軟部組織感染症，肺炎，尿路感染症，腹腔内感染症に用いられる
- ただし，ESBL産生株やAmpC型βラクタマーゼ産生亢進株の出現は第三世代セフェム系薬の有用性を縮小させてきている

セフトリアキソン（ロセフィン®） 静注

<特徴>
- 肺炎球菌（PRSPを含む）感染症に有効である
- インフルエンザ菌（BLNARを含む）感染症に有効である
- 半減期がセフェム系のなかでは長く，1日1回投与が可能である
- 妊婦にも使用可能である：FDA分類B

<適応微生物と適応症>
- 市中肺炎：肺炎球菌，インフルエンザ菌など
- 心内膜炎：ペニシリン感受性連鎖球菌，ヘモフィルス，アクチノバシラス，カルジオバクテリウム，エイケネラ，キンゲラ（いわゆるHACEK）
- 髄膜炎：髄膜炎菌，肺炎球菌，インフルエンザ菌，リステリ

アのカバーにはアンピシリンを併用する
- ライム病：神経学的合併症，心筋炎，関節炎
- 淋菌感染症

<用法・用量>
- 静注の場合：成人1回1ｇ1日1回または1回1ｇ1日2回生理食塩液あるいは5％ブドウ糖液に溶解して静注あるいは点滴静注する
- セフトリアキソンは肝排泄も多く，腎機能障害時の用量調節は通常不要である
- 胆泥を形成する可能性がある

セフォタキシム（セフォタックス®）　静注

<特徴>
- 肺炎球菌（PRSPを含む）感染症に有効である
- インフルエンザ菌（BLNARを含む）感染症に有効である
- 血中半減期は1時間程度である
- 妊婦にも使用可能である：FDA分類B

<適応微生物と適応症>
- 市中肺炎：肺炎球菌，インフルエンザ菌など
- 心内膜炎：ペニシリン感受性連鎖球菌，ヘモフィルス，アクチノバシラス，カルジオバクテリウム，エイケネラ，キンゲラ（いわゆるHACEK）
- 髄膜炎：髄膜炎菌，肺炎球菌，インフルエンザ菌，リステリアのカバーにはアンピシリンを併用する
- ライム病：神経学的合併症，心筋炎，関節炎
- 淋菌感染症

<用法・用量>
- 静注の場合：成人1回1ｇを1日3〜4回生理食塩液あるいは5％ブドウ糖液に溶解して静注あるいは点滴静注する
- 腎機能障害時には減量する

セフチゾキシム（エポセリン®） 静注

<特徴>
- セフォタキシムとほぼ同様

<適応微生物と適応症>
- セフォタキシムとほぼ同様

<用法・用量>
- **静注の場合**：成人1回1gを1日3～4回生理食塩液あるいは5％ブドウ糖液に溶解して静注あるいは点滴静注する
- 腎機能障害時には減量する

セフタジジム（モダシン®） 静注

<特徴>
- 肺炎球菌に対する抗菌活性が比較的弱い
- 緑膿菌に抗菌活性が強い

<適応微生物と適応症>
- 好中球減少時の発熱
- 院内肺炎：耐性グラム陰性桿菌，緑膿菌
- 緑膿菌感染症：肺炎，尿路感染症，皮膚軟部組織感染，手術創感染，悪性中耳炎

<用法・用量>
- **静注の場合**：成人1回1～2g1日2～3回（添付文書最大4g/日）生理食塩液あるいは5％ブドウ糖液に溶解して静注あるいは点滴静注する
- 腎機能障害時には減量する

スルバクタム・セフォペラゾン（スルペラゾン®）

静注

<特徴>
- 第三世代セフェム系抗菌薬（セフォペラゾン）とβラクタマーゼ阻害薬（スルバクタム）との合剤である
- 肝排泄が主であり，胆道系への移行性が高い
- ジスルフィラム様作用を示すことがあり，アルコール摂取により悪心や嘔吐を起こしうる

<適応微生物と適応症>
- 胆道感染症：グラム陰性桿菌，連鎖球菌
- 腸管感染症：グラム陰性桿菌

<用法・用量>
- 静注の場合：成人1回1gを1日3～4回生理食塩液あるいは5％ブドウ糖液に溶解して静注あるいは点滴静注する

フロモキセフ（フルマリン®）

静注

<特徴>
- 第三世代セフェム系抗菌薬のなかでは黄色ブドウ球菌に対する抗菌活性が比較的強い

④第四世代セフェム系抗菌薬

特徴
- 細菌細胞膜透過性が改良され，抗菌スペクトラム拡大が得られている
- 第三世代に比較して，黄色ブドウ球菌に対する抗菌活性は強い
- 肺炎球菌を含む連鎖球菌に対する抗菌活性を有する
- 腸球菌に対する抗菌活性はない
- ほとんどのグラム陰性桿菌に良好な抗菌活性を示す

- セラチア，エンテロバクター，シトロバクターに対する抗菌活性が増強されている
- **抗緑膿菌活性**を示す
- 緑膿菌以外のブドウ糖非発酵菌に対する抗菌活性は一様ではない
- MRSAには無効である
- バクテロイデス属菌に対する抗菌活性はない
- 重症のグラム陰性桿菌感染症に用いられている：敗血症，肺炎，皮膚軟部組織感染症，複雑性尿路感染症，など
- 耐性グラム陰性桿菌の関与を考慮する重症の市中肺炎，髄膜炎に用いることができる
- ESBL感染症には臨床的に無効である

セフェピム（マキシピーム®）　静注

＜特徴＞
- 肺炎球菌（PRSPを含む），連鎖球菌感染症に有効である
- インフルエンザ菌（BLNARを含む）感染症に有効である
- グラム陰性桿菌感染症（ESBL産生以外）感染症に有効である
- 緑膿菌感染症に用いられる
- 妊婦にも比較的安全である：FDA分類B

＜適応微生物と適応症＞
- 重症肺炎，院内肺炎：肺炎球菌，インフルエンザ菌，クレブシエラ，エンテロバクター，緑膿菌
- 白血球減少時の発熱に対する経験的治療
- 複雑性尿路感染症：大腸菌，クレブシエラ，プロテウス
- 中等症以上の腹腔内感染症：グラム陰性桿菌，嫌気性菌のカバーにはメトロニダゾールとの併用

＜用法・用量＞
- **静注の場合**：成人1回1〜2gを1日2〜3回（添付文書最大4g/日）生理食塩液あるいは5％ブドウ糖液に溶解して静注あるいは点滴静注する

セフォゾプラン（ファーストシン®） 静注

<特徴>
- セフェピムとほぼ同様

<適応微生物と適応症>
- セフェピムとほぼ同様

<用法・用量>
- **静注の場合**：成人1回1〜2gを1日2〜3回（添付文書最大4g/日）生理食塩液あるいは5％ブドウ糖液に溶解して静注あるいは点滴静注する

セフピロム（ブロアクト®, ケイテン®） 静注

<特徴>
- セフェピムとほぼ同様

<適応微生物と適応症>
- セフェピムとほぼ同様

<用法・用量>
- **静注の場合**：成人1回1〜2gを1日2〜3回（添付文書最大4g/日）生理食塩液あるいは5％ブドウ糖液に溶解して静注あるいは点滴静注する

文献
1) Andes, D. R. & Craig, W. A.：Cephalosporins. In Principles and practice of Infectious Diseases 7th edition, (Mandell, G. L., Bennett, J. E. & Dolin, R., eds), Elsevier Churchill Livingstone, Philadelphia, pp323-339, 2009
2) 青木洋介：セフェム系抗菌薬の使い方．「抗菌薬適正使用生涯教育テキスト」，日本化学療法学会，2008
3) 「サンフォード感染症治療ガイド2012」．(Gilbert, D.M., 他編, 戸塚恭一, 橋本正良, 日本語版監修), ライフサイエンス出版, 東京, 2012
4) 「JAID/JSC感染症治療ガイド2011」．(日本感染症学会・日本化学療法学会, 編), 2012

5) 塚田弘樹：セフェム系およびカルバペネム系抗菌薬．Medical Practice, 28 臨時増刊：84-91, 2011
6) 各薬剤添付文書

<比嘉　太>

3. βラクタム系 モノバクタム系抗菌薬

総　論

抗菌薬とスペクトラム

一般名	略号	商品名	スペクトラム・特徴
アズトレオナム （注射薬）	AZT	アザクタム®	好気性グラム陰性桿菌（大腸菌，インフルエンザ菌，緑膿菌など） グラム陰性球菌（淋菌，髄膜炎菌） ※無効：多くのグラム陽性菌や嫌気性菌（バクテロイデスなど）には無効

作用機序

- 細胞壁合成阻害薬．細胞膜上のペニシリン結合蛋白（penicillin-binding proteins：PBPs）に結合してフィラメントを形成する．殺菌性抗菌薬である

特徴

- βラクタム系抗菌薬の1つである
- 本抗菌薬の意義は，ペニシリン系抗菌薬やセフタジジムを除くセフェム系抗菌薬に対するアレルギー患者に対して安全に投与できることである
- モノバクタム系抗菌薬のうち，上市されているのは，アズトレオナムのみである
- 好気性グラム陰性菌にスペクトラムをもつ．この点からスペクトラムはアミノグリコシドと似ている
- 時間依存性抗菌薬
- 半減期は，成人において1.7～2.9時間，蛋白結合率は56%
- 臓器移行性は，脳脊髄液：血中の8～40%（炎症時），～4%（非炎症時），尿：60～70%，胆汁：100～400%程度．各種臓器に対して比較的移行性は良好とされる

表1 モノバクタム系抗菌薬に耐性な菌（一部）

Acinetobacter spp.
Enterobacter cloacae
Stenotrophomonas maltophilia
Pseudomonas spp.
Burkholderia cepacia
Bacteroides spp.
Clostridium spp.
non *aeruginosa Pseudomonas*

・ややキレが悪いが，そのかわり，菌交代症の危険性が低いことが期待される
・多くのβラクタム系抗菌薬と同様，腎機能障害患者には用量調節が必要である
・長期使用にて耐性化を誘導する
・おおむね安全な薬剤である

臨床で重要となる各抗菌薬のスペクトラムの特徴

・表1以外のグラム陰性桿菌の多く，グラム陰性球菌をカバーする

アズトレオナム（アザクタム®） 静注

＜特徴＞

・グラム陰性菌にスペクトラムをもつが，表1に記載のある，*Acinetobacter* spp.，*Stenotrophomonas maltophilia*，*Burkholderia cepacia*，などでは，多くの場合，無効である
・また，グラム陽性球菌や*Bacteroides* spp.，*Clostridium* spp.などの嫌気性菌には無効である
・カルバペネマーゼ，ESBL（extended spectrum β-lactamase，基質特異性拡張型βラクタマーゼ），class C βラクタマーゼなどの産生菌に効果不良と考えられる[1]
・メタロβラクタマーゼ（metallo β-lactamase：MBL）産生菌である多剤耐性緑膿菌の治療としてアルベカシンやピペラ

シリン／タゾバクタムなどとの併用が有効である可能性のある菌株が存在する
- ペニシリン系やセフタジジムを除くセフェム系抗菌薬に対するアレルギー患者へ，比較的安全に投与できる
- 特に，バンコマイシンやクリンダマイシンなどと併用すれば，経験的治療として比較的幅広くカバーできる
- また，肺炎や，好中球減少時の発熱におけるガイドラインにおいても，βラクタム系抗菌薬にアレルギーのある患者に対して推奨されている[2, 3]
- 標的治療における役割としては，同アレルギーがある患者において，表1の菌を除く好気性グラム陰性菌感染症の標的治療に使用できる

<副作用>
- 皮疹が認められることがあるが，安全な薬剤である．ただし，セフタジジムにアレルギーがある場合には使用を控える
- 妊婦への投与について，危険性は報告されていない（FDAのカテゴリーB）が，治療上の有益性が危険性を上回る場合に投与を考慮できる
- アズトレオナムは主に腎排泄であるため，腎障害を疑う患者には注意を要する
  投与量の例：Ccr＜50 mL/分以下では常用量の1/2，Ccr＜10 mL/分以下では常用量の1/4

<適応微生物と適応症>
- 保険適応菌種としては淋菌，髄膜炎菌，大腸菌，シトロバクター属，クレブシエラ属，エンテロバクター属，セラチア属，プロテウス属，モルガネラ・モルガニー，プロビデンシア属，インフルエンザ菌，緑膿菌などが挙げられるが，いずれも薬剤感受性に注意して投与する必要がある
- 各臓器への移行性が良好であり，尿路感染症，下気道感染症，敗血症，腹腔内感染症，生殖器感染症などにも使用しやすい
- ただし，咽頭炎，皮膚軟部組織感染症，肝膿瘍，感染性腸炎などには保険適応がないことに注意する

<用法・用量>
- 静注：成人1回1.0～2.0g，1日2～4回，合計1.0～2.0g/日（難治性または重症感染症において4g/日まで）

<使用の際のポイントと注意点>
- 具体的には，基礎疾患のない，グラム陰性桿菌が原因であると推察される軽症～中等症の尿路感染症などの点滴加療において，使用しやすいのではないかと考える
- また，炎症がある場合の髄液移行性も良好であり，グラム陰性桿菌による髄膜炎の標的治療にも適している
- MBL産生菌である多剤耐性緑膿菌の治療としてアルベカシンやタゾバクタム・ピペラシリンなどとの併用が有効である可能性のある菌株が存在する
- 慢性肺疾患合併症としてのインフルエンザ菌や緑膿菌による気道感染症の標的治療として適しているが，緑膿菌に対して長期・単独治療を行った場合に，耐性緑膿菌が誘導されるため漫然と使用しない

文献
1) Chanber, H. F. : Monobactams. Mandell, Douglas, and Bennett's Principles and Practice of Infectious Diseases 7th ed., (Mandell, G. L., Bennett, J. E. & Dolin, R., eds) Churchill Livingstone, New York, pp343-345, 2009.
2) Mandell, L. A., et al. : Infectious Diseases Society of America; American Thoracic Society. Infectious Diseases Society of America/American Thoracic Society consensus guidelines on the management of community-acquired pneumonia in adults. Clin Infect Dis, 44 (Suppl 2) : S27-S27, 2007
3) Freifeld, A. G., et al. : Infectious Diseases Society of America. Clinical practice guideline for the use of antimicrobial agents in neutropenic patients with cancer: 2010 update by the infectious diseases society of america. Clin Infect Dis, 52 : e56-e93, 2011

<樽本憲人，前﨑繁文>

第3章 各抗菌薬の特徴

4. βラクタム系 カルバペネム系抗菌薬

総論

抗菌薬とスペクトラム

一般名	略号	商品名	スペクトラム・特徴
イミペネム・シラスタチン	IPM/CS	チエナム®	グラム陽性菌（黄色ブドウ球菌，連鎖球菌属，肺炎球菌など） グラム陰性菌（大腸菌，クレブシエラ属，インフルエンザ菌，緑膿菌など） 嫌気性菌（ペプトストレプトコッカス属，バクテロイデス属など） ※その他のグラム陽性，陰性菌を広くカバーするが，陽性菌への活性がより強い
パニペネム・ベタミプロン	PAPM/BP	カルベニン®	グラム陽性菌（黄色ブドウ球菌，連鎖球菌属，肺炎球菌など） グラム陰性菌（大腸菌，クレブシエラ属，セラチア属，インフルエンザ菌，など） 嫌気性菌（ペプトストレプトコッカス属，バクテロイデス属など） ※その他のグラム陽性，陰性菌を広くカバーするが，特に肺炎球菌に対する活性が強い，緑膿菌に対する活性は他のカルバペネム系抗菌薬に劣る
メロペネム	MEPM	メロペン®	グラム陽性菌（黄色ブドウ球菌，連鎖球菌属，肺炎球菌など） グラム陰性菌（大腸菌，クレブシエラ属，セラチア属，インフルエンザ菌，緑膿菌，髄膜炎菌など） 嫌気性菌（プレボテラ属，バクテロイデス属など） ※その他のグラム陽性，陰性菌を広くカバーするが，陰性菌に対する活性がより強い

ビアペネム	BIPM	オメガシン®	グラム陽性菌（黄色ブドウ球菌，連鎖球菌属，肺炎球菌など） グラム陰性菌（大腸菌，クレブシエラ属，セラチア属，インフルエンザ菌，緑膿菌など） 嫌気性菌（ペプトストレプトコッカス属，バクテロイデス属など） ※その他のグラム陽性，陰性菌を広くカバーするが，陰性菌に対する活性がより強い
ドリペネム	DRPM	フィニバックス®	グラム陽性菌（黄色ブドウ球菌，連鎖球菌属，肺炎球菌など） グラム陰性菌（大腸菌，クレブシエラ属，セラチア属，インフルエンザ菌，緑膿菌など） 嫌気性菌（ペプトストレプトコッカス属，バクテロイデス属など） ※その他のグラム陽性，陰性菌を広くカバーするが，陰性菌に対する活性がより強い
テビペネム ピボキシル	TBPM-PI	オラペネム®	グラム陽性菌（黄色ブドウ球菌，連鎖球菌属，肺炎球菌など） グラム陰性菌（モラクセラ・カタラーリス，インフルエンザ菌など）

作用機序

- 他のβラクタム系抗菌薬と同様，ペニシリン結合蛋白（penicillin-binding protein：PBP）と特異的に結合し，細菌の細胞壁合成を阻害する

特徴

- βラクタム系抗菌薬の1つである
- βラクタム系抗菌薬のなかでは，グラム陰性菌から陽性菌まで最も広い抗菌活性を有する
- グラム陽性菌に対する抗菌活性は，イミペネム＝パニペネム≧ビアペネム≧メロペネム＝ドリペネムとされる[1]
- グラム陰性菌に対する抗菌活性は，メロペネム＝ドリペネム≧ビアペネム＝イミペネム＞パニペネムとされる[1]
- 緑膿菌に対しては，ドリペネム≒メロペネム≧ビアペネム≧イミペネム＞パニペネムとされる[1]

- βラクタマーゼに比較的安定である
- メタロβラクタマーゼ（metallo-β-lactamase：MBL），KPC型カルバペネマーゼ，一部のOXA-型βラクタマーゼなどにより分解される
- 半減期は1時間程度と比較的短時間である
- **時間依存性に活性を示す**
- **効果持続時間が比較的短時間である**
- グラム陰性菌に post antibiotic effect（PAE）を示す
- PK-PDパラメータは％time＞MICである
- ％time＞MICが20〜30％で増殖抑制効果，40〜50％で最大殺菌効果を示すとされている
- クラスエフェクトとしてけいれんなど中枢神経系有害事象がある
- **バルプロ酸との併用は禁忌である**．バルプロ酸投与中のてんかん患者ではバルプロ酸の血中濃度が低下し，てんかん発作が発生する可能性がある
- 従来は感染症治療における切り札的抗菌薬として使用されることが多かったが，近年，免疫不全宿主の重症感染症などにおいては，de-escalationの観点から初期選択される場合も少なくない

臨床で重要となる各抗菌薬のスペクトラムの特徴

- イミペネム・シラスタチン，およびパニペネム・ベタミプロンはグラム陽性菌に対する活性が陰性菌に比較して強い
- パニペネム・ベタミプロンの緑膿菌に対する活性は，他のカルバペネム系抗菌薬に比して劣る．このため緑膿菌感染症には**本薬を応用するべきでない**[2]
- パニペネム・ベタミプロンは肺炎球菌に対し，**最も強い活性を期待できる**
- メロペネム，ビアペネム，ドリペネムはグラム陰性菌にもきわめて強い活性を期待できる
- メロペネム，ドリペネムは1日3gまでの投与が可能となったので，投与時間の工夫によりMICが高めの緑膿菌に対しても活性を期待できる
- テビペネム ピボキシルは適応菌種である黄色ブドウ球菌，肺

炎球菌，インフルエンザ菌，モラクセラ・カタラーリス，連鎖球菌属以外に，*Enterococcus faecium* や緑膿菌，アシネトバクター属にも強い抗菌活性を有する．しかし適応症は，小児の中耳炎，副鼻腔炎，肺炎に限られている

イミペネム・シラスタチン（チエナム®） 静注

<特徴>
- 最初に開発されたカルバペネム系抗菌薬であり，従来のセフェム系抗菌薬に比してグラム陰性菌から陽性菌まで幅広い活性を有している
- 抗菌活性は広く強いが，**グラム陽性菌により強い活性**を有している
- **嫌気性菌にも強い活性**を有する
- 従来の切り札的な使用以外に，重症市中肺炎や敗血症など，重症感染症に対する初期のエンピリック治療にも用いられる
- 細菌を球形化させて溶菌し，エンドトキシンの遊離量はきわめて少ない[3]

<副作用>
- 他のカルバペネム系抗菌薬に比して中枢神経系に及ぼす影響は大きい
- 腎機能障害をきたすことがあるので注意を要する
- **バルプロ酸との併用は禁忌である**

<適応微生物と適応症>
- **適応微生物**：イミペネムに感性のブドウ球菌属，連鎖球菌属，肺炎球菌，腸球菌属，大腸菌，シトロバクター属，クレブシエラ属，インフルエンザ菌，シュードモナス属，緑膿菌，アシネトバクター属，ペプトストレプトコッカス属，バクテロイデス属など
- **適応症**：敗血症，感染性心内膜炎，外傷・熱傷および手術創などの二次感染，骨髄炎，急性気管支炎，肺炎，肺膿瘍，膿胸，慢性呼吸器病変の二次感染，腎盂腎炎，前立腺炎（急性

症，慢性症），腹膜炎，胆嚢炎，胆管炎，肝膿瘍など
（チエナム®インタビューフォームを参照して作成）

<用法・用量>
- 通常成人にはイミペネムとして，1日0.5〜1.0 g（力価）を2〜3回に分割し，30分以上かけて点滴静注する
- 小児には1日30〜80 mg（力価）/kgを3〜4回に分割し，30分以上かけて点滴静注する
- なお，年齢・症状に応じて適宜増減するが，重症・難治性感染症には，成人で1日2 g（力価）まで，小児で1日100 mg（力価）/kgまで増量することができる
（チエナム®インタビューフォームを参照して作成）

<使用の際のポイントと注意点>
- けいれんの副作用発現頻度が他のカルバペネム系抗菌薬に比して高い．髄膜炎には保険適応がなく，使用しない

パニペネム・ベタミプロン（カルベニン®） 静注

<特徴>
- グラム陽性菌から陰性菌まで広く強力な活性を有するが，特にグラム陽性菌に高い効果を期待できる
- **緑膿菌には活性が弱いので，臨床効果を期待しにくい**
- 肺炎球菌に対する活性はきわめて高い
- 細菌性重症市中肺炎には第一選択薬の1つとなる
- 細菌を球形化させて溶菌し，エンドトキシンの遊離量はきわめて少ない[3]

<副作用>
- **バルプロ酸との併用は禁忌である**
- 中枢神経系への影響は比較的小さい

<適応微生物と適応症>
- 適応微生物：パニペネムに感性のブドウ球菌属，連鎖球菌属，肺炎球菌，腸球菌属，モラクセラ カタラリス，大腸菌，クレ

ブシエラ属，エンテロバクター属，セラチア属，インフルエンザ菌，緑膿菌，ペプトストレプトコッカス属，バクテロイデス属，プレボテラ属など
- **適応症**：敗血症，感染性心内膜炎，深在性皮膚感染症，外傷・熱傷および手術創などの二次感染，肛門周囲膿瘍，骨髄炎，関節炎，肺炎，肺膿瘍，膿胸，慢性呼吸器病変の二次感染，膀胱炎，腎盂腎炎，腹膜炎，腹腔内膿瘍，胆嚢炎，胆管炎，肝膿瘍，化膿性髄膜炎など
(カルベニン®インタビューフォームを参照して作成)

<用法・用量>
- 成人には通常，パニペネムとして1日1g（力価）を2回に分割し，30分以上かけて点滴静注する
- なお，年齢・症状に応じて適宜増減するが，重症または難治性感染症には，1日2g（力価）まで増量し2回に分割し投与することができる．ただし，成人に1回1g（力価）投与する場合は60分以上かけて投与すること
- 小児には通常，パニペネムとして1日30〜60 mg（力価）/kgを3回に分割し，30分以上かけて点滴静注する
- なお，年齢・症状に応じて適宜増減するが，重症または難治性感染症には，1日100 mg（力価）/kgまで増量し3〜4回に分割して投与できる．ただし，投与量の上限は1日2g（力価）までとする
(カルベニン®インタビューフォームを参照して作成)

<使用の際のポイントと注意点>
- グラム陰性菌感染症への応用には慎重であるべきである
- 髄膜炎に使用できる
- 緑膿菌感染症には応用するべきでない

メロペネム（メロペン®） 静注

<特徴>
- グラム陽性菌から陰性菌まで広く強力な活性を有するが，特にグラム陰性菌に高い効果を期待できる

- 緑膿菌に活性が強い
- 1日3gまでの高用量を使用可能である
- 発熱性好中球減少症に応用可能である

＜副作用＞
- バルプロ酸との併用は禁忌である
- 中枢神経系への影響は小さい
- 腎毒性が低減されている

＜適応微生物と適応症＞
- 適応微生物：メロペネムに感性のブドウ球菌属，連鎖球菌属，肺炎球菌，腸球菌属，髄膜炎菌，モラクセラ・カタラーリス，大腸菌，クレブシエラ属，エンテロバクター属，セラチア属，インフルエンザ菌，緑膿菌，バクテロイデス属，プレボテラ属など
- 適応症：発熱性好中球減少症，敗血症，外傷・熱傷および手術創などの二次感染，肛門周囲膿瘍，骨髄炎，関節炎，肺炎，肺膿瘍，膿胸，慢性呼吸器病変の二次感染，複雑性膀胱炎，腎盂腎炎，腹膜炎，胆嚢炎，胆管炎，肝膿瘍，子宮内感染，子宮付属器炎，子宮旁結合織炎，化膿性髄膜炎など
(メロペン® インタビューフォームを参照して作成)

＜用法・用量＞
1. 一般感染症
- 通常，成人にはメロペネムとして，1日0.5～1g（力価）を2～3回に分割し，30分以上かけて点滴静注する．なお，年齢・症状に応じて適宜増減するが，重症・難治性感染症には，1回1g（力価）を上限として，1日3g（力価）まで増量することができる
- 通常，小児にはメロペネムとして，1日30～60 mg（力価）/kgを3回に分割し，30分以上かけて点滴静注する．なお，年齢・症状に応じて適宜増減するが，重症・難治性感染症には，1日120 mg（力価）/kgまで増量することができる．ただし，成人における1日最大用量3g（力価）を超えないこととする

2. 発熱性好中球減少症

- 通常，成人にはメロペネムとして，1日3g（力価）を3回に分割し，30分以上かけて点滴静注する
- 通常，小児にはメロペネムとして，1日120 mg（力価）/kgを3回に分割し，30分以上かけて点滴静注する．ただし，成人における1日用量3g（力価）を超えないこととする
（メロペン®インタビューフォームを参照して作成）

<使用の際のポイントと注意点>

- グラム陰性菌の関与が考えられる院内感染症，特に緑膿菌感染症に有用性が期待できる
- **重症例や原因菌のMICが高めの場合には，高用量での使用がよい**
- 髄膜炎に応用できる

ビアペネム（オメガシン®） 静注

<特徴>

- グラム陽性菌から陰性菌まで広く強力な活性を有するが，グラム陰性菌に比較的高い効果を期待できる
- イミペネム・シラスタチン，パニペネム・ベタミプロンなどの初期の合剤のグループと，メロペネム，ドリペネムなどのグループの間の中間的な活性を有する

<副作用>

- **バルプロ酸との併用は禁忌**である
- 中枢神経系への影響は小さい
- 腎毒性が低減されている

<適応微生物と適応症>

- **適応微生物**：本剤に感性のブドウ球菌属，連鎖球菌属，肺炎球菌，腸球菌属（エンテロコッカス・フェシウムを除く），モラクセラ属，大腸菌，クレブシエラ属，エンテロバクター属，セラチア属，インフルエンザ菌，緑膿菌，アシネトバクター属，ペプトストレプトコッカス属，バクテロイデス属，プレ

ボテラ属，フソバクテリウム属など
- **適応症**：敗血症，肺炎，肺膿瘍，慢性呼吸器病変の二次感染，複雑性膀胱炎，腎盂腎炎，腹膜炎，子宮旁結合織炎
(オメガシン® インタビューフォームを参照して作成)

<用法・用量>
- 通常，成人にはビアペネムとして1日0.6 g（力価）を2回に分割し，30〜60分かけて点滴静注する
- なお，年齢，症状に応じて適宜増減する．ただし，投与量の上限は1日1.2 g（力価）までとする
(オメガシン® インタビューフォームを参照して作成)

<使用の際のポイントと注意点>
- グラム陰性菌の関与が考えられる院内感染症，特に緑膿菌感染症に有用性が期待できる
- **使用可能な用量がやや少なめに設定されていることに注意が必要である**

ドリペネム（フィニバックス®）

静注

<特徴>
- グラム陽性菌から陰性菌まで広く強力な活性を有するが，特にグラム陰性菌に高い効果を期待できる
- **緑膿菌に活性が強い**
- **1日3gまでの高用量を使用可能である**

<副作用>
- **バルプロ酸との併用は禁忌である**
- 中枢神経系への影響は小さい
- 腎毒性が低減されている

<適応微生物と適応症>
- **適応微生物**：ドリペネムに感性のブドウ球菌属，連鎖球菌属，肺炎球菌，腸球菌属（エンテロコッカス・フェシウムを除く），モラクセラ・カタラーリス，大腸菌，クレブシエラ属，

セラチア属，インフルエンザ菌，緑膿菌，アシネトバクター属，ペプトストレプトコッカス属，バクテロイデス属など
- **適応症**：敗血症，感染性心内膜，深在性皮膚感染症，外傷・熱傷および手術創などの二次感染，骨髄炎，関節炎，肺炎，肺膿瘍，膿胸，慢性呼吸器病変の二次感染，複雑性膀胱炎，腎盂腎炎，腹膜炎，腹腔内膿瘍，胆囊炎，胆管炎，肝膿瘍，子宮内感染，化膿性髄膜炎など

(フィニバックス®インタビューフォームを参照して作成)

<用法・用量>

- 通常，成人にはドリペネムとして1回0.25 g（力価）を1日2回または3回，30分以上かけて点滴静注する．なお，年齢・症状に応じて適宜増減するが，重症・難治性感染症には，1回0.5 g（力価）を1日3回投与し，増量が必要と判断される場合に限り1回量として1.0 g（力価），1日量として3.0 g（力価）まで投与できる
- 通常，小児にはドリペネムとして1回20 mg（力価）/kgを1日3回，30分以上かけて点滴静注する．なお，年齢・症状に応じて適宜増減するが，重症・難治性感染症には，1回40 mg（力価）/kgまで増量することができる．ただし，投与量の上限は1回1.0 g（力価）までとする

(フィニバックス®インタビューフォームを参照して作成)

<使用の際のポイントと注意点>

- グラム陰性菌の関与が考えられる院内感染症，特に緑膿菌感染症に有用性が期待できる
- **重症例や原因菌のMICが高めの場合には，高用量での使用がよい**
- 髄膜炎への応用にも期待できる

テビペネム ピボキシル（オラペネム®） 経口

<特徴>

- **唯一の経口カルバペネム系抗菌薬**である
- 適応症は小児科領域の肺炎，副鼻腔炎，中耳炎に限られる

- グラム陽性菌から陰性菌まで広く強力な活性を有する

<副作用>
- **バルプロ酸との併用は禁忌である**
- 下痢，軟便がみられる
- カルニチン低下に伴う低血糖に注意を要する

<適応微生物と適応症>
- **適応微生物**：テビペネムに感性の黄色ブドウ球菌，連鎖球菌属，肺炎球菌，モラクセラ（ブランハメラ）・カタラーリス，インフルエンザ菌
- **適応症**：肺炎，中耳炎，副鼻腔炎
(オラペネム®インタビューフォームを参照して作成)

<用法・用量>
- 通常，小児にはテビペネム ピボキシルとして1回4 mg（力価）/kgを1日2回，食後に経口投与する
- なお，必要に応じて1回6 mg（力価）/kgまで増量できる
(オラペネム®インタビューフォームを参照して作成)

<使用の際のポイントと注意点>
- ペニシリン耐性肺炎球菌，ペニシリン耐性インフルエンザ菌による肺炎，副鼻腔炎，中耳炎の治療が外来で可能になる点は大きなメリットである

文献
1) 三鴨廣繁，他：「カルバペネム系抗菌薬の使い方．抗菌薬適正使用生涯教育テキスト」．(日本化学療法学会，抗菌化学療法認定医認定制度審議委員会)，日本化学療法学会，p91, 2008
2) 「日本呼吸器学会「呼吸器感染症に関するガイドライン」成人院内肺炎診療ガイドライン」．(日本呼吸器学会呼吸器感染症に関するガイドライン作成委員会，編)，社団法人日本呼吸器学会，2008
3) 座談会 感染症治療におけるカルバペネム系抗菌薬の特性に応じた使い分け. Jap J Antib, 57：1, 2004
4) 各薬剤インタビューフォーム

<吉田耕一郎>

第3章 各抗菌薬の特徴

5. グリコペプチド系抗菌薬，環状リポペプチド系抗菌薬

総　論

抗菌薬とスペクトラム

一般名	略号	商品名	スペクトラム・特徴
バンコマイシン（注射薬） テイコプラニン（注射薬） ダプトマイシン（注射薬）	VCM TEIC DAP	塩酸バンコマイシン タゴシッド® キュビシン®	基本的にグラム陽性菌に使用する． なかでも，メチシリン耐性黄色ブドウ球菌（methicillin resistant *Staphylococcus aureus*：MRSA），メチシリン耐性のコアグラーゼ陰性ブドウ球菌属（methicillin resistant coagulase negative staphylococci），*Enterococcus faecium* などで本薬剤を使用する機会が多い． ダプトマイシンは以上の微生物に加え，バンコマイシンに非感受性のブドウ球菌属や腸球菌属にも活性を有する． 上記以外には，*Bacillus* 属（特に *B. cereus*），*Corynebacterium* 属（特に *C. jeikeium*）などのグラム陽性桿菌や，ペニシリン耐性肺炎球菌などに第一選択薬として使用される．その他のグラム陽性球菌（連鎖球菌属や *Enterococcus faecalis*，*Peptostreptococcus* 属など）やグラム陽性桿菌（*Propionibacterium* 属や *Clostridium* 属など）もカバーするが，通常はβラクタム系抗菌薬などが優先される． グラム陰性菌には基本的に活性がない．
バンコマイシン〔経口薬（散剤）〕	VCM	塩酸バンコマイシン	*Clostridium difficile* による腸管感染症（偽膜性腸炎など）に使用する．ただし，メトロニダゾールの方が薬価が安く，第一選択薬として使用される．

作用機序

- バンコマイシンおよびテイコプラニンは，細菌の細胞壁を構成するペプチドグリカン前駆体であるD-alanyl-D-alanine部位に結合し，細胞壁の合成を阻害する．ダプトマイシンは

Ca^{2+}イオンと結合して構造が変化し，細菌の細胞膜に結合してK$^+$イオン排出による膜の急速な脱分極などにより速やかな細菌死滅をきたす

特徴

- バンコマイシン，テイコプラニン，ダプトマイシンはいずれもグラム陽性菌，なかでもメチシリン耐性黄色ブドウ球菌属や*Enterococcus faecium*感染症に対して使用される
- ダプトマイシンはさらにバンコマイシンに非感受性のブドウ球菌属や腸球菌属に対しても使用できる（感受性結果を確認する必要がある）
- バンコマイシンとテイコプラニンは，原則としてTDM（therapeutic drug monitoring, 治療薬物モニタリング）を行い使用する
- ダプトマイシンはTDMは不要とされている（一般的には血中濃度も測れないのでTDMができない）
- ダプトマイシンは肺サーファクタントで不活化されるため，肺炎に使用してはいけない
- バンコマイシンとテイコプラニンの副作用としては腎機能障害や耳毒性がよく知られているが，特に耳毒性について正確な頻度は不明である
- バンコマイシンやテイコプラニンに，アミノグリコシド系抗菌薬などの腎毒性のある薬剤を併用した場合は腎機能障害の頻度が増加する
- バンコマイシンのトラフ値が20 μg/mLを超えると，腎毒性の頻度が上昇する
- テイコプラニンはバンコマイシンと比べ，安全性が高い
- ダプトマイシンの副作用では筋障害（CPKの上昇）に注意が必要で，投与中は週1回以上CPKのモニタリングが必要である

臨床で重要となる各抗菌薬のスペクトラムの特徴

- バンコマイシン，テイコプラニン，ダプトマイシンの3剤のスペクトラムはよく似ており，基本的にグラム陽性球桿菌を対象とする．ダプトマイシンは他の2剤に比べて，*in vitro*で若干高い活性を示す

- ダプトマイシンはバンコマイシン耐性の黄色ブドウ球菌（vancomycin resistant *Staphylococcus aureus*：VRSA）や，バンコマイシン耐性の腸球菌（vancomycin resistant *Enterococcus*：VRE）にも活性を有する
- グラム陰性菌には無効である
- バンコマイシンに耐性の黄色ブドウ球菌（VRSA）は日本では稀であるが，徐々にMICが上昇傾向にあり，感受性の低下した株（vancomycin intermediate resistant *Staphylococcus aureus*：VISA）が増加している．ダプトマイシンについては，治療中にMICが上昇して耐性化するという報告があり，今後ダプトマイシンを使用する症例が増加した場合に問題になる可能性がある

バンコマイシン（塩酸バンコマイシン） 静注

<特徴>
- バンコマイシンは抗MRSA薬のなかで，有効性や副作用に関するデータや，その血中濃度との関係など，基礎的・臨床的なエビデンスが最も豊富である
- バンコマイシン塩酸塩は，1956年に*Streptomyces orientalis*の培養ろ過液中に発見された物質で，グラム陽性菌に対して強い抗菌力を有している
- 分子量が552.6と非常に大きく，グラム陰性菌の外膜を通過できないことから，グラム陰性菌には無効である

<副作用>
- バンコマイシンの単剤投与による耳毒性が報告されているが，正確な頻度は不明である．既存の聴力障害や腎機能障害，高齢などが危険因子とする報告もある
- バンコマイシンの単独投与の場合の腎毒性の頻度は5～15%と報告されている
- 特に，アミノグリコシド系薬などの腎毒性のある薬剤との併用における急性腎不全には注意が必要で，20～30%に発生するとも報告されている
- バンコマイシンのトラフ値が20 μg/mL以上で腎毒性の頻度

が上昇する
- バンコマイシンを急速に投与すると，顔面・頸部・胸部の掻痒感や発赤が出現することがある．これは"red person syndrome"と呼ばれ，非免疫学的機序によるヒスタミン分泌が原因とされる．これを避けるためにバンコマイシン1gを投与する場合の点滴時間は1時間を超える必要があり，1g以上を投与する場合は500 mgあたり30分以上を目安に投与時間を延長する[1]

＜適応微生物と適応症＞
- 本邦で承認されている適応菌種と適応症
   適応菌種：バンコマイシンに感性のMRSA
   適応症：敗血症，感染性心内膜炎，外傷・熱傷および手術創などの二次感染，骨髄炎，関節炎，肺炎，肺膿瘍，膿胸，腹膜炎，化膿性髄膜炎
   適応菌種：バンコマイシンに感性のペニシリン耐性肺炎球菌
   適応症：敗血症，肺炎，化膿性髄膜炎
- 上記以外には，*E. faecium, Bacillus*属（特に*B. cereus*），*Corynebacterium*属（特に*C. jeikeium*），ペニシリン耐性肺炎球菌などに第一選択薬として使用される．その他のグラム陽性球菌（連鎖球菌属や*E. faecalis, Peptostreptococcus*属など）やグラム陽性桿菌（*Propionibacterium*属や*Clostridium*属など）もカバーするが，通常はβラクタム系抗菌薬などが優先される

＜用法・用量＞
- バンコマイシンを使用する際は，TDMを行う
- 添付文書の記載としては「成人には1日2gを1回0.5gを6時間ごとまたは1回1gを12時間ごとに分割して，それぞれ60分以上かけて投与すること」とある
- バンコマイシンの目標トラフ値は10～20 µg/mLに設定し，重症感染症では15～20 µg/mLを目標とする
- バンコマイシンのトラフ値が20 µg/mLを超えると腎毒性の頻度が上昇する
- 以上を踏まえ，抗菌薬TDMガイドラインには「腎機能正常

例においては，1回15 〜 20 mg/kg（実測体重）を12時間ごとに投与することを推奨する．ただし1日3 g以上の投与は慎重に行い，1日4 gを上限とする」とある[1]
- また，重篤な感染症や複雑性感染症の場合は，早期に血中濃度を上げるために**初回のみ**ローディングドーズ25 〜 30 mg/kgを考慮する

<使用の際のポイントと注意点>
- 敗血症でMRSAの可能性を想定してバンコマイシンを開始した場合に，培養・感受性結果からMSSA (methicillin sensitive *Staphylococcus aureus*，メチシリン感性黄色ブドウ球菌）と判明した場合はセファゾリンなどのβラクタム系抗菌薬に変更しなければならない．MSSAによる敗血症において，バンコマイシンはβラクタム系抗菌薬に有効性が劣る[2]
- バンコマイシンは腸球菌には静菌的に働く．したがって，βラクタム系抗菌薬に耐性の腸球菌による感染性心内膜炎などでは，ゲンタマイシンなどのアミノグリコシド系抗菌薬の併用を考慮しなければならない（ただし腎機能障害に注意が必要）
- 近年，バンコマイシンに対するMICが2 μg/mL以上を示すMRSAの割合が増加している．このようなMRSAに対して，バンコマイシンの有効性が低下する，とする報告が多い．現時点で「バンコマイシンに対するMICが2 μg/mL以上を示す株に対してバンコマイシンを使用してはいけない」と断言できるほどのエビデンスはないが，注意が必要である
- バンコマイシンは通常量使用でも，心疾患合併，浮腫，脱水や全身状態悪化により，予想外に高いトラフ値を呈することがあり，患者病態の変化には注意が必要である

テイコプラニン（タゴシッド®） 静注

<特徴>
- 1970年代の初めにインドのニモディ村で採取した土壌から分離された*Actinoplanes teichomyceticus nov.* sp. ATCC31121から得られた物質を分離・精製して得られたもので，バンコマイシンと同じくグリコペプチド系抗菌薬に分

類される
- 作用機序はバンコマイシンと同様で，細菌の細胞壁を構成するペプチドグリカン前駆体（ムレインモノマー）のD-alanyl-D-alanine部位に結合し，細胞壁の合成を阻害することにある
- バンコマイシンと比較してトラフ値を上げたときの腎機能障害が少ない[3]
- 分布容積が大きく，クリアランスが小さいために半減期が長く，定常状態への到達に時間がかかる．そのため，より早期に定常状態を達成するために負荷投与が必要である

<副作用>
- テイコプラニンはバンコマイシンよりも比較的副作用が少ないとされる．海外比較試験メタ解析データによると，腎毒性はテイコプラニンとバンコマイシンでそれぞれ4.8％と10.7％と報告されている[4]
- Svetitskyらのメタ解析では，テイコプラニンの安全性とバンコマイシンの安全性を比較し，副作用のリスク比が0.61であり，さらに血中濃度が適切に管理された患者で比較しても同様の結果であった（リスク比0.31）[3]
- また，ヒスタミン遊離作用が少ないことからバンコマイシンでみられるようなred person syndromeも稀とされる[5]
- トラフ値が40 μg/mL以上では血小板減少など副作用の頻度が上昇し，60 μg/mL以上では腎障害を認めた[6]

<適応微生物と適応症>
- 本邦で承認されている適応菌種と適応症
  適応菌種：本剤に感性のMRSA
  適応症：敗血症，深在性皮膚感染症，慢性膿皮症，外傷・熱傷および手術創などの二次感染，肺炎，膿胸，慢性呼吸器病変の二次感染
- その他はバンコマイシンの項に同じ

<用法・用量>
- 添付文書の記載としては「初日400 mgまたは800 mg（た

だし敗血症は800 mg）を2回に分け，以後1日1回200 mgまたは400 mg（ただし敗血症は400 mg）を30分以上かけて点滴静注する」とある．また「トラフレベルの目標血中濃度は5～10 µg/mLを保つこととし，敗血症などの重症感染症では10 µg/mL以上を保つこと」としている
- 抗菌薬TDMガイドラインでは「目標トラフ値を10～30 µg/mLに設定（専門家は15 µg/mL以上を推奨）する」としている．またこの場合，添付文書の用法・用量では不十分で，「専門家は400 mg（6 mg/kg），1日2回の2日間連続投与を推奨している」と記載している[1]
- TDMにおいてはトラフ値を評価するが，臨床および細菌学的効果に関するPK-PDパラメータは確立していない

＜使用の際のポイントと注意点＞
- バンコマイシンと比較して，トラフ値の安全域が広い．したがって，有効性を確保するために，TDMガイドラインで推奨されるように，初回のTDMのトラフ値を15 µg/mL以上を狙うとよい．ほとんどの症例で，一般的な負荷投与（1回400 mgを12時間ごとに3回投与）は安全にでき，この負荷投与ではトラフ値15 µg/mLを狙うには不足することも多い

> **memo**
>
> バンコマイシンとテイコプラニンの使い分けに特に基準はない．また両者を直接比較して優劣を検討した質の高い研究もない．米国ではテイコプラニンが採用されておらず使用できない．一般的にはテイコプラニンはバンコマイシンよりも腎毒性の点では安全性が高く，またバンコマイシンよりも急速に投与できる．筋注でも使用できるなどの利点がある．
>
> 一方で，バンコマイシンの方が，血中濃度と有効性，副作用などに関する基礎的・臨床的エビデンスが豊富である．

ダプトマイシン（キュビシン®） 静注

<特徴>
- ダプトマイシンは，1970年代後半にトルコ共和国のアララト山の土壌から採取された放線菌の一種である*Streptomyces roseosporus*株の発酵物質に由来する新規の天然物質として見出された13個のアミノ酸から構成される環状リポペプチド系抗菌薬で，分子量は1620.67とバンコマイシンより大きい
- 親水性の環状部分と疎水性の尾部からなる両親媒性の薬剤である
- ダプトマイシンは定常期や静止期の菌に対しても優れた短時間殺菌効果を示すことが特徴である．これは骨髄炎や感染性心内膜炎の感染部位において増殖を停止した（あるいはバイオフィルム形成により増殖速度が低下した）菌に対しても有効である可能性を示している[7]

<副作用>
- CPK上昇は1日2回投与では1日1回投与に比べて発現率が高い．トラフ値がCPK上昇の指標になる，という報告もある
- 骨格筋に対する副作用が報告されており，投与中は少なくとも週1回のCPKのモニタリングが必要である
- その他，末梢神経障害や好酸球性肺炎の報告もある
- ダプトマイシンは腎機能障害患者に対する安全性がバンコマイシンと比較しても高い

<適応微生物と適応症>
- 添付文書上の記載
  適応菌種：ダプトマイシンに感性のMRSA
  適応症：敗血症，感染性心内膜炎，深在性皮膚感染症，外傷・熱傷および手術創などの二次感染，びらん・潰瘍の二次感染
- **注意事項**：左心系感染性心内膜炎に対する本剤の有効性は認められていないため，右心系感染性心内膜炎にのみ使用すること．本剤は肺炎に使用しないこと
- その他には，バンコマイシンの項に準じる

- ダプトマイシンは，さらにバンコマイシンに非感受性のブドウ球菌属（いわゆるVRSAやVISA）や，腸球菌属（いわゆるVRE）にも通常活性を示す．ただし，VISAあるいはVRSAのなかにはダプトマイシンに低感受性を示すものもあり，必ず感受性を確認する必要がある[8]

<用法・用量>
- 添付文書の記載としては「敗血症，感染性心内膜炎の場合，成人にはダプトマイシンとして1日1回6 mg/kgを24時間ごとに30分かけて点滴静注する．深在性皮膚感染症，外傷・熱傷および手術創などの二次感染，びらん・潰瘍の二次感染の場合，成人にはダプトマイシンとして1日1回4 mg/kgを24時間ごとに30分かけて点滴静注する」とある
- 添付文書の記載のごとく，一般的には皮膚・軟部組織感染症では1回4 mg/kgを24時間ごと，血流感染症では1回4 mg/kgを24時間ごとに投与する
- 諸外国では重症患者には，筋障害の発現に注意をしつつ，1回8〜10 mg/kgという高用量を推奨する専門家もいるが，日本ではまだ安全性の検証が行われていない[9]
- クレアチニンクリアランスが30 mL/分未満の場合は，用量はそのままで，投与間隔を48時間ごとに延長する

<使用の際のポイントと注意点>
- ダプトマイシンはリン脂質に結合するため，肺胞表面に産生される肺サーファクタントと不可逆的に結合して不活化される．したがって，肺炎など呼吸器病変には無効である
- 敗血症性肺塞栓などの血行性感染に伴う肺病変については，有効とする報告もあり，今後のさらなるエビデンスの集積を待たねばならない[10]

> **memo**
> 　特に長期間のダプトマイシンによる治療中に，腸球菌やMRSAのMICが上昇し，治療失敗に至る症例が報告されている．このような場合，治療前および治療中のダプトマイシンの感受性のチェックおよびフォローが必要である．

文献

1) 日本化学療法学会抗菌薬TDMガイドライン作成委員会，日本TDM学会TDMガイドライン策定委員会－抗菌薬領域－：「抗菌薬TDMガイドライン」. 2012
2) Schweizer, M. L., Furuno, J. P., Harris, A. D., et al. : Comparative effectiveness of nafcillin or cefazolin versus vancomycin in methicillin-susceptible Staphylococcus aureus bacteremia. BMC infectious diseases, 11 : 279, 2011
3) Svetitsky, S., Leibovici, L., Paul, M. : Comparative efficacy and safety of vancomycin versus teicoplanin: systematic review and meta-analysis. Antimicrobial Agents and Chemotherapy, 53 : 4069-4079, 2009
4) Wood, M. J. : The comparative efficacy and safety of teicoplanin and vancomycin. J Antimicrob Chemother, 37 : 209-222, 1996
5) Sahai, J., Healy, D. P., Shelton, M. J., Miller, J. S., Ruberg, S. J. & Polk, R. : Comparison of vancomycin- and teicoplanin-induced histamine release and "red man syndrome". Antimicrob Agents Chemother, 34 : 765-769, 1990
6) Frye, R. F., Job, M. L., Dretler, R. H., Rosenbaum, B. J. : Teicoplanin nephrotoxicity: first case report. Pharmacotherapy, 12 : 240-242, 1992
7) Mascio, C. T., Alder, J. D., Silverman, J. A. : Bactericidal action of daptomycin against stationary-phase and nondividing Staphylococcus aureus cells. Antimicrobial Agents and Chemotherapy, 51 : 4255-4260, 2007
8) Patel, J. B., Jevitt, L. A., Hageman, J., McDonald, L. C., Tenover, F. C. : An association between reduced susceptibility to daptomycin and reduced susceptibility to vancomycin in Staphylococcus aureus. Clin Infect Dis, 42 : 1652-1653, 2006
9) Figueroa, D. A., Mangini, E., Amodio-Groton, M., et al. : Safety of high-dose intravenous daptomycin treatment: three-year cumulative experience in a clinical program. Clin Infect Dis, 49 : 177-180, 2009
10) Rehm, S. J., Boucher, H., Levine, D., et al. : Daptomycin versus vancomycin plus gentamicin for treatment of bacteraemia and endocarditis due to Staphylococcus aureus: subset analysis of patients infected with methicillin-resistant isolates. The Journal of antimicrobial chemotherapy, 62 : 1413-1421, 2008

＜笠原　敬＞

第3章 各抗菌薬の特徴

6. オキサゾリジノン系抗菌薬

総論

抗菌薬とスペクトラム

一般名	略号	商品名	スペクトラム・特徴
リネゾリド（注射薬・経口薬）	LZD	ザイボックス®	グラム陽性球菌（ブドウ球菌，連鎖球菌，腸球菌） ※グラム陽性球菌のカバーが主体 ※MRSAやVREにもカバーがある ※耐性は単一のアミノ酸変異によって生じるため，乱用されれば耐性を獲得される可能性がある

作用機序

- 細菌の50Sリボソームに結合し，リボソームの集合を阻害し，最終的に蛋白質の合成が阻害されることにより抗菌活性を発揮する．静菌性抗菌薬である

特徴

- 比較的新しい，合成抗菌薬である
- 末梢循環代謝であり，腎機能による調整は不要である
- PK-PDでは，AUC/MICと効果が相関する薬剤である
- 副作用として有名なものは血球減少（特に血小板）やセロトニン症候群である
- 比較的長期投与が必要なことが多いグラム陽性球菌感染症の治療では，副作用で投与継続が困難となる可能性もある
- 価格が非常に高く，医療経済面からも，副作用や耐性などで他の薬剤が使用できない場合など必然性のある場面のみでの使用を検討する
- 他に有用な抗MRSA（methicillin resistant *Staphylococcus aureus*，メチシリン耐性黄色ブドウ球菌）薬は複数あり，他

の薬剤が使用できないときなどに検討すべきである
- 特に，セロトニン受容体阻害薬との併用ではセロトニン症候群（発熱，振戦，意識障害など）を起こす可能性があり，併用薬にも注意が必要である

臨床で重要となる各抗菌薬のスペクトラム

- リネゾリドはグラム陽性球菌を広くカバーする
- バンコマイシン耐性腸球菌（vancomycin resistant *Enterococcus*：VRE）にも感受性がある

リネゾリド（ザイボックス®）

静注 経口

<特徴>
- 総論参照
- 経口の吸収効率は良好である

<副作用>
- 血球減少
- セロトニン症候群（総論参照）

<適応微生物と適応症>
- グラム陽性球菌感染症（MRSA, *E.faecium*）
- ただし，他の抗MRSA薬で治療できない場合（副作用や耐性）で考慮する
- 肺への移行性は良好とされているが，MRSA肺炎の治療ではグリコペプチド系抗菌薬と比較して優位性はなかったとするメタアナリシスが複数ある[1, 2]．また，別の非劣性試験では予後に差はなかった[3]．菌血症についてはグリコペプチド系抗菌薬と比較して劣る・劣らないという報告があるが，一方で少数検討ではあるがサルベージとしては効果が期待できるかもしれないという報告もある[4]．いずれのスタディーも議論の余地があり，今後のさらなるデータの蓄積を期待する

<用法・用量>

- 1回600 mgを1日2回,点滴静注,または経口
- 12歳未満の小児では1回10 mg/kgを8時間ごとに投与

<使用の際のポイントと注意点>

- 血算のフォローアップを必ず行う
- 血球減少で長期投与が困難になることが多いため,他の抗MRSA薬が使えないかどうかを十分吟味して適応を考慮する
- 併用薬の確認を行う

文献

1) Kalil, A. C., Murthy, M. H., Hermsen, E. D., et al. : Linezolid versus vancomycin or teicoplanin for nosocomial pneumonia: a systematic review and meta-analysis. Crit Care Med, 38 (9) : 1802-1808, 2010
2) Walkey, A. L., O'Donnell, M. R. & Wiener, R. S. : Linezolid vs Glycopeptide Antibiotics for the Treatment of Suspected Methicillin-Resistant *Staphylococcus* aureus Nosocomial Pneumonia: A Meta-analysis of Randomized Controlled Trials. Chest, 139 : 1148-1155, 2011
3) Wunderink, R. G., Niederman, M. S., Kollef, M. H., et al. : Linezolid in Methicillin-Resistant *Staphylococcus aureus* Nosocomial Pneumonia: A Randomized, Controlled Study. Clin Infect Dis, 54 : 621-629, 2012
4) Jang, H. C., Kim, S. H., Kim, K. H., et al. : Salvage treatment for persistent methicillin-resistant Staphylococcus aureus bacteremia: efficacy of linezolid with or without carbapenem. Clin Infect Dis, 49 : 395-401, 2009

<相野田祐介>

7. アミノグリコシド系抗菌薬

総論

■ 抗菌薬とスペクトラム

一般名	略号	商品名	スペクトラム・特徴
①抗結核菌作用を有する			
ストレプトマイシン (筋肉注射薬)	SM	硫酸ストレプトマイシン	結核菌，ペスト菌，野兎病菌，ワイル病レプトスピラに適応を有する．
カナマイシン (注射薬・経口薬)	KM	硫酸カナマイシン	グラム陽性菌，陰性菌，好酸菌を抗菌スペクトルとする． **注射薬**：グラム陽性菌（ブドウ球菌属，肺炎球菌），好酸菌（結核菌），グラム陰性菌（大腸菌，クレブシエラ属，プロテウス属，モルガネラ・モルガニー，インフルエンザ菌，緑膿菌，淋菌，百日咳菌）に適応を有する．主な使用目的は結核菌，腸管内殺菌である． **経口薬**：吸収されず，大腸菌，赤痢菌，腸炎ビブリオなどの感染性腸炎に用いられる．
②主としてグラム陰性桿菌に抗菌力があり抗緑膿菌作用はない			
リボスタマイシン (注射薬)	RSM	ビスタマイシン®	グラム陽性菌（ブドウ球菌属，連鎖球菌属，肺炎球菌） グラム陰性菌（淋菌，大腸菌，肺炎桿菌，プロテウス属）
③主としてグラム陰性桿菌に抗菌力があり抗緑膿菌作用を有する			
アミカシン (注射薬)	AMK	硫酸アミカシン	グラム陰性菌（大腸菌，シトロバクター属，クレブシエラ属，エンテロバクター属，セラチア属，プロテウス属，モルガネラ・モルガニー，プロビデンシア属，緑膿菌） グラム陽性菌（MSSA，腸球菌，連鎖球菌など）による感染性心内膜炎に併用で使用される．

ゲンタマイシン (注射薬)	GM	ゲンタシン®	
トブラマイシン (注射薬・吸入薬)	TOB	トブラシン® トービイ®	
④淋菌に適応を有する			
スペクチノマイシン (注射薬)	SPCM	トロビシン®	淋菌
⑤MRSAに適応を有する			
アルベカシン (注射薬)	ABK	ハベカシン®	MRSA グラム陰性桿菌（適応症はない）

作用機序

- 細菌の70Sリボソームの30Sサブユニットに作用し，mRNAを介してタンパク質の合成を阻害する

特徴

- 抗結核作用を有する抗菌薬としてストレプトマイシン，その後，結核菌以外にも抗菌スペクトルを拡大したカナマイシンが開発され，カナマイシンの毒性を軽減したリボスタマイシンが開発された．以降，臨床的には嫌気性菌に対しては無効であるが，好気性グラム陰性桿菌にスペクトルが強く，緑膿菌にも作用するアミノ配糖体が主に使われ，ストレプトマイシンなどはほとんどが結核への使用となっている．淋菌，MRSA（methicillin resistant *Staphylococcus aureus*, メチシリン耐性黄色ブドウ球菌）の治療に用いられるものもある
- 安全性の観点から，グラム陰性桿菌の治療に対して第一選択薬として使用されることはあまりなく，ほとんどが併用で用いられる．感染性心内膜炎には，他の抗菌薬との併用によるシナジー（相乗）効果を期待し，低用量でよく用いられる．その他，グラム陰性桿菌による重症の敗血症や肺炎，複雑性腎盂腎炎，カテーテル関連尿路感染症，多剤耐性グラム陰性桿菌感染症，発熱性好中球減少症などが主な使用用途となっている
- ほとんどが未変化体として尿中に排泄されるため，腎機能に合わせて投与量調整を行う（腎排泄型抗菌薬）
- 分布容積は0.25 L/kgであり，静脈内投与ではほぼ細胞外液

- に分布し，投与量は肥満体重の場合，理想体重あたりで算出する
- 間質液，胸水，腹水，滑液など体液への移行は比較的良好であるが，脳脊髄液，硝子体液，胆汁などではあまり良くない．喀痰への移行性については報告がまちまちである
- 抗結核作用のある群では半減期が長く，3.5〜5.5時間，その他は1.5〜3時間程度
- 副作用として腎機能障害，第Ⅷ脳神経障害（聴覚障害や前庭機能障害）がよく知られており，腎機能障害はトラフ濃度（投与直前の血中濃度）が一定濃度以上である場合に発現との関連性が高く，聴覚障害はミトコンドリア遺伝子の1555位の1塩基変異が問題とされている
- 効果および耐性菌抑制の指標となるPK-PDパラメータはCpeak/MICであり，8〜10以上を目安とする（Cpeak：peak concentration，ピーク濃度）
- 薬物濃度が菌のMICを下回っても効果が持続するPAE（post antibiotic effect）を有し，PAEの持続時間はピーク濃度やAUC（area under the time concentration curve，薬物血中濃度-時間曲線下面積）と相関する
- 副作用を防止するために十分にトラフ濃度を下げ，効果を得るためにピーク濃度を上げる必要があり，PAEを有する抗菌薬であることから1日1回投与が推奨される（ただし，国内の添付文書用量は少なく，1日分割投与を記載されているものが多い．また，添付文書の1日用量を1回投与しても目標Cpeak/MICに到達せず，24時間に渡る十分な効果が得られない場合がある）
- 体内動態の個体間変動・個体内変動が大きく，副作用防止と効果確認のため，アミノグリコシド系抗菌薬を投与する際にはTDM（therapeutic drug monitoring，薬物治療モニタリング）による血中濃度測定が推奨される

> **memo**
>
> **TDMの目標値**
>
> 採血はピーク濃度とトラフ濃度の2ポイントで行う.
>
> ピーク濃度の採血は30(20〜40)分点滴静注を行い,点滴開始後1時間で行う(30分点滴静注の場合,さらに30分後).
>
> トラフ濃度は投与前30分以内に採血する.30分で点滴静注した直後の血中濃度は最高血中濃度ではあるが,有効性を評価するピーク濃度としては用いない.
>
> 基本的に1日1回投与で得られたピーク濃度を有効性の指標とする.
>
> | 抗菌薬 | ピーク濃度 (mg/L) 1日1回投与 | ピーク濃度 (mg/L) 1日分割投与 | トラフ濃度 (mg/L) 1日1回投与 | トラフ濃度 (mg/L) 1日分割投与 |
> |---|---|---|---|---|
> | **一般感染症** | | | | |
> | アミカシン | 56〜64 | ― | <1 | <10 |
> | ゲンタマイシン,トブラマイシン | 15〜25 | ― | <1 | <2 |
> | アルベカシン | 15〜20 | ― | <2 | ― |
> | **感染性心内膜炎** | | | | |
> | ゲンタマイシン | ― | 3〜5 | ― | <1 |

- アミノグリコシド系抗菌薬系抗菌薬全般の相互作用として以下に注意する
    1. **呼吸抑制**:麻酔薬・筋弛緩薬(ツボクラリン,臭化パンクロニウム,臭化ベクロニウム,トルペリゾンなど)
    2. **腎機能障害**:血液代用薬(デキストラン,ヒドロキシエチルデンプンなど),ループ利尿薬(エタクリン酸,フロセミド,アゾセミドなど),バンコマイシン,シクロスポリン,アムホテリシンB,白金製剤(シスプラチンなど).人口弁の感染性心内膜炎ではバンコマイシンとの併用となるので注意が必要

臨床で重要となる各抗菌薬のスペクトラムの特徴

- ストレプトマイシン,カナマイシンは抗結核菌活性がある
- 一般的に好気性グラム陰性桿菌にスペクトルを有するが,アミカシン,トブラマイシンは抗緑膿菌作用に優れている

- ゲンタマイシンとトブラマイシンには交差耐性があり，アミカシンには交差耐性があまり認められない
- アルベカシンは抗MRSA薬として使用されるが，他のアミノグリコシド系抗菌薬同様，好気性グラム陰性桿菌に効果を有する（保険適応はない）

①抗結核菌作用を有する

ストレプトマイシン（硫酸ストレプトマイシン） 筋注

<特徴>
- 結核に用いられる第一選択薬群の1つで，忍容性や耐性の問題から他剤が使用できない場合に併用で用いられる
- 非結核性好酸菌症にも使用

<適応微生物と適応症>
- ストレプトマイシンに感性の結核や野兎病，重症のワイル病レプトスピラなど
- ペスト菌は適応症であるが，ニューキノロンや他のアミノグリコシド系抗菌薬も効果があるため，安全性の観点からはあまり使用されない

<用法・用量>
- 1日1回1gを筋肉内注射で投与．週2～3日，あるいは初めの1～3カ月は毎日，その後，週2日

カナマイシン（硫酸カナマイシン） 静注 経口

<特徴>
- ストレプトマイシン同様，注射薬は結核に用いられる
- 内服薬は腸管感染症に用いられ，消化管手術における術前の消化管内殺菌などにも使用される

<適応微生物と適応症>
- 大腸菌，赤痢菌，腸炎ビブリオなどの感染性腸炎（経口）

<用法・用量>
- 経口：成人1回0.5～1g（力価），1日4回経口投与．小児1回12.5～25mg（力価）/kg，1日4回経口投与

②主としてグラム陰性桿菌に抗菌力があり抗緑膿菌作用はない

リボスタマイシン（ビスタマイシン®） 静注

<特徴>
- カナマイシンの毒性を軽減して開発された抗菌薬であるが，抗菌力はカナマイシンよりやや劣り，現在はあまり使用されない

③主としてグラム陰性桿菌に抗菌力があり抗緑膿菌作用を有する

アミカシン（硫酸アミカシン） 静注

<特徴>
- ゲンタマイシン，トブラマイシンと同様，グラム陰性桿菌に対する重症敗血症や肺炎，複雑性腎盂腎炎，カテーテル関連尿路感染症，発熱性好中球減少症にエンピリックあるいは耐性菌カバーに用いられることが多い
- 非結核性好酸症の*Mycobacterium avium* complex（MAC）にも多剤併用で使用

- ストレプトマイシンの結核菌耐性においてカナマイシン同様，他の抗結核薬の併用とともにアミカシンを使用することができる（カナマイシンとアミカシンはほぼ交叉耐性が存在）

<用法・用量>
- 1回15 mg/kg，1日1回，約30分かけて点滴静注

ゲンタマイシン（ゲンタシン®）　静注

<特徴>
- アミカシン，トブラマイシンと同様，グラム陰性桿菌に対する重症敗血症や肺炎，複雑性腎盂腎炎，カテーテル関連尿路感染症，発熱性好中球減少症にエンピリックあるいは耐性菌カバーに用いられることが多い
- 感染性心内膜炎にシナジー効果を期待して併用される．自己弁ではセファゾリンまたはバンコマイシンまたはスルバクタム・アンピシリンなどとの併用．人工弁ではバンコマイシンおよびリファンピシンとの併用

<用法・用量>
- 感染性心内膜炎：1回1 mg/kg，1日2～3回，約30分かけて点滴静注
- 一般感染症：1回5～7 mg/kg，1日1回，約30分かけて点滴静注

トブラマイシン（トブラシン®）　静注　筋注
トブラマイシン（トービイ®）　吸入

<特徴>
- アミカシン，ゲンタマイシンなど他の抗緑膿菌作用を有するアミノグリコシド系抗菌薬と同様の抗菌スペクトルを有するが，吸入薬として囊胞性肺線維症にも用いられる

<用法・用量>
- 1回300 mg，1日2回，28日間，噴霧吸入．その後28日間休薬する．これを1サイクルとして投与をくり返す

④淋菌に適応を有する

スペクチノマイシン（トロビシン®） 筋注

<特徴>
- 淋菌の耐性化が進みペニシリン系抗菌薬，テトラサイクリン系抗菌薬，ニューキノロン系抗菌薬などは使用されず，注射薬では本剤やセフトリアキソンが単回投与される

<適応微生物と適応症>
- 淋菌による淋菌感染症

<用法・用量>
- 臀部筋肉内注射：成人1回2 g，1日1回投与（効果不十分の場合，1回4 g追加投与．4 g投与は左右2箇所可）

<使用の際のポイントと注意点>
- 潜伏状態の梅毒の徴候を遮蔽したり遅延させる可能性があるため，淋病の治療の際には梅毒の血清学的検査を行う
- 本剤投与後，ときに淋病後尿道炎（postgonococcal urethritis）が現れることがあるので，適切な治療を行う

⑤ MRSAに適応を有する

アルベカシン（ハベカシン®） 静注

<特徴>
- 抗MRSA薬の第一選択薬ではないが，グリコペプチドのMICが2 μg/mL以上や忍容性に問題がある場合，グラム陰性桿菌との混合感染症にはよい適応となる
- 他の抗MRSA薬に比べて殺菌的である

<適応微生物と適応症>
- MRSAによる敗血症，肺炎

<用法・用量>
- 1回5.5〜6 mg/kg，1日1回，約30分かけて点滴静注

> memo
> アミノグリコシド系抗菌薬系抗菌薬の投与量を決定する際の体重は，肥満の場合，理想体重を用いる．また，浮腫など細胞外液で増加した分の体重は4倍として扱って計算する．
> 例）通常の実測体重が50 kgで標準体重が45 kg，浮腫による体重増加が2 kgの場合：45 kg＋2 kg×4＝53 kg

<木村利美>

第3章 各抗菌薬の特徴

8. ニューキノロン系抗菌薬

総 論

抗菌薬とスペクトラム

一般名	略号	商品名	スペクトラム・特徴	レスピラトリーキノロン
①レスピラトリーキノロン（一部）					
ガレノキサシン	GRNX	ジェニアック®	肺炎球菌に強い抗菌力.	○
モキシフロキサシン	MFLX	アベロックス®	肺炎球菌，嫌気性菌に強い．腎機能低下で半減期不変．QT延長症候群に注意.	○
トスフロキサシン	TFLX	オゼックス®	小児に使用可能.	○
②主としてグラム陰性菌に対して用いられるキノロン系抗菌薬					
シプロフロキサシン	CPFX	シプロキサン®	注射薬が使用可能．グラム陰性菌に強い抗菌力.	
レボフロキサシン	LVFX	クラビット®	注射薬が使用可能．長期投与の安全性高い.	○
シタフロキサシン	STFX	グレースビット®	キノロン耐性大腸菌に有効．嫌気性菌に対し最強.	○
パズフロキサシン	PZFX	パシル®	注射薬のみ使用可能.	
ノルフロキサシン	NFLX	バクシダール®	小児に使用可能.	
プルリフロキサシン	PUFX	スオード®	中枢に移行しにくい.	
ロメフロキサシン	LFLX	バレオン®	光線過敏症に注意.	

- 初期のキノロン系抗菌薬であるナリジクス酸は，グラム陰性桿菌のみに抗菌力を示し，尿路感染症と腸管感染症で使用されていた．抗菌スペクトルが拡大したノルフロキサシン以降に登場した薬剤を「ニューキノロン系」と呼ぶ
- 呼吸器系への移行性に優れ，かつ肺炎球菌をはじめとする呼吸器感染症起炎菌に対し強い抗菌作用をもつ薬剤を「レスピラトリーキノロン」と呼ぶ．レボフロキサシン，トスフロキサシン，モキシフロキサシン，ガレノキサシンが該当する

- キノロン耐性 *Escherichia coli* が増加しており（20〜30％）[1]，尿路感染の場合，レボフロキサシン1回 500 mg 投与でも臨床効果が期待できない症例が増加している

作用機序
- 細菌のDNA複製にかかわるDNAジャイレースやトポイソメラーゼIVを阻害することにより抗菌作用を示す

特徴
- グラム陰性菌のみならず，グラム陽性菌，マイコプラズマ，クラミジア，抗酸菌など幅広い抗菌スペクトルを有している
- 吸収率が高い．血中半減期も他の系統の抗菌薬に比して比較的長く，臓器移行性，細胞内移行性（細胞外濃度の10倍前後）にも優れている
- 尿路感染症や腸管感染症，呼吸器感染症，皮膚感染症など幅広い感染症で有効である
- 肺炎球菌は特にアジアで薬剤耐性化が進んでおり，1999〜2003年のデータでは日本のマクロライド耐性は79.3％，ペニシリン耐性が61.9％である[2]．PRSP（penicillin resistant *Streptococcus pneumoniae*，ペニシリン耐性肺炎球菌）のリスク因子（65歳以上，アルコール多飲，幼児との接触歴が多い）がある場合にはキノロン系抗菌薬を第一選択として使用する
- 汎用性があるため，濫用による耐性増加が懸念されている．特に *E. coli* の耐性率増加が問題となっている．適応を十分考えた適正治療を心がけることが重要である
- PK-PDによる解析から，臨床的有効性は C_{max}/MIC や AUC/MIC と良い相関があるといわれている．グラム陰性菌感染症の場合には，AUC/MIC として $> 100〜125$ もしくは $C_{max}/MIC > 10$ が，また肺炎球菌感染症の場合には，$AUC/MIC > 40$ が有効性の目安とされている[3]
- 耐性はDNAジャイレース（*gyrA* と *gyrB*）およびトポイソメラーゼIV（*parC* と *parB*）における変異や，薬剤排出ポンプによって起こる
- 特に呼吸器系感染症をターゲットとしたレスピラトリーキノ

表1 ニューキノロン系抗菌薬の重要な副作用

- 中枢神経障害（けいれん）
- 光線過敏症
- 心毒性（QT延長）
- 血糖異常（重篤な低血糖，高血糖）
- 腱断裂
- 横紋筋融解症
- 網膜剥離

ロンは，肺炎球菌に対する抗菌力が改善されており，PRSPに対しても強い抗菌活性をもつ
- 小児に適応のあるニューキノロンはノルフロキサシンとトスフロキサシンの2剤である．トスフロキサシンの認可（2010年）により小児のPRSPによる上下気道感染症への使用が期待されている．ノルフロキサシンは尿路感染症や腸管感染症で使用される
- 注射薬が使用可能なのは，シプロフロキサシン，レボフロキサシン，パズフロキサシンの3つである

副作用

- 本系統の薬剤で重要な副作用を表1に挙げた
- アキレス腱炎，腱断裂は服用早期の数日以内に起こり，頻度は低いがステロイド投与中や腎障害を有する高齢者でリスクが高い．服用患者が踵の痛みを訴えた場合には中止すべきである
- モキシフロキサシンでは「失神，意識消失，めまい等」の副作用があるため，「自動車の運転等危険を伴う機械の操作に従事させない」ことが注意事項となっている
- モキシフロキサシンおよびレボフロキサシンではクラリスロマイシンと比較した場合の急性肝障害のリスクは2倍であるという報告がある[4]
- 特に心疾患，糖尿病などの基礎疾患をもつ患者，血中濃度が上昇するリスクのある高齢者を含む腎機能低下症例では副作用発現に注意が必要
- 胎児への関節障害の懸念から妊婦への投与は禁忌となっている
- キノロン系抗菌薬の使用中に網膜剥離のリスクが増大（OR

表2　各抗菌薬の排泄経路と腎機能障害時の半減期の変化

抗菌薬	回収率 回収時間	尿中	糞便中	半減期（時間） CCr≧80	CCr＜30	変化（倍）
GRNX	0～7日	41.8%	45.4%	14.4	26.5	1.8
MFLX	0～96時間	35%	61%	14.9	14.5	1.0
STFX	0～72時間	80%	20%	5.7	16.3	2.9
LVFX	0～72時間	84%	—	3.96	28.2	7.1
TFLX	0～24時間	45.8%	—	3.9	10.5	2.7

表3　相互作用上の注意点

けいれん誘発リスク	フルルビプロフェン，ケトプロフェン
吸収率低下	酸化マグネシウムやスクラルファートなどに含まれる金属（Fe, Mg, Al, Ca, Zn）
クラスⅠAやクラスⅢの抗不整脈薬	MFLX（QT延長のリスク）

4.50）するという報告がある[5]
- ニューキノロン系抗菌薬のなかには，副作用により発売後に製造中止となった薬品も存在する．ガチフロキサシン（GFLX）は重篤な低血糖および高血糖の発症により2003年3月に緊急安全性情報が出され，その後，2008年に販売中止となっている．光線過敏症やQT延長のリスクのあったスパルフロキサシン（SPFX）も2011年に販売中止となった

＜排泄経路＞
- 各薬剤の排泄経路を表2にまとめた．排泄経路はレボフロキサシン，シタフロキサシンが主に腎排泄で，モキシフロキサシンが主に肝排泄である
- モキシフロキサシンは重度腎機能低下時でも半減期が変わらない
- ガレノキサシンは肝，腎からバランス良く排泄されるため，腎機能低下時の半減期の変化が少ない
- 腎機能障害のある患者では，特に長期処方例で肝排泄の薬剤が安全に使用可能である

<薬物相互作用>

- 吸収や副作用の観点から，薬物の相互作用にも注意を要する．重要なポイントを表3にまとめた

①レスピラトリーキノロン（一部）

● 特徴

- PRSPを含む肺炎球菌のみならず，インフルエンザ菌，マイコプラズマ，クラミジアなどの非定型菌など，呼吸器感染症起炎菌に対して強い抗菌作用をもつ
- 肺炎球菌のキノロン耐性が問題になっており，耐性化進行阻止の観点から，十分な抗菌活性をもつガレノキサシンおよびモキシフロキサシンの積極的使用が推奨される．1999〜2003年に分離した肺炎球菌670株に対するレボフロキサシンおよびシプロフロキサシンの感受性の検討では，耐性頻度は全体で1.6％であったが，20歳未満では耐性は1例もなかったのに対し，60歳以上で15％が耐性であったという報告がある[6]
- マイコプラズマにも抗菌力を有するため，マクロライド耐性株に対する治療選択肢となる．小児でも2010年よりトスフロキサシン（オゼックス®細粒小児用）が使用可能になっている
- 結核菌に対しても抗菌力をもつため，不用意な使用は結核の診断を遅らせてしまうリスクを伴う．結核の可能性が否定できない症例では使用すべきではない．結核診断前のキノロン系抗菌薬への曝露が結核死亡リスクの上昇と関連するという報告もある[7]．トスフロキサシンは結核菌に対する抗菌力をもたない[8]
- ガレノキサシンやモキシフロキサシンは肝排泄があるため，尿中移行性は良好ではない．尿路感染症には用いるべきではない

ガレノキサシン（ジェニナック®） 経口

<特徴>
- 肺炎球菌の治療薬剤として最強．耐性化阻止の観点から肺炎球菌治療にキノロン系抗菌薬を用いる場合には，第一選択とされるべきである．添付文書の情報から蛋白結合率を考慮したfree AUCを算定し，MIC 90の値からfree AUC/MIC 90を算出すると，ガレノキサシンが157であるのに対して，モキシフロキサシンは51.5，シタフロキサシンは25.0（1回100 mg 1日1回），レボフロキサシンは18.8（1回500 mg 1日1回）となる[9]．有効性の目安とされるAUC/MIC＞40を達成できるのは，ガレノキサシンとモキシフロキサシンのみである
- 肺炎球菌に対するMPC（耐性菌出現阻止濃度）は全キノロン系で最も低値であり，最も耐性菌を選択するリスクが低いと考えられている
- 呼吸器への移行性も優れている．モキシフロキサシンとの比較では肺胞マクロファージ中に約1.5倍，気管支粘膜でほぼ同等の濃度であり，シタフロキサシンとの比較では口蓋扁桃で15倍，中耳粘膜で7倍の濃度が移行する（添付文書データ[10]）

<用法・用量>
- ガレノキサシン（ジェニナック®）1回400 mg 1日1回経口

モキシフロキサシン（アベロックス®） 経口

<特徴>
- ガレノキサシンには及ばないが，肺炎球菌に対して強い抗菌力をもつ．腎機能障害のある患者では積極的に選択してよい
- 肝排泄であるため，腎機能障害例でも薬物動態における影響がない．高齢者や腎機能障害患者でも比較的安全に投与できる
- QT延長のリスクが他剤に比べて高い．心臓に基礎疾患をもつ患者では注意が必要

<用法・用量>
- モキシフロキサシン（アベロックス®）1回400 mg 1日1回経口

トスフロキサシン（オゼックス®） 経口

<特徴>
- 小児へも投与可能なキノロン系抗菌薬．小児科領域でも問題になりつつあるPRSPの治療などで使用できる
- 動物実験の結果から懸念される副作用としての関節への影響は少ないとされている

<用法・用量>
- 成人：トスフロキサシン（オゼックス®）1回150 mg 1日2〜3回経口
- 小児：トスフロキサシン（オゼックス®）1回6 mg/kg 1日2回経口
  ※ただし1回180 mg，1日360 mgを超えない

②主としてグラム陰性菌に対して用いられるキノロン系抗菌薬

特徴

- グラム陰性菌や非定型菌などが起炎菌となる前立腺炎や尿道炎では，抗菌力が強く組織移行性も良好なキノロン系抗菌薬が重要な選択肢である
- 深部膿瘍など長期維持治療が必要な症例では，バイオアベイラビリティが高くかつ膿瘍移行性（食細胞内移行性）の良好なキノロン系抗菌薬はよい適応である
- *E. coli* のキノロン耐性が増加しており，抗菌薬の選択には注意が必要である

シプロフロキサシン（シプロキサン®） 経口 静注

<特徴>
- 緑膿菌を含むグラム陰性桿菌に強い抗菌活性をもち，緑膿菌については本系統の薬剤のなかでは最も強い抗菌力をもつ
- 肺炎球菌に対する抗菌力は弱く，組織移行性も他剤に比べて劣るため，主として腸管感染症，尿路感染症に用いられる
- 注射薬が使用可能であり，重症のグラム陰性桿菌感染症に用いられる．注射薬は原液では静脈炎を起こしやすいので，生理食塩液で希釈して投与することが勧められる

<用法・用量>
- **経口**：シプロフロキサシン（シプロキサン®）1回100〜200 mg 1日2〜3回
- **注射**：シプロフロキサシン（シプロキサン®）1回300 mgを生理食塩液，ブドウ糖注射液などで希釈して1時間かけて点滴静注，1日2回

レボフロキサシン（クラビット®） 経口 静注

<特徴>
- 本来はレスピラトリーキノロンに分類される薬剤であるが，肺炎球菌に対する活性がガレノキサシンやモキシフロキサシンに劣るため，臨床的にはグラム陰性菌感染治療への使用が推奨される薬剤である
- 緑膿菌などのグラム陰性菌，嫌気性菌に対する活性は他のキノロン系抗菌薬と比較して決して強くない
- 注射薬が使用可能である．シプロフロキサシンの注射薬に比べて血管炎を起こしにくいため生理食塩液等での希釈が不要であり，循環器系への負荷を少なくできる
- 長期の臨床現場における使用実績から最も安全性が確立されている薬剤であるため，骨髄炎や深部膿瘍治療など長期投与が必要な場合，あるいは腎機能が低下した高齢者へ比較的長期に投与する場合には，本薬剤は良い適応であると考えられる

<用法・用量>
- **経口**：レボフロキサシン（クラビット®）1回500 mg 1日1回
- **注射**：レボフロキサシン（クラビット®）1回500 mg を1日1回，約60分かけて点滴静注

シタフロキサシン（グレースビット®） 経口

<特徴>
- 本来はレスピラトリーキノロンに分類される薬剤であるが，PK-PD的にはガレノキサシンに匹敵するほどの有用性が見出せない．臨床的にはグラム陰性菌感染治療，特にキノロン耐性株への効果が期待される薬剤である
- キノロン耐性菌に対しては，交差耐性によりシタフロキサシンについてもMICの上昇がみられるものの，多くのレボフロキサシン耐性株がシタフロキサシンの治療可能域にとどまっていることが知られている．レボフロキサシンに対するMICが50 µg/mL以上の高度耐性でも，1回100 mg 1日2回投与で9割程度の菌消失率が期待できる
- 肺炎球菌に対する抗菌力は強いが，PK-PDの観点からはガレノキサシン，モキシフロキサシンには及ばず，呼吸器感染症に第一で用いられる薬剤ではない
- 嫌気性菌に対する抗菌力は本系統薬剤で最強である．誤嚥性肺炎や膿瘍治療には積極的に用いてよい

<用法・用量>
- シタフロキサシン（グレースビット®）1回50～100 mg 1日2回経口

文献
1) 霜島正浩：各都道府県から分離された新鮮臨床分離株86万株の各種抗菌薬に対する感受性検査成績（第7報：2008年4月-2009年3月）．診療と新薬, 46(10)：975-1031, 2009
2) Schito, G. C. & Felmingham, D. : Susceptibility of Streptococcus pneumoniae to penicillin, azithromycin and telithromycin (PROTEKT 1999-2003). Int J Antimicrob Agents, 26 (6)：479-485, 2005
3) Wright, D. H., Brown, G. H., Peterson, M. L. & Rotschafer,

J. C.：Application of fluoroquinolone pharmacodynamics. J Antimicrob Chemother, 46（5）：669-683, 2000
4) Paterson, J. M., Mamdani, M. M., Manno, M. & Juurlink, D. N.：Fluoroquinolone therapy and idiosyncratic acute liver injury：a population-based study. CMAJ, 184（14）：1565-1570, 2012
5) Etminan, M., Forooghian, F., Brophy, J. M., Bird, S. T. & Maberley, D.：Oral fluoroquinolones and the risk of retinal detachment. JAMA, 307（13）：1414-1419, 2012
6) 横田伸一，佐藤清，吉田繁，藤井暢弘：フルオロキノロン耐性 Streptococcus pneumoniaeの検出状況と分子疫学的検討．感染症誌，78：428-434, 2004
7) van der Heijden, Y. F., Maruri, F., Blackman, A., Holt, E., Warkentin, J. V., Shepherd, B. E., Sterling, T. R.：Fluoroquinolone exposure prior to tuberculosis diagnosis is associated with an increased risk of death. Int J Tuberc Lung Dis, 16（9）：1162-1167, 2012
8) 川原伸，他：抗結核薬としてのニューキノロン薬の臨床的評価．結核，74：71-75, 1999
9) Fujikawa, K., Chiba, M., Tanaka, M. & Sato, K.：In Vitro Antibacterial Activity of DX-619, a Novel Des-Fluoro（6）Quinolone. Antimicrob Agents Chemother, 49（7）：3040-3045, 2005
10) ジェニナック®錠200mg添付文書．アステラス製薬，2012年6月改訂（第11版）

<照屋勝治>

9. マクロライド系抗菌薬

総論

抗菌薬とスペクトラム

一般名	略号	商品名	スペクトラム・特徴
①14員環マクロライド			
エリスロマイシン	EM	エリスロシン®	【錠剤】ブドウ球菌属,連鎖球菌属,肺炎球菌,淋菌,髄膜炎菌,ジフテリア菌,軟性下疳菌,百日咳菌,破傷風菌,梅毒トレポネーマ,トラコーマクラミジア(クラミジア・トラコマティス),マイコプラズマ属 後発品では上記に加え,赤痢菌,ガス壊疽菌群,赤痢アメーバ 【ドライシロップ・顆粒】ブドウ球菌属,連鎖球菌属,肺炎球菌,淋菌,髄膜炎菌,ジフテリア菌,百日咳菌,梅毒トレポネーマ,トラコーマクラミジア(クラミジア・トラコマティス),マイコプラズマ属 【注射薬】ブドウ球菌属,レンサ球菌属,肺炎球菌,ジフテリア菌
クラリスロマイシン	CAM	クラリス® クラリシッド®	【一般感染症】[200 mg錠]ブドウ球菌属,連鎖球菌属,肺炎球菌,モラクセラ・カタラーリス,インフルエンザ菌,レジオネラ属,カンピロバクター属,ペプトストレプトコッカス属,クラミジア属,マイコプラズマ属 [50 mg小児用]上記に加え,百日咳菌(ただしペプトストレプトコッカス属には適応なし) 【非結核性抗酸菌症】[200 mg錠のみ]マイコバクテリウム属 【ヘリコバクター・ピロリ感染症】[200 mg錠のみ]ヘリコバクター・ピロリ

ロキシスロマイシン	RXM	ルリッド®	ブドウ球菌属，連鎖球菌属，肺炎球菌，モラクセラ・カタラーリス，アクネ菌，肺炎マイコプラズマ（マイコプラズマ・ニューモニエ）
②15員環マクロライド			
アジスロマイシン	AZM	ジスロマック®	【錠剤】ブドウ球菌属，連鎖球菌属，肺炎球菌，淋菌，モラクセラ・カタラーリス，インフルエンザ菌，レジオネラ・ニューモフィラ，ペプトストレプトコッカス属，プレボテラ属，クラミジア属，マイコプラズマ属 【小児用細粒／カプセル】ブドウ球菌属，連鎖球菌属，肺炎球菌，モラクセラ・カタラーリス，インフルエンザ菌，肺炎クラミジア（クラミジア・ニューモニエ），マイコプラズマ属 【静注剤】ブドウ球菌属，連鎖球菌属，肺炎球菌，淋菌，モラクセラ・カタラーリス，インフルエンザ菌，レジオネラ・ニューモフィラ，ペプトストレプトコッカス属，プレボテラ属，クラミジア属，マイコプラズマ属 【成人用ドライシロップ】ブドウ球菌属，連鎖球菌属，肺炎球菌，淋菌，モラクセラ・カタラーリス，インフルエンザ菌，ペプトストレプトコッカス属，クラミジア属，マイコプラズマ属 【錠剤600 mg】マイコバクテリウム・アビウムコンプレックス（MAC）
③16員環マクロライド			
ジョサマイシン	JM	ジョサマイシン（錠剤） ジョサマイ®（ドライシロップ・シロップ）	【錠剤】ブドウ球菌属，連鎖球菌属，肺炎球菌，赤痢菌，マイコプラズマ属 【ドライシロップ・シロップ】ブドウ球菌属，連鎖球菌属，肺炎球菌，インフルエンザ菌，マイコプラズマ属
スピラマイシン酢酸エステル	SPM	アセチルスピラマイシン	ブドウ球菌属，連鎖球菌属，肺炎球菌，梅毒トレポネーマ
ロキタマイシン		リカマイシン®	ブドウ球菌属，連鎖球菌属，肺炎球菌，カンピロバクター属，ペプトストレプトコッカス属，バクテロイデス属，クラミジア属，マイコプラズマ属

④リンコマイシン系

リンコマイシン	LCM	リンコシン®	【カプセル】ブドウ球菌属，連鎖球菌属，肺炎球菌，赤痢菌 【注射薬】ブドウ球菌属，連鎖球菌属，肺炎球菌，ペプトストレプトコッカス属，バクテロイデス属
クリンダマイシン (経口薬)	CLDM	ダラシン®	ブドウ球菌属，連鎖球菌属，肺炎球菌
クリンダマイシン (注射薬)		ダラシン®S	ブドウ球菌属，連鎖球菌属，肺炎球菌，ペプトストレプトコッカス属，バクテロイデス属，プレボテラ属，マイコプラズマ属

作用機序

- 蛋白合成阻害薬．細菌70Sリボゾームの50Sサブユニットの23S rRNAに結合し，ペプチド転移酵素反応を阻害して蛋白の合成を阻害する，静菌性抗菌薬である．濃度，菌種により殺菌性に作用する場合がある

特徴

- マクロライド系抗菌薬はジメチルアミノ糖を有する巨大環状ラクトン環を基本骨格とする抗菌薬である
- マクロライド系抗菌薬は14員環，15員環，16員環の3種に分類される
- グラム陽性菌に対しては，ブドウ球菌属，肺炎球菌に抗菌活性を示すが，グラム陰性菌の多くには抗菌活性を示さない．しかしグラム陰性菌のモラクセラ・カタラーリス，百日咳菌など一部に対しては抗菌活性を示す
- クラミジアなどの細胞内寄生菌に強い抗菌活性を示す
- 胃酸に対する安定性，組織移行性の増大が図られたクラリスロマイシン，ロキシスロマイシン，アジスロマイシンをニューマクロライドという
- ほとんどの組織に良好に移行し，組織内濃度が血中濃度の数倍から数十倍になることがある．しかし脳脊髄液への移行性は低い
- 安全性が高く，主な副作用は下痢や腹痛などの消化器症状である

- リンコマイシン系抗菌薬は，構造はマクロライドと異なるが，作用機序や抗菌スペクトルは類似し，広義のマクロライド系抗菌薬である
- リンコマイシン系抗菌薬は嫌気性菌に対する抗菌活性が強い

① 14員環マクロライド

エリスロマイシン（エリスロシン®） 静注 経口

＜特徴＞
- グラム陽性菌，マイコプラズマ，レジオネラ，百日咳菌に強い抗菌力
- 胃酸に不安定である
- 最も古いマクロライド
- 肺炎球菌で高率に耐性化，マイコプラズマでも耐性化が進行
- マクロライド少量長期療法では，第一選択薬

＜適応微生物と適応症＞
- 適応微生物は，錠剤では，ブドウ球菌属，連鎖球菌属，肺炎球菌，淋菌，髄膜炎菌，ジフテリア菌，軟性下疳菌，百日咳菌，破傷風菌，梅毒トレポネーマ，クラミジア・トラコマティス，マイコプラズマ属であるが，ドライシロップと顆粒製剤では軟性下疳菌と破傷風菌には適応がない
- 適応症は，表在性皮膚感染症，深在性皮膚感染症，リンパ管・リンパ節炎，乳腺炎，骨髄炎，扁桃炎，肺炎，肺膿瘍，膿胸，腎盂腎炎，尿道炎，淋菌感染症，軟性下疳，梅毒，子宮内感染，中耳炎，歯冠周囲炎，猩紅熱，ジフテリア，百日咳，破傷風
- 注射製剤は，経口投与が困難な場合や緊急を要する場合に，感受性のあるブドウ球菌属，連鎖球菌属，肺炎球菌，ジフテリア菌による外傷・熱傷および手術創などの二次感染，肺炎，ジフテリアに対しての適応となっている

- レジオネラに対しては抗菌力があるが，保険適用外
- COPDの増悪予防，びまん性汎細気管支炎に効果があるが，保険適応外
- びまん性汎細気管支炎の治療には1日400～600 mgを2～3日に分け最低6カ月は投与して臨床効果を判定する

<用法・用量>
- **静注の場合**：成人600～1,500 mgを2～3回に分け，1回2時間以上かけて点滴静注
- **経口の場合**：成人1日800～1,200 mgを4～6回に分服
- **小児**：1日25～50 mg/kgを4～6回に分服（成人量を上限）

<使用の際のポイントと注意点>
- 胃酸の影響を受けやすく，胃で分解されモチリン様作用により，下痢や腹部不快感などの症状が生じる
- エルゴタミン含有製剤，ピモジドを投与中の患者は禁忌
- 肝機能障害のある患者では，血中濃度が上昇するおそれがあるので慎重に投与する
- 心疾患のある患者では，QT延長，心室頻拍（Torsades de pointesを含む）を起こすことがあるので注意し慎重に投与する
- 注射製剤の場合，急速な静注によって心室頻拍を起こすことがあるので必ず1回2時間以上かけて点滴静注する

> **memo**
> 14員環および15員環マクロライドは，抗菌活性以外に，抗炎症作用や気道分泌抑制作用がある．この作用を期待して通常で使用する量より少ない量を長期にわたり使用する治療法をマクロライド少量長期療法という．

クラリスロマイシン（クラリス®，クラリシッド®）

経口

<特徴>
- グラム陽性菌，マイコプラズマ，クラミジア，レジオネラ，

百日咳菌に強い抗菌力
- マイコプラズマ，クラミジアなどの非定型感染症では第一選択薬
- *Mycobacterium avium* complex（MAC）に対しては高い抗菌活性を示し，MACを含む非結核性抗酸菌症に適応
- ヘリコバクター・ピロリ菌の除菌療法に適応
- エリスロマイシンとほぼ同等もしくは強力な抗菌力
- エリスロマイシンより半減期が長い
- 胃酸に安定
- 組織移行性が良好
- 肺炎球菌で高率に耐性化，マイコプラズマでも耐性化が進行

＜適応微生物と適応症＞

- 適応微生物は，一般感染症として，感受性のあるブドウ球菌属，連鎖球菌属，肺炎球菌，モラクセラ・カタラーリス，インフルエンザ菌，レジオネラ属，カンピロバクター属，ペプトストレプトコッカス属，クラミジア属，マイコプラズマ属
- 適応症は，表在性皮膚感染症，深在性皮膚感染症，リンパ管・リンパ節炎，慢性膿皮症，外傷・熱傷および手術創などの二次感染，肛門周囲膿瘍，咽頭・喉頭炎，扁桃炎，急性気管支炎，肺炎，肺膿瘍，慢性呼吸器病変の二次感染，尿道炎，子宮頸管炎，感染性腸炎，中耳炎，副鼻腔炎，歯周組織炎，歯冠周囲炎，顎炎，好中球性炎症性気道疾患（保険適用外）
- 百日咳菌に対して抗菌活性が高いが，小児用のみ適応
- 非結核性抗酸菌症の治療はクラリスロマイシン単独で治療せず，リファンピシンやエタンブトールなどの他の抗菌薬との多剤併用療法を行う
- ヘリコバクター・ピロリ感染症では，クラリスロマイシンとアモキシシリン1回750 mgおよびプロトンポンプ阻害薬の3剤を同時に1日2回，7日間，経口投与する

＜用法・用量＞

- **経口の場合**：成人1回200 mgを1日2回
クラミジア感染症では原則14日間
非結核性抗酸菌症では，1回400 mgを1日2回

ヘリコバクター・ピロリの除菌療法では，1回200 mgを1日2回，7日間（1回400 mg，1日2回まで可）
- 小児：1日10〜15 mg/kgを2〜3回分服（レジオネラ肺炎には1日15 mg/kgを2〜3回分服），1日400 mgを上限

＜使用の際のポイントと注意点＞
- ピモジド，エルゴタミン含有製剤，タダラフィルを投与中の患者は禁忌
- 肝臓あるいは腎臓に障害のある患者で，コルヒチンを投与中の患者は禁忌
- 肝機能障害のある患者では，肝機能障害を悪化させることがあるので注意し慎重に投与する
- 腎機能障害のある患者では，血中濃度が上昇するおそれがあるので注意し慎重に投与する
- QT延長，心室頻拍（Torsades de pointesを含む）などの心疾患のある患者では，心室細動を起こすことがあるので注意し慎重に投与する

> **memo**
>
> マクロライドは肝臓での薬物代謝酵素のCYP3A4と結合するので，他のCYP3A4で代謝される薬剤の代謝が阻害され，血中濃度が上昇し副作用が発現することがある．特に14員環マクロライドで多くみられる．
> →テオフィリン，ワルファリン，ジソピラミド，カルバマゼピン，エルゴタミン，シクロスポリンなど．

② 15員環マクロライド

アジスロマイシン（ジスロマック®）　静注　経口

＜特徴＞
- グラム陽性菌，マイコプラズマ，クラミジア，レジオネラに

強い抗菌力
- インフルエンザ菌などのグラム陰性菌に対しては，他のマクロライドより抗菌力が高い
- マイコプラズマ，クラミジアなどの非定型感染症では第一選択薬
- レジオネラに対して，他のマクロライドより抗菌力が高い
- 半減期が長く，1日1回の投与が可能
- 3日間の投与で組織内の有効濃度が7日間持続
- 2g徐放化製剤（sustained release：SR）は，投与後24時間のAUCは錠剤の約3倍，最高血中濃度は約2倍，単回の投与で組織内の有効濃度が7日間持続する
- 肺炎球菌で高率に耐性化，マイコプラズマでも耐性化が進行
- 投与量はGFRにかかわらない

＜適応微生物と適応症＞
- 適応微生物は，感受性のあるブドウ球菌属，連鎖球菌属，肺炎球菌，淋菌，モラクセラ・カタラーリス，インフルエンザ菌，レジオネラ・ニューモフィラ，ペプトストレプトコッカス属，プレボテラ属，クラミジア属，マイコプラズマ属である
- SR剤は，レジオネラとプレボテラ属に適応なし
- 適応症は，深在性皮膚感染症，リンパ管・リンパ節炎，咽頭・喉頭炎，扁桃炎（扁桃周囲炎，扁桃周囲膿瘍を含む），急性気管支炎，肺炎，肺膿瘍，慢性呼吸器病変の二次感染，尿道炎，子宮頸管炎，骨盤内炎症性疾患，副鼻腔炎，歯周組織炎，歯冠周囲炎，顎炎である
- 尿道炎，子宮頸管炎には，1回1,000 mg（力価）を経口投与
- 注射薬は肺炎と骨盤内炎症性疾患が適応
- 肺炎では，注射薬から経口薬にスイッチ療法が可能．注射薬を2〜5日間投与し，経口薬に変更する．総投与期間は合計7〜10日間を目安
- 骨盤内炎症性疾患は，注射薬の治療後，経口薬1回250 mgを1日1回投与
- 後天性免疫不全症候群（acquired immune deficiency syndrome：AIDS）に伴う播種性MAC症の発症抑制の場合は，1回1,200 mgを週1回経口投与する．治療の場合は1回600

mgを1日1回経口投与する．治療に際してはエタンブトールを加え，MACに対する抗菌活性（*in vitro*）を有する他の抗菌薬を併用する

＜用法・用量＞
- 静注の場合：成人1日1回500 mgを2時間かけて点滴静注
- 経口の場合：成人1日1回2 g（SR）を用時に水で懸濁し，空腹時に服用
  成人1日1回500 mgを3日間服用
  小児1日1回体重1 kgあたり10 mg（500 mgを超えない）を3日間服用

＜使用の際のポイントと注意点＞
- 半減期が長いので，服用終了の数日後でも副作用が発現することがある
- 高度な肝機能障害のある患者では，肝機能障害を悪化させることかあるので投与量や投与間隔などに注意し慎重に投与する
- 心疾患のある患者では，QT延長，心室頻拍（Torsades de pointesを含む）を起こすことがあるので慎重に投与する

> **memo**
>
> 　肺炎球菌のマクロライド系抗菌薬に対する耐性化が進み，本邦では70〜80％と高率である．しかし国内で実施した成人市中肺炎に対するアジスロマイシン臨床試験では，肺炎球菌性肺炎の76.5％に有効性が認められ，高度耐性株が検出された症例でも有効例が認められている．
>
> 　また，マクロライド系抗菌薬と他剤との併用療法が注目されており，欧州でのICU管理の肺炎球菌性肺炎を含む重症市中肺炎患者を対象にした，βラクタム抗菌薬にマクロライド系抗菌薬もしくはニューキノロン系抗菌薬を併用した比較試験ではマクロライド系抗菌薬併用群で有意に死亡率が低かった．
>
> 　マクロライドの抗菌力以外の作用も関与し，肺炎の死亡率を改善する可能性がある．

③ 16員環マクロライド

ジョサマイシン
（ジョサマイシン，ジョサマイ®）

<特徴>
- グラム陽性菌・クラミジア・マイコプラズマに抗菌力
- 胃酸に不安定
- ブドウ球菌属のマクロライド耐性を誘導しない耐性非誘導型抗生物質
- 14員環マクロライドに比べ，CYP3A4の阻害作用が弱いため薬物相互作用が少ない

<適応微生物と適応症>
　適応微生物は，錠剤では，ブドウ球菌属，連鎖球菌属，肺炎球菌，赤痢菌，マイコプラズマ属であるが，ドライシロップ・シロップ剤では，赤痢菌に適応がなく，インフルエンザ菌に適応がある．

　適応症は，表在性皮膚感染症，深在性皮膚感染症，リンパ管・リンパ節炎，慢性膿皮症，外傷・熱傷および手術創などの二次感染，乳腺炎，咽頭・喉頭炎，扁桃炎，急性気管支炎，肺炎，慢性呼吸器病変の二次感染，膀胱炎，精巣上体炎（副睾丸炎），感染性腸炎，涙嚢炎，麦粒腫，中耳炎，副鼻腔炎，化膿性唾液腺炎，歯周組織炎，歯冠周囲炎，上顎洞炎，顎炎，猩紅熱

<用法・用量>
- 成人：1日800〜1,200 mg（力価）を，3〜4回に分服
  （小児：1日30 mg/kgを，3〜4回に分服）

<使用の際のポイントと注意点>
- エルゴタミン含有製剤，ジヒドロエルゴタミンメシル酸塩を投与中の患者は禁忌
- 大部分が胆汁中に排泄され，尿中への排泄は24時間以内で約10％以下

- 肝機能障害のある患者では，血中濃度が上昇するおそれがあるので慎重に投与する
- ヒト母乳中へ移行するため，投与中の授乳は避ける
- 百日咳菌に対する有効性が劣るため適応が認められていない

> **memo**
> マクロライド系抗菌薬は苦みが強い薬剤である．苦みに対して甘味成分やコーティングなどで対策をしているが，薬剤を噛み砕いたり，スポーツ飲料やジュースなどの酸性飲料で服用すると強い苦みが生じる．16員環マクロライドは，14員環や15員環マクロライドに比べて苦みが少ないため，小児に服用させやすい利点がある．

④リンコマイシン系

クリンダマイシン（ダラシン®，ダラシン®S）

静注 筋注 経口

<特徴>
- リンコマイシンの7位の水酸基を塩素で置換し合成
- リンコマイシンより抗菌力が強く吸収がよい
- グラム陽性菌，嫌気性菌およびマイコプラズマに対して抗菌力がある
- A群連鎖球菌の外毒素産生の抑制やM蛋白産生阻害作用の報告がある

<適応微生物と適応症>
- 適応微生物は，注射薬では，感受性のあるブドウ球菌属，連鎖球菌属，肺炎球菌，ペプトストレプトコッカス属，バクテロイデス属，プレボテラ属，マイコプラズマ属．経口薬では感受性のあるブドウ球菌属，連鎖球菌属，肺炎球菌
- 適応症は，注射薬では，敗血症，咽頭・喉頭炎，扁桃炎，急

性気管支炎,肺炎,慢性呼吸器病変の二次感染,中耳炎,副鼻腔炎.経口薬では,表在性皮膚感染症,深在性皮膚感染症,慢性膿皮症,咽頭・喉頭炎,扁桃炎,急性気管支炎,肺炎,慢性呼吸器病変の二次感染,涙嚢炎,麦粒腫,外耳炎,中耳炎,副鼻腔炎,顎骨周辺の蜂巣炎,顎炎,猩紅熱

<用法・用量>
- **静注／筋注の場合**：成人1日600〜1,200 mgを2〜4回に分けて点滴静注もしくは筋注.難治性または重症感染症には症状に応じて,点滴静注は1日2,400 mgまで増量可.筋注は適宜増減
- **経口の場合**：1回150 mgを6時間ごとに,重症感染症には1回300 mgを8時間ごとに経口投与

<使用の際のポイントと注意点>
- 急速静注で心停止を起こすことがあるため,30分〜1時間かけて点滴静注する
- エリスロマイシンの方が,細菌リボゾーム50Sサブユニットへの親和性が高いため,投与してもクリンダマイシンの効果が現れないと考えられるので,エリスロマイシンとの併用は禁忌
- クリンダマイシンは神経筋遮断作用を有するため,スキサメトニウム,ツボクラリンなどの末梢性筋弛緩薬との併用には注意する
- 肝障害あるいは腎障害のある患者では慎重に投与する
- 嫌気性菌のクリンダマイシンに対する耐性化が進んでいる

<白井 亮,門田淳一>

第3章 各抗菌薬の特徴

10. テトラサイクリン系抗菌薬

総論

抗菌薬とスペクトラム

一般名	略号	商品名	スペクトラム・特徴
・長時間作用型			
ドキシサイクリン（経口薬）	DOXY	ビブラマイシン®	ブドウ球菌属，連鎖球菌属，肺炎球菌，淋菌，炭疽菌，大腸菌，赤痢菌，肺炎桿菌，ペスト菌，コレラ菌，ブルセラ属，コクシエラ・バーネティ，クラミジア属
ミノサイクリン（経口薬，注射薬）	MINO	ミノマイシン®	ブドウ球菌属，連鎖球菌属，肺炎球菌，腸球菌属，淋菌，炭疽菌，大腸菌，赤痢菌，シトロバクター属，クレブシエラ属，エンテロバクター属，プロテウス属，モルガネラ・モルガニー，プロビデンシア属，緑膿菌，梅毒トレポネーマ，リケッチア属，クラミジア属，マイコプラズマ・ニューモニエ

作用機序

- 蛋白合成阻害薬．細菌の菌体内にある70Sリボゾームの30Sサブユニットに結合して，アミノアシルtRNAがmRNAリボゾーム複合体と結合するのを妨げることにより，**蛋白合成を阻害する静菌的抗菌薬である**

特徴

- わが国で使用されているテトラサイクリン系抗菌薬には，短時間作用型のテトラサイクリン（アクロマイシン®V），中等度作用型のジメチルクロルテトラサイクリン（レダマイシン®），長時間作用型のドキシサイクリン（ビブラマイシン®），ミノサイクリン（ミノマイシン®）があり，投与のしやすさか

ら長時間作用型のドキシサイクリンとミノサイクリンが主に臨床で使用されている
- テトラサイクリン系の誘導体である**チゲサイクリンは，多剤耐性アシネトバクターに有効**でわが国でも2012年11月に販売が開始された
- 他の系統の抗菌薬と異なり，欧米での適応，使用量，使用方法に差がない
- 一般細菌では耐性株が増加しているため，他の系統の抗菌薬に優先して使用されることは少ないが，**リケッチア症やブルセラ症，ライム病などでは第一選択薬**である
- 耐性機構は，他の系統の抗菌薬でみられる薬剤不活化酵素や薬剤標的部位の変化による耐性化ではない．グラム陰性菌の耐性は薬剤排出蛋白により，グラム陽性菌では，薬剤排出蛋白とリボソーム保護蛋白の耐性機構がある
- 脂溶性のため，各組織への移行が良く，呼吸器系，肝胆道系，細胞内などに良好な移行を示し，いずれも血中濃度を上回る

臨床で重要となる各抗菌薬のスペクトラムの特徴

- グラム陽性球菌，グラム陰性菌のほか，マイコプラズマ，クラミジア，リケッチア，レジオネラなどの細胞内寄生菌，マラリアなどに抗菌活性を示す
- 肺炎球菌や連鎖球菌，黄色ブドウ球菌，大腸菌に対し50〜80％耐性を示す
- 人獣共通感染症を起こす病原微生物に適応が多く，病歴上，動物との接触歴がある発熱性疾患の際に使用する機会が多い
- 米国では炭疽，ペスト，野兎病による**バイオテロリズムに対する予防，治療薬として注目**されている
- クラリスロマイシン，メトロニダゾールに耐性のヘリコバクター・ピロリの除菌目的や，メフロキン耐性の熱帯熱マラリア予防などに使用される

長時間作用型

特徴

- マイコプラズマ，クラミジアによる呼吸器感染症，泌尿器・産婦人科領域のクラミジア感染症，リケッチア症およびQ熱，レプトスピラ症などの人獣共通感染症などの治療において第一選択薬である
- 細菌感染症では，**ビブリオ感染症に対して第一選択薬**である
- その他の細菌感染症においては，他の抗菌薬が耐性である場合やアレルギーなどでβラクタム系抗菌薬が使用できない場合に代替薬として使用される
- 他のテトラサイクリン系抗菌薬と比べ，消化管からの吸収に優れ，食事による影響は少ない
- 抗菌薬としての作用以外に，抗炎症作用，免疫抑制作用，歯肉の線維芽細胞の接着強化，創の修復などさまざまな作用が報告されている．欧米ではこれらの作用を利用して，面皰，酒渣，歯周病の治療に応用されている

副作用

- 悪心，嘔吐，食欲不振などの消化器症状が大部分で，腸内細菌に影響するため，下痢や偽膜性腸炎を起こすことがある．ドキシサイクリンは他剤と比べ頻度は低い
- **歯牙の着色，エナメル質形成不全，一過性の骨形成不全を起こすことがあるため，8歳以下の小児への投与は避ける**
- 胎盤を通過し，臍帯血と羊水にも移行するため，妊娠中の投与は避ける．乳汁中へも移行するが，カルシウムと結合し，不溶性となるため，乳児の血清中には移行しない
- さまざまな腎障害を起こすことが報告されている
- 長期投与によって"pseudotumor cerebri"と呼ばれる頭蓋内圧亢進症が認められることがある．これは視野障害を伴うことがあり，本薬を投与した後，頭痛を訴えた場合は視野の異常を検査する必要がある

使用の際のポイントと注意点

- 多数の薬剤との相互作用が報告されており，アルミニウム，

マグネシウム，カルシウムなどを含む制酸薬，鉄剤などと同時服用した場合には金属イオンとキレート結合して不溶性となり吸収率が低下する
- ワルファリンなどの抗凝固薬やスルホニル尿素系血糖降下薬の作用を増強させることがあり注意が必要である
- メトトレキサートの作用増強，ポルフィマーナトリウムによる光線過敏症の増強，ジゴキシンの血中濃度の上昇，黄体・卵胞ホルモン配合薬（経口避妊薬）の効果減弱および不正性器出血の発現増大などのおそれがある

ドキシサイクリン（ビブラマイシン®） 経口

＜特徴＞
- リケッチア，マイコプラズマ，クラミジアなど，非定型病原体感染症の第一選択薬
- 特に副鼻腔に移行が良好で，腹水，歯肉，肺などへの移行も良い．ただし，胸水，骨，皮膚，痰への移行は良くない
- テトラサイクリン系抗菌薬のなかで最も半減期が長く約15〜24時間であるため，1日1回投与が可能である．コンプライアンスの面から欧米では最も使用されている
- 腎臓から20〜30％排泄され，残りは便中に排泄される
- 欧米では静注用製剤があるが，わが国では販売されていない

＜適応微生物と適応症＞
- 表在性皮膚感染症，深在性皮膚感染症，リンパ管・リンパ節炎，慢性膿皮症
- 外傷・熱傷および手術創の二次感染，乳腺炎，骨髄炎
- 咽頭・喉頭炎，扁桃炎，急性気管支炎，肺炎，肺膿瘍，慢性呼吸器病変の二次感染
- 膀胱炎，腎盂腎炎，前立腺炎，尿道炎，淋菌感染症
- 感染性腸炎，コレラ
- 子宮内感染，子宮附属器炎
- 眼瞼膿瘍，涙嚢炎，麦粒腫，角膜炎，
- 中耳炎，副鼻腔炎，化膿性唾液腺炎
- 歯冠周囲炎

- 猩紅熱
- 炭疽，ブルセラ症，ペスト，Q熱，オウム病

<用法・用量>
- 1回100 mgを1日2回または1回200 mgを1日1回，経口投与

<使用の際のポイントと注意点>
- 排泄経路は主に肝臓であるため，腎機能障害時の投与量の調整は不要であるが，肝機能障害時には減量が必要である
- 光線過敏症がみられることがあり，アレルギー反応より頻度が高い

ミノサイクリン（ミノマイシン®） 経口 静注

<特徴>
- リケッチア，マイコプラズマ，クラミジアなど，**非定型病原体感染症の第一選択薬**
- ドキシサイクリンより脂溶性が高く，特に前立腺，尿道，卵管，皮膚などへは移行性が良く，消化管，胆汁，喀痰，その他の体液への移行も良い．ただし，中枢神経への移行は良くない
- 半減期は約11～22時間とドキシサイクリンよりも短く，1日2回投与が一般的である
- 抗菌活性以外に**悪性疾患の胸水コントロールや早期の関節リウマチの治療**に用いられている

<適応微生物と適応症>
- 表在性皮膚感染症，深在性皮膚感染症，リンパ管・リンパ節炎，慢性膿皮症
- 外傷・熱傷および手術創の二次感染，乳腺炎，骨髄炎
- 咽頭・喉頭炎，扁桃炎，急性気管支炎，肺炎，肺膿瘍，慢性呼吸器病変の二次感染
- 膀胱炎，腎盂腎炎，前立腺炎，精巣上体炎，尿道炎，淋菌感染症，梅毒

- 腹膜炎
- 感染性腸炎
- 外陰炎，細菌性腟炎，子宮内感染
- 涙嚢炎，麦粒腫
- 外耳炎，中耳炎，副鼻腔炎，化膿性唾液腺炎
- 歯周組織炎，歯冠周囲炎，上顎洞炎，顎炎
- 炭疽，つつが虫病，オウム病

<用法・用量>
- **経口の場合**：1回 100 mg を 1 日 2 回
- **点滴静注の場合**：1回 100 mg を 1 日 2 回

<使用の際のポイントと注意点>
- 排泄経路は主に肝臓であるため，腎機能障害時の投与量の調整は不要であるが，肝機能障害時には減量が必要である
- **特有の副作用としてめまいを主とする前庭神経症状のみられることがある．これは女性の頻度が高く，投与中止後，数日で回復する**
- 経静脈投与で血栓性静脈炎がよくみられる

<宮下修行>

第3章 各抗菌薬の特徴

11. その他（ST合剤，メトロニダゾール）

一般名	略号	商品名	スペクトラム・特徴
①ST合剤			
スルファメトキサゾール・トリメトプリム	ST	バクタ® ベナンバックス®	呼吸器感染症（*Pneumocystis jiroveci*, ampicillin-resistant *Haemophilus influenzae*, *Moraxella catarrhalis*） 消化器感染症（*Salmonella typhis* を含む *Salmonella* 感染症） 泌尿器・生殖器感染症（*Escherichia coli*, *Neisseria gonorrhea* などによる複雑性尿路感染症）
②メトロニダゾール			
メトロニダゾール	MNZ, MTZ	フラジール®	トリコモナス原虫，嫌気性菌，*Helicobacter pylori*，赤痢アメーバ，ランブル鞭毛虫（ジアルジア）

① ST合剤

作用機序

- 細菌の葉酸合成系を阻害するスルファメトキサゾール（sulfamethoxazole, 図1）とトリメトプリム（trimethoprim, 図1）との合剤である
- ヒト細胞も細菌も，葉酸が欠乏すると成長も分裂も不能となる．ヒトでは食事の中に含まれるビタミンとして葉酸をとり込むが，細菌ではプテリジン前駆体と*p*-アミノ安息香酸（PABA），グルタミン酸から（ジヒドロ）葉酸を合成し，さらに（ジヒドロ）葉酸から生合成されたトリヒドロ葉酸を生合成している（図2）
- スルファメトキサゾールとトリメトプリムとの葉酸生合成系における作用部位は異なる（図2）が，葉酸生合成系をもたないヒトにはスルファメトキサゾールは作用しない．葉酸からトリヒドロ葉酸を合成する際の酵素に対するトリメトプリ

スルファメトキサゾール

トリメトプリム

図1 スルファメトキサゾールとトリメトプリムの化学構造式

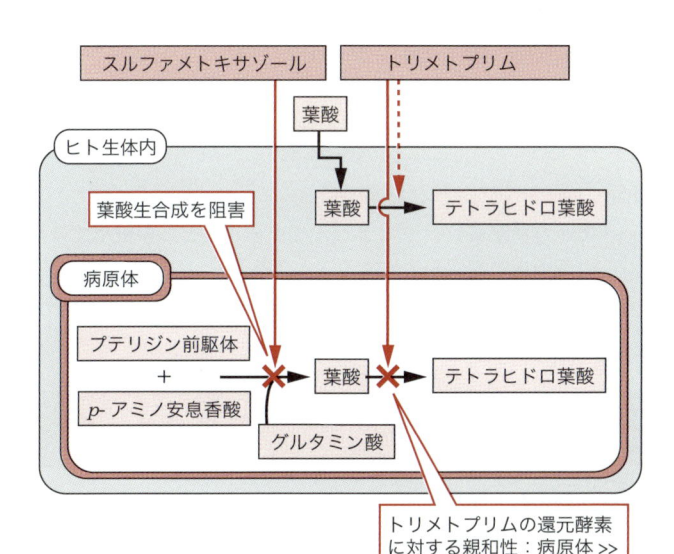

図2 ST合剤の作用機序

第3章 11 その他（ST合剤，メトロニダゾール）

ムの親和性はヒト酵素よりも細菌の酵素に50,000〜100,000倍高いことで選択毒性を有している
- 葉酸代謝を阻害する2つの薬剤の相乗効果を期待して，S：T＝5：1で配合されたものがST合剤である

特徴

- *Pneumocystis jirovecii* 肺炎（いわゆるPCP：*Pneumocystis preumonia*）などの呼吸器感染症，消化器感染症，前立腺を含む泌尿器系に有効である
- 細胞性免疫障害ではPCP予防にも用いられる

臨床で重要となるスペクトラムの特徴

- **呼吸器感染症**：*P. jirovecii,* ampicillin‐resistant *Haemophilus influenzae*, *Moraxella catarrharis*
- **消化器感染症**：*Salmonella typhi* を含む *Salmonella* 感染症
- **泌尿器・生殖器感染症**：一般抗菌薬の移行が悪い前立腺と腟への移行が良好であることから，*Escherichia coli* や *Neisseria gonorrhea* などによる複雑性尿路感染症に有効である

副作用

- 皮膚過敏症，悪心・嘔吐，白血球減少症や血小板減少症など

使用の際のポイントと注意点

- カルバマゼピン，フェノバルビタールなどとの併用ではST合剤の血中濃度が上昇することがある
- ST合剤との併用でアミオダロン，ワルファリンなどの血中濃度が上昇することがある

スルファメトキサゾール・トリメトプリム（バクタ®） 経口

＜適応微生物と適応症＞

- 肺炎，慢性呼吸器病変の二次感染，ニューモシスチス肺炎および発生抑制

- 複雑性膀胱炎，腎盂腎炎
- 感染性腸炎，腸チフス，パラチフス

<用法・用量>
- 一般感染症：1日2回，1回2錠（または2 g）
- ニューモシスチス肺炎：1日3～4回，1回3錠（または3 g）
- ニューモシスチス肺炎の発症抑制：1日1回（または週2回）1～2錠（1～2 g）

スルファメトキサゾール・トリメトプリム（ベナンバックス®） 静注 筋注 吸入

<禁忌>
- 本剤に対する過敏症，ザルシタビン，ホスカルネット，アミオダロンを投与中の患者

<適応微生物と適応症>
- ニューモシスチス肺炎

<用法・用量>
- 静脈内点滴投与：4 mg/kgを50～250 mLの生食に希釈し1日1回，点滴静注する
- 筋肉内投与：1回4 mg/kgを3 mLの生食に希釈し2箇所以上の部位に筋注する
- 吸入投与：1回300～400 mgを3～5 mLに希釈し1日1回30分かけて吸入する
- 吸入によるニューモシスチス肺炎発症予防（保険適応外）：1回300～400 mgを3～5 mLに希釈し2～4週間に1回30分かけて吸入する

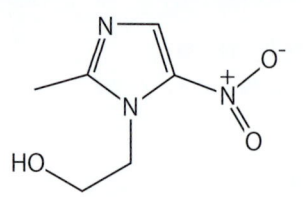

図3 メトロニダゾールの化学構造式

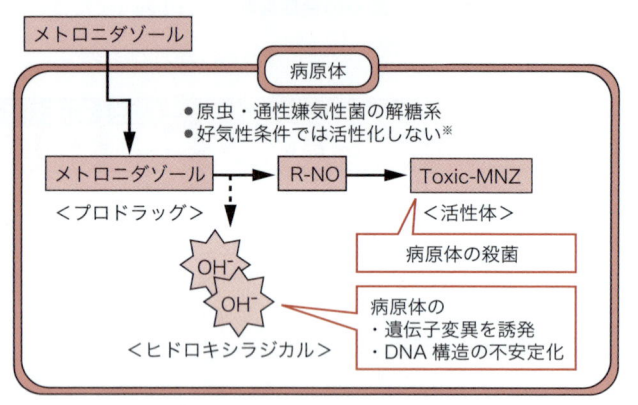

図4 メトロニダゾールの作用機序
MNZ：メトロニダゾール
※*H. pylori* では好気性条件下でも *rdxA* 遺伝子により
　MNZ を toxic-MNZ に変換する

②メトロニダゾール

作用機序

- メトロニダゾールはニトロイミダゾール誘導体で，病原体の酵素によって構造体（図3）のニトロ基が還元され，ニトロ化合物（R-NO）が生成される．R-NO生成の途中で発生したヒドロキシラジカルが病原体のDNAを切断し，二本鎖DNAの不安定化を誘導することによって病原体への活性を有するとされている（図4）

特徴

- 日本では長らくトリコモナス原虫の治療薬として適応を有するが,最近は嫌気性菌[2],*Helicobacter pylori*[3, 4],赤痢アメーバ,ランブル鞭毛虫(ジアルジア)[5]などに適応が拡大した

副作用

- 末梢神経障害,中枢神経障害,無菌性髄膜炎,中毒性表皮壊死融解症(toxic epidermal necrolysis:TEN),皮膚粘膜眼症候群(Stevens-Johnson症候群),白血球減少症など

使用の際のポイントと注意点

- 経口投与によって速やかに吸収され,唾液,母乳,腟液,精巣液,脳脊髄液にまで治療濃度で広く分布する
- 本薬の内服中はジスルフィラム様作用の予防のためにアルコールを飲用しないよう指導する

メトロニダゾール(フラジール®) 経口

<適応微生物と適応症>
- 腟トリコモナス症
- 細菌性腟症
- 嫌気性菌感染症(深在性皮膚感染症,外傷などの二次感染,骨髄炎,腹膜炎,肝膿瘍など)
- 偽膜性腸炎を含む感染性腸炎
- 胃潰瘍,十二指腸潰瘍,胃MALTリンパ腫などの*H. pylori*感染症
- アメーバ赤痢
- ジアルジア症

<用法・用量>
- **腟トリコモナス症**:1回250 mgを1日2回,10日間,経口投与
- **細菌性腟症**:1回250 mgを1日4回または1回500 mgを1日3回,7日間,経口投与する

- **嫌気性菌感染症**：1回500 mgを1日3～4回投与する
- **感染性腸炎**：1回250 mgを1日4回または1回500 mgを1日3回，10～14日間，経口投与する
- ***H. pylori* 感染症**：アモキシシリン＋クラリスロマイシン＋プロトンポンプ阻害薬で除菌が不成功の場合，メトロニダゾール1回250 mg＋アモキシシリン1回750 mg＋プロトンポンプ阻害薬を1日2回，7日間投与する
- **アメーバ赤痢**：1回500 mg（症状に応じて750 mg）を1日3回，10日間，経口投与する
- **ジアルジア症**：1回250 mgを1日3回，5～7日間，経口投与する

memo

ジスルフィラム（disulfiram）様作用とは

アルデヒド脱水素酵素作用阻害によりエタノールがアセトアルデヒドからNAD^+を介して酢酸となる代謝を阻害することにより，血中にアルデヒドが蓄積し，顔面紅潮，過換気，悪心などが生じる作用．メトロニダゾールでみられる．

文献

1) Zinner, S. H., Mayer, K. H. : Sulfonamides and trimethoprim. In: Mandell GL, Bennett JE, Dolin R, ed. Infectious diseases. seventh edition. Elsevier, Boston, pp475-486, 2010
2) Upcroft, P., Upcroft, J. A. : Drug targets and mechanisms of resistance in the anaerobic protozoa. Clin Microbiol Rev, 14 : 150-164, 2001
3) Sisson, G., Goowin, A. & Hoffman, P. S., et al. : Enzymes associated reductive activation and action of nitazoxanide, nitrofurans, and metronidazole in *Helicobacter pylori*. Antimicrob Agents Chemother, 46 : 2116-2123, 2002
4) Osato, M. S. : Antimicrobial susceptibility testing for Helicobacter pylori: sensitivity test results and their clinical relevance. Curr Pharm Des, 6 : 1545-1555, 2000
5) 山本達男，種池郁恵，大塚岳人：メトロニダゾール．日本臨床, 63 : 376-381, 2005

<小林　治>

第 4 章

感染部位別抗菌薬の選び方と使い方

処方例が掲載されている項目には K の見出しをつけています

第4章 感染部位別 抗菌薬の選び方と使い方

1. 肺炎

市中肺炎

● 疾患の特徴,診断の進め方

- 肺炎とは肺実質に急性に起こる感染性の炎症である
- 日常的に遭遇する頻度が高く,プライマリ・ケアできわめて重要な疾患である
- ときとして死に至ることもあり,その診断・治療には迅速性・的確性が求められる
- 胸部異常陰影を認めても肺炎と確定できるわけではなく,感染性,非感染性も含めた鑑別診断が必要である
- 表1に肺炎の鑑別疾患を挙げる

<定義>
- 病院外で日常生活をしていた人に発症した肺炎で医療・介護関連肺炎(Nursing and Healthcare associated pneumonia:NHCAP)の4項目を満たさないもの
- わが国には欧米には存在しない介護保険制度など独自の医療制度があり,日本特有の医療環境を考慮した分類がなされている
- 図1に日本における肺炎の区分を示す

<臨床症状>
- 典型的な症状は発熱,咳嗽,喀痰,胸痛,呼吸困難などが挙げられるが非特異的であり,急性気管支炎や副鼻腔炎,その他の非感染性疾患でも同様の症状をきたす
- また高齢者肺炎では発熱が認められず,元気がない,食欲の低下など,非典型的な症状を呈することもあり,肺炎の発症を見落とさないように注意する

表1　肺炎の鑑別疾患

①感染性肺疾患
・細菌性肺炎　・非定型肺炎　・ウイルス性肺炎　・抗酸菌症　・真菌症
・寄生虫症

②間質性肺疾患
・特発性間質性肺炎　　　・膠原病関連肺疾患　・サルコイドーシス
・好酸球性肺炎（急性，慢性）・肺リンパ管脈管筋腫症
・肺Langerhans細胞組織球症・肺胞蛋白症　　　　・アミロイドーシス
・ヘモジデローシス

③腫瘍性肺疾患
・原発性肺癌　・転移性肺癌　・癌性リンパ管症　・悪性リンパ腫
・Castleman病　・リンパ腫様肉芽腫症　・Kaposi肉腫

④職業・環境性肺疾患
・過敏性肺臓炎（夏型，農夫肺，鳥飼病）
・じん肺（石綿肺，珪肺，慢性ベリリウム肺など）

⑤医原性肺疾患
・薬剤性肺炎（抗癌剤，抗生物質，インターフェロンなど）　・放射線性肺臓炎

⑥その他の肺疾患
・心原性肺水腫　・急性呼吸窮迫症候群（ARDS）・HIV関連肺疾患
・HTLV-1関連肺疾患　・びまん性汎細気管支炎　　　・嚢胞性線維症
・immotile cilia症候群

ARDS：acute respiratory distress syndrome, 急性呼吸窮迫症候群
HIV：human immunodeficiency virus, ヒト免疫不全ウイルス
HTLV-1：human T lymphotropic virus, ヒトTリンパ好性ウイルス
文献2を参照して作成

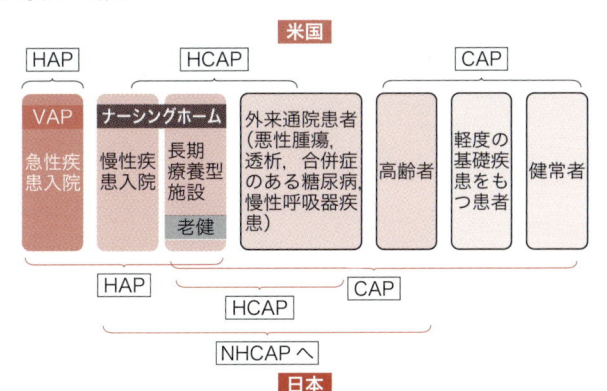

図1　わが国の特有の制度と状況
文献4より引用

<身体所見>

体温	一般的に38℃以上の高熱を呈するが,高齢者やステロイド治療中の患者では目立たないことがある.36℃以下の低体温の場合にはきわめて重篤な状態であり,集学的治療を要することが多い.
脈拍	心拍数は体温と相関し,通常,1℃の体温上昇につき,10回/分上昇する.比較的徐脈とは体温上昇に比して脈拍数が上昇しない状態であり,マイコプラズマやレジオネラなどの細胞内寄生菌による感染症に特徴的とされる.
血圧	血圧の低下は循環動態が不安定な状態であることを示唆しており,敗血症性ショックなどの合併が疑われる.肺炎重症度の重要な指標である.
呼吸数	低酸素状態の指標となる.呼吸状態の悪化に伴い,20回/分以上の頻呼吸をきたす.パルスオキシメーターによる酸素飽和度(SpO_2)測定も低酸素状態の早期発見に有用である.
神経症状	高齢者では咳嗽などの症状が前面に出ず,意識障害を主訴とする場合がある.また,レジオネラ肺炎では逆行性健忘や四肢の振戦,小脳失調などの神経症状をきたすことがある.
皮膚	皮膚のツルゴールにより脱水の有無をチェックする.また,マイコプラズマ肺炎では斑状丘疹からStevens-Johnson症候群までさまざまな皮疹をきたすことがある.
呼吸音	断続性ラ音(coarse crackle)を聴取することが多い.胸膜摩擦音の聴取,呼吸音の減弱や消失が認められた場合には胸膜炎や膿胸を合併していることがある.

<検査所見>

胸部画像所見	胸部X線写真にて新たな浸潤影を認めることが肺炎診断の基本である． 肺炎球菌やレジオネラによる肺炎は典型的な気管支透亮像を伴う大葉性肺炎を呈する． マイコプラズマなどの非定型病原体はびまん性粒状影や，すりガラス状陰影といった間質性陰影を呈することが多い． 黄色ブドウ球菌や嫌気性菌，クレブシエラによる肺炎では内部が壊死し空洞を伴うこともある． インフルエンザ菌やモラクセラによる肺炎では気管支肺炎像を呈することが多い．
血液検査所見	末梢血白血球数は細菌性肺炎では一般的に増加し，核の左方移動を伴う．重症肺炎ではむしろ正常値より減少する場合があるので注意する．非定型肺炎では白血球数は正常のことが多い． 炎症反応としてCRPや赤沈などが測定されるが，非特異的な検査であるため，臨床症状や画像所見とあわせて補助的に使用する．

● 考慮すべき原因微生物

- 市中肺炎（community acquired pneumonia：CAP）の代表的な原因微生物を**表2**に示す
- 最も頻度の高いものは肺炎球菌であり，以下，インフルエンザ菌，マイコプラズマと続く
- 肺炎球菌やレジオネラ，クレブシエラによる肺炎は重症化することがあるため，注意が必要である

● 原因微生物の特定方法

<喀痰の性状>

- 喀痰検査は評価に値する良質な検体を用いることで原因菌の推定が可能となる．うがいにより，口腔内を清潔にし，下気道からの分泌物を採取する．喀痰採取が困難な場合には3％高張食塩水の超音波ネブライザーによる吸入で誘発喀痰検査を行うことも有用である

表2 成人市中肺炎における原因微生物の頻度*

原因微生物	5大学病院と関連病院** 入院 232例	基幹病院 入院 349例	大学病院 入院 400例	大学病院 外来 106例	診療所 外来 168例	欧州10カ国・26研究 入院 5,961例
肺炎球菌	24.6	23.8	26.3	12.3	22	28
インフルエンザ菌	18.5	6	13	4.7	14.3	4
マイコプラズマ	5.2	11.2	9.3	27.4	14.9	8
クラミドフィラ（クラミジア）・ニューモニエ	6.5	3.4	6.8	11.3	25	12
レジオネラ	3.9	1.4	1.5		0.6	4
黄色ブドウ球菌	3.4	1.4	3.3	0.9	7.1	2
クラミドフィラ（クラミジア）・シッタシ	2.2	0.3	1.3			2
モラクセラ・カタラーリス	2.2	1.7	3.5	1.9	6.5	1
クレブシエラ	1.3	1.4	2		1.2	
ミレリ・グループ	2.2	1.1	1.8			
嫌気性菌	3.9	1.1	5.5			
コクシエラ	0.9		0.5			2
緑膿菌	0.4	1.1	2			
真菌	0.4	0.6				
ウイルス	16.4	1.4	3	1.9		8
その他	2.8	2.9	0.8			5
（複数菌感染の割合）	(15.2)	(6.1)	(14)	(7.5)	(17.9)	
不明	26.7	45.6	34.5	47.2	27.9	

⬛ 非定型肺炎の病原微生物　　　　　　　　　　　　（％）

* 国内研究データの原因微生物頻度は，すべて複数菌感染の重複を含む
** インフルエンザ流行中の冬季4カ月
文献2より引用

表3 喀痰の肉眼的品質評価（Miller & Jones の分類）

M1	唾液，完全な粘性痰
M2	粘性痰の中に膿性痰が少量含まれる
P1	膿性痰で，膿性部分が1/3以下
P2	膿性痰で，膿性部分が1/3〜2/3
P3	膿性痰で，膿性部分が2/3以上

喀痰の肉眼的品質評価には通常 Miller & Jones の分類が用いられる．この分類で，M1，M2の検体は唾液が多く，通常細菌検査には適さない
文献2より引用

表4 Gecklerの分類（100倍）

グループ	細胞数（1視野あたり）	
	扁平上皮細胞	白血球
6	<25	<25
5	<10	>25
4	10〜25	>25
3	>25	>25
2	>25	10〜25
1	>25	<10

文献2より引用

<喀痰の性状・つづき>

①膿性度	採取した痰が評価に値するかどうかの肉眼的指標として Miller & Jones の分類（鏡検と培養による評価）と Geckler の分類（鏡検による評価）がある．表3，表4に Miller & Jones 分類と Geckler 分類を示す．
②色調	緑色や黄色の喀痰では白色痰に比較し有意に細菌の検出率が高いとされている．鉄錆色の喀痰では肺炎球菌を疑う．
③匂い	悪臭の伴う喀痰は嫌気性菌感染を疑う．

<細菌染色法>

- 良質な喀痰を用いて行われたグラム染色はベッドサイドで可能な最も迅速・簡便な原因菌推定法である．好中球による貪食像が確認できれば原因菌である可能性が高い．一部の細菌

は鏡検での特徴で菌種を推定でき，治療薬選択の助けとなる．
- レジオネラやニューモシスチスなどはグラム染色で染まりにくいため，特殊染色が必要となる（ヒメネス染色，Diff-Quik® 染色）．
- 抗菌薬の前投与が行われた場合ではグラム染色で原因菌が確認できない場合がある．
- 抗酸菌はチールニールセン染色と蛍光染色にて観察する

＜微生物学的検査＞

- **喀痰培養**：喀痰より原因菌を特定するうえで最も重要な検査である．口腔内常在菌の混入が起こるため，嫌気培養は通常行わない．特殊培地が必要な場合には検体提出時に検査部に伝えておく
- **遺伝子検査**：病原体の核酸を増幅し同定するため特異度はほぼ100％であるが，死菌を検出する可能性もあり，その他の検査所見をあわせて判断する
- **血液培養**：市中肺炎の10％前後で菌血症の合併がみられ，肺炎球菌では60％程度である．血液培養は2セット以上採取することで感度が上昇することが報告されており，2セット以上の採取が推奨される
- **抗原検査**：尿中抗原は重症肺炎の原因菌である肺炎球菌とレジオネラを迅速かつ簡便に診断できる優れた迅速診断法である

  1. **肺炎球菌尿中抗原検査**：

     肺炎球菌性肺炎に対する感度80％，特異度95％である．肺炎球菌の莢膜多糖抗原を検出するもので菌自体を検出するわけではなく，薬剤感受性まではわからない．肺炎治癒後も陽性が持続することがあり，既感染の可能性を考慮する必要がある

  2. **レジオネラ尿中抗原検査**：

     Legionella pneumophila serogroup1に対する尿中抗原でserogroup1に対しては感度95％以上である．serogroup1以外のレジオネラは検出できないことに注意する

- **抗体検査**

  1. **クラミドフィラ抗体検査**：

     間接蛍光法（micro immunofluorescence：MIF法），

表5 細菌性肺炎と非定型肺炎の鑑別

| 1. 年齢60歳未満 |
| 2. 基礎疾患がない,あるいは軽微 |
| 3. 頑固な咳嗽がある |
| 4. 胸部聴診上所見が乏しい |
| 5. 喀痰がない,あるいは迅速診断で原因菌らしきものがない |
| 6. 末梢血白血球が10,000/μL未満である |

1〜5の5項目中	3項目以上陽性:非定型肺炎疑い 2項目以下陽性:細菌性肺炎疑い
1〜6の6項目中	4項目以上陽性:非定型肺炎疑い 3項目以下陽性:細菌性肺炎疑い

文献2より引用

表6 使用する指標(A-DROPシステム)

使用する指標	1. 男性70歳以上,女性75歳以上 2. BUN 21 mg/dL以上または脱水あり 3. SpO₂ 90%以下(PaO₂ 60 Torr以下) 4. 意識障害あり 5. 血圧(収縮期)90 mmHg以下

文献2より引用

表7 重症度分類(A-DROPシステム)

重症度	軽症 :上記5項目のいずれも満足しないもの 中等症:上記項目の1つまたは2つを有するもの 重症 :上記項目の3つを有するもの 超重症:上記項目の4つまたは5つを有するもの ただし,ショックがあれば1項目のみでも超重症とする

文献2より引用

CF(complement fixation,補体結合)法,ヒタザイム(enzyme linked immunosorbent assay:ELISA)法がある.わが国ではELISA法が使用されることが多い.感度は良いがリウマチ因子やCOPD(chronic obstructive pulmonary disease,慢性閉塞性肺疾患)の存在下で偽陽性があり,特異度にやや欠ける

2. マイコプラズマ抗体検査:

寒冷凝集法,マイコプラズマ抗体〔PA法(platelet antibody,血小板抗体):主にIgM,CF:主にIgG〕,イ

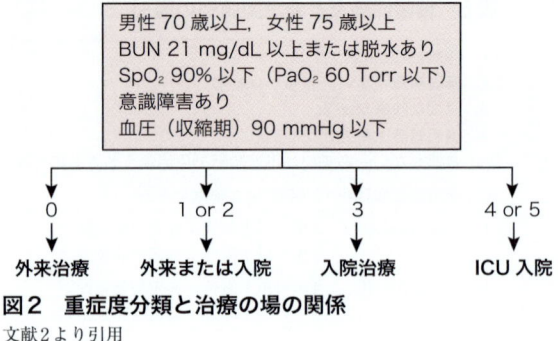

```
男性 70 歳以上,女性 75 歳以上
BUN 21 mg/dL 以上または脱水あり
SpO₂ 90% 以下（PaO₂ 60 Torr 以下）
意識障害あり
血圧（収縮期）90 mmHg 以下
```

0	1 or 2	3	4 or 5
外来治療	外来または入院	入院治療	ICU 入院

図2 重症度分類と治療の場の関係
文献2より引用

ムノカード法（特異的IgM）がある．IgMを検出するPA法が使用され，単独で640倍以上，ペア血清4倍以上で診断する．イムノカード法は特異的IgMを検出するが，健常人の中にも既感染にてIgMを保有している人が15〜30％存在しており，感度，特異度ともに十分ではない

エンピリックな治療

- 日本呼吸器学会の成人市中肺炎診療ガイドラインを参考に重症度の判定，細菌性・非定型肺炎の鑑別を行い，症例に応じた適切な抗菌薬使用を行う．表5〜7，図2，3に細菌性肺炎・非定型肺炎の鑑別項目，日本呼吸器学会の重症度分類（A-DROP），抗菌薬選択のフローチャートを示す
- 市中肺炎の経験的治療の処方例を表8に示す

第4章 1 肺炎

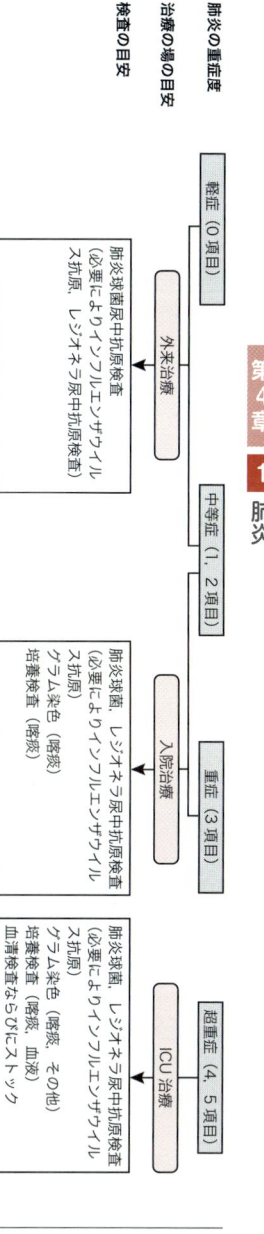

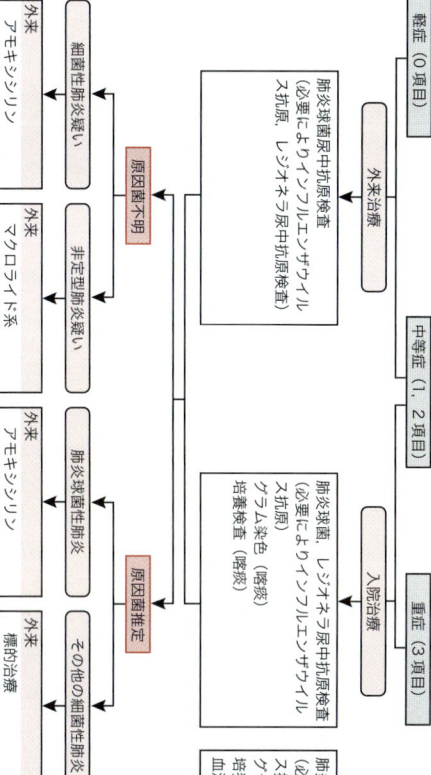

図3 成人市中肺炎初期治療の基本フローチャート
文献2より引用

肺炎の重症度	軽症（0項目）	中等症（1、2項目）	重症（3項目）	超重症（4、5項目）
治療の場の目安	外来治療	外来治療 / 入院治療	入院治療	ICU治療

検査の目安

- 軽症・中等症（外来）：肺炎球菌、レジオネラ尿中抗原検査（必要によりインフルエンザウイルス抗原）、グラム染色、レジオネラ尿中抗原検査
- 中等症（入院）・重症：肺炎球菌、レジオネラ尿中抗原検査（必要によりインフルエンザウイルス抗原）、グラム染色、培養検査（喀痰、その他）
- 超重症：肺炎球菌、レジオネラ尿中抗原検査（必要によりインフルエンザウイルス抗原）、グラム染色、培養検査（喀痰、血液）、血清検査ならびにストック

検査結果による群別

【原因菌不明】
- 細菌性肺炎疑い
- 非定型肺炎疑い

【原因菌推定】
- 肺炎球菌性肺炎
- その他の細菌性肺炎

治療の目安（基本となる薬のみをあげてある）

細菌性肺炎疑い
- 外来：アモキシシリン、β-ラクタマーゼ阻害薬配合ペニシリン
- 入院：ペニシリン系注射薬、セフェム系注射薬

非定型肺炎疑い
- 外来：マクロライド系、テトラサイクリン系（レスピラトリーキノロン）またはケトライド
- 入院：ミノサイクリン注射薬、マクロライド系注射薬

肺炎球菌性肺炎
- 外来：アモキシシリン（高用量経口）（レスピラトリーキノロン）
- 入院：ペニシリン系注射薬（高用量）、セフェム系注射薬、カルバペネム系注射薬

その他の細菌性肺炎
- 外来：標的治療
- 入院：標的治療

ICU治療肺炎
- カルバペネム系 + 下記のいずれか
  - ニューキノロン系注射薬
  - マクロライド系注射薬
  - ミノサイクリン注射薬

表8 市中肺炎の経験的治療の処方例

	治療の場	抗菌薬	1回量	投与回数	投与経路
細菌性肺炎疑い	外来	アモキシシリン	1 g	3回	経口
		クラブラン酸・アモキシシリン	375 mg	3回	経口
	入院	スルバクタム・アンピシリン	3 g	2〜4回	点滴静注
		セフトリアキソン	2 g	1回	点滴静注
非定型肺炎疑い	外来	アジスロマイシン	2 g	1回	経口
		レボフロキサシン	500 mg	1回	経口
	入院	レボフロキサシン	500 mg	1回	点滴静注
		ミノサイクリン	100 mg	2回	点滴静注
ICU治療肺炎疑い	ICU	メロペネム	1 g	3回	点滴静注
		＋レボフロキサシン	500 mg	1回	点滴静注

原因微生物確定後の治療

- 原因菌別の推奨抗菌薬の処方例を表9に示す
- 経験的治療で多剤併用療法が行われ，のちに原因菌が同定できた場合，より狭域の抗菌薬に変更を考慮する
- 多剤耐性肺炎球菌，BLNAR（β-lactamase negative ampicillin resistant *Haemophilus influenzae*，βラクタマーゼ非産生アンピシリン耐性インフルエンザ菌），マクロライド耐性マイコプラズマなどの薬剤耐性菌の増加にも注意が必要である

フォローアップ

- 日本呼吸器学会の成人市中肺炎診療ガイドラインで示されている肺炎の治療効果判定の指標と基準を示す

＜効果判定の時期＞

① 3日後（重症例は2日後）の判定：初期抗菌薬の有効性の評価
② 7日以内の判定：有効性の評価や終了時期の決定
③ 14日以内の判定：終了時期や薬剤変更の決定

表9 原因菌に基づいた標的治療の処方例

原因菌		抗菌薬	1回量	投与回数	投与経路
肺炎球菌	PSSP MIC＜4	アモキシシリン	1 g	3回	経口
		ペニシリンG	400万単位	6回	点滴静注
	PRSP MIC≧4	バンコマイシン	1 g	1回	点滴静注
		メロペネム	0.5～1 g	3回	点滴静注
インフルエンザ菌	BLNAR	セフトリアキソン	2 g	1回	点滴静注
	BLPAR	スルバクタム・アンピシリン	3 g	2～4回	点滴静注
	BLNAS	アモキシシリン	1 g	3回	経口
モラクセラ・カタラーリス		クラリスロマイシン	200 mg	2回	経口
クレブシエラ・ニューモニエ		クラブラン酸・アモキシシリン	375 mg	3回	経口
		スルバクタム・アンピシリン	3 g	2～4回	点滴静注
レジオネラ・ニューモニエ		レボフロキサシン	500 mg	1回	点滴静注

PSSP：penicillin susceptible *Streptococcus pneumoniae*，ペニシリン感受性肺炎球菌
PRSP：penicillin resistant *Streptococcus pneumoniae*，ペニシリン耐性肺炎球菌
BLNAR：β-lactamase negative ampicillin resistant Haemophilus influenzae，βラクタマーゼ非産生アンピシリン耐性インフルエンザ菌
BLPAR：β-lactamase positive ampicillin resistant *Haemophilus influenzae*，βラクタマーゼ産生アンピシリン耐性インフルエンザ菌
BLNAS：β-Lactamase negative ampicillin sensitive *Haemophilus influenzae*，βラクタマーゼ非産生アンピシリン感受性インフルエンザ菌

＜抗菌薬投与終了時期の目安＞

①**感染防御機能が正常と考えられる場合**：下記効果判定基準4項目中3項目以上を満たした場合

②**感染防御能が冒されていると思われる場合**：下記効果判定基準4項目中3項目を満たした4日後

効果判定の指標と基準
1. 解熱（目安：37℃以下）
2. 末梢血白血球数増加の改善（目安：正常化）
3. CRPの改善（目安：最高値の30％以下への低下）
4. 胸部X線陰影の明らかな改善

＜退院時期の目安＞

- 一般的には抗菌薬を終了した時期．基礎疾患のない患者では注射薬を内服に変更して早めに退院させることも考慮する．①臨床的改善，②薬物摂取可能，③血行動態の安定，④胃腸管機能が改善の上記4項目が満たされた場合には経口薬に変更できるとしている
- IDSA（The infectious diseases society of America，米国感染症学会）のガイドライン[1]では下記項目が2項目以上該当する状態では退院不可としている

1. 解熱していない（米国では37.8℃以上）
2. 脈拍数 100／分以上
3. 呼吸数 24回／分以上
4. 収縮期血圧 90 mmHg以下
5. 酸素飽和度 90％以下
6. 経口投与不可能

🔴 効果がなかったら…

＜微生物＞

- 現在使用している抗菌薬でカバーできていないもの，耐性化しているものを考える．別の病原菌が感染を起こしていないか（菌交代現象や混合感染）
- 耐性菌感染の可能性がある場合，各病院におけるローカルファクター（地域や各病院における耐性菌分離率）は有用である

＜抗菌薬＞

- 適切な用法・用量で投与されているかどうか．また感染部位への移行性や膿瘍の合併なども考慮する．抗菌薬の吸収を妨げる要因の有無（例：下剤の酸化マグネシウムとクラビット®などのニューキノロン系抗菌薬の併用は吸収を抑制する）はないか

＜患者の状態＞

- 免疫抑制をきたす基礎疾患の有無

第4章 1 肺炎

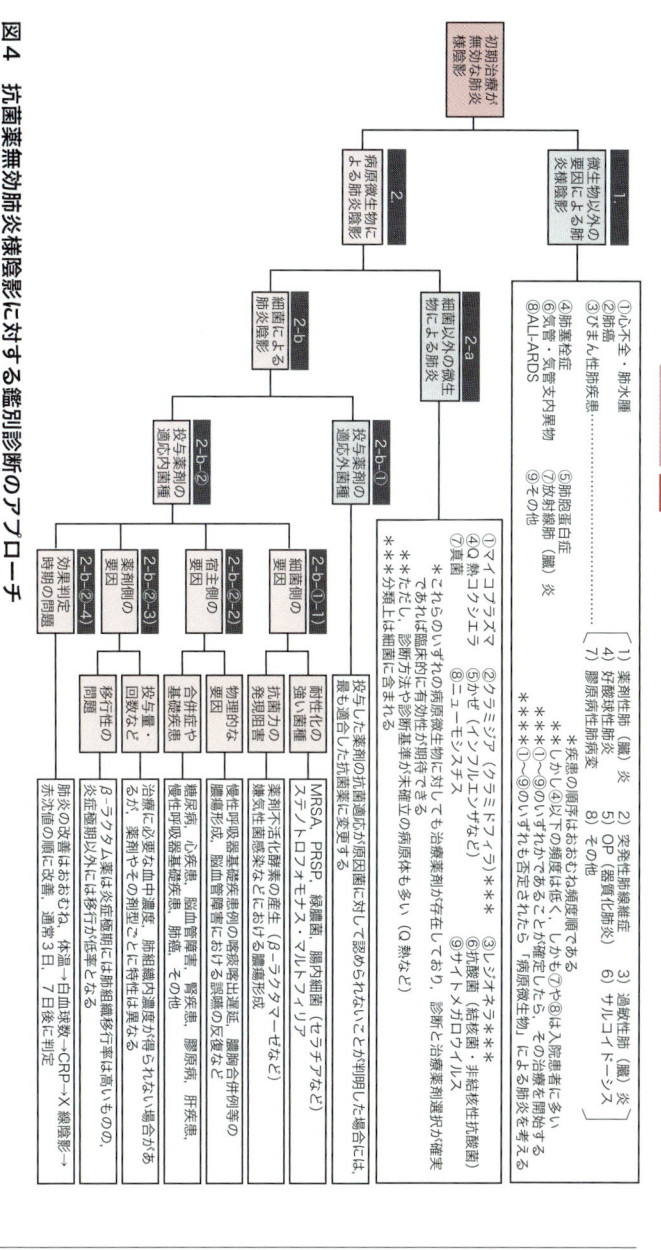

図4 抗菌薬無効肺炎様陰影に対する鑑別診断のアプローチ

初期治療が無効な肺炎様陰影

1. 微生物以外の要因による肺炎様陰影
   - ①心不全・肺水腫
   - ②肺癌
   - ③びまん性肺疾患……
     - 1) 薬剤性肺炎（障）炎　2) 好酸球性肺炎症　3) 過敏性肺臓炎
     - 4) 突発性肺線維症　5) OP（器質化肺炎）　6) サルコイドーシス
     - 7) 膠原病性肺病変　8) その他
   - ④肺膿瘍性胸膜炎
   - ⑤肺胞蛋白症
   - ⑥気道・気管支内異物
   - ⑦放射線肺炎（障）炎
   - ⑧ALI/ARDS
   - ⑨その他

2. 病原微生物による肺炎陰影

   2-a 細菌以外の微生物による肺炎
   - ①マイコプラズマ　②クラミジア（クラミドフィラ）***
   - ③レジオネラ****
   - ④Q熱コクシエラ　⑤かぜ（インフルエンザなど）　⑥抗酸菌（結核性抗酸菌）
   - ⑦真菌　⑧ニューモシスチス　⑨サイトメガロウイルス

   *これらのいずれの病原微生物に有効が期待できる抗菌薬が存在している。
   **ただし、診断方法や診断基準が未確立の病原体も多い（Q熱など）
   ***分類上は細菌に含まれる　****分類上は細菌に含まれる

   2-b 細菌による肺炎陰影

   2-b-① 投与薬剤の適応外菌種

   投与した薬剤の抗菌適応が原因菌に対して認められないことが判明した場合には、最も適合する抗菌薬に変更する

   - 2-b-①-1 細菌側の要因
     - 耐性化の強い菌種：MRSA、PRSP、緑膿菌、腸内細菌（セラチアなど）、ステノトロホモナス・マルトフィリア
     - 抗菌力の発現阻害：薬剤不活化酵素の産生、バイオフィルムなどにおける膿瘍形成
   - 2-b-①-2 宿主側の要因
     - 物理的な要因：嫌気性菌膿瘍などにおける膿瘍形成
     - 合併症や基礎疾患：糖尿病、心疾患、肺塞栓内疾患の嚥下障害遷延、肺胞合併例等の慢性呼吸器疾患における弱酸性の反復など
   - 2-b-①-3 薬剤側の要因
     - 投与量・回数など
   - 2-b-①-4 移行性の問題
     - 治療に必要な血中濃度が得られないもの、咳痰、肺胞腔内濃度がとくに低い特性は高いが、βラクタム系剤以外は肺組織移行性は異なる、脳疾患、脳血管障害、膵疾患、膠原病、肝疾患、その他

   2-b-② 投与薬剤の遺伝（？）
   - 2-b-②-4 効果判定時期の問題
     - 炎症値以外は肺組織移行が低くするため、通常3、7日後に判定

   鑑別（除外）診断の進め方：1→2→2-a→2-b→2-b-①→2-b-②→2-b-③→2-b-④の順に鑑別する
   炎症値の改善はおおむね、体温→白血球数→CRP→X線陰影→肺次値の順に改善、通常3、7日後に判定

文献2より引用

- 感染症以外の原因：胸部異常陰影をきたしうる肺塞栓や心不全，血管炎，薬剤性肺炎，過敏性肺炎，好酸球性肺炎，器質化肺炎など
- **図4**に日本呼吸器学会の成人市中肺炎診療ガイドラインの抗菌薬無効肺炎様陰影に対する鑑別診断のアプローチを示す

医療・介護関連肺炎

疾患の特徴，診断の進め方

- 近年，市中発症にもかかわらず院内肺炎類似の性格を有し，予後不良な疾患群として「医療・介護関連肺炎（NHCAP）」の概念が提唱され，2011年に日本呼吸器学会より診療ガイドラインが発表された
- NHCAPの定義を下記に示す

> 以下のいずれかの項目を満たす者に発症した肺炎
> 1. 長期療養型病床群もしくは介護施設に入所している
> 2. 90日以内に病院を退院した
> 3. 介護を必要とする高齢者，身障者（PS3：限られた自分の身の周りのことしかできない，日中の50％以上をベッドか椅子で過ごす）
> 4. 通院にて継続的に血管内治療（透析，抗菌薬，化学療法，免疫抑制剤）を受けている

表10　医療・介護関連肺炎の原因菌

グラム陰性菌	検出率（％）	グラム陽性菌	検出率（％）
緑膿菌	10.4	肺炎球菌	24.7
アシネトバクター属	2.1	黄色ブドウ球菌	18.2
ESBL産生腸内細菌	1.3	MRSA	6.5
クレブシエラ属	13.0	肺炎球菌以外の連鎖球菌	7.1
大腸菌	6.5	その他のグラム陽性菌	2.8
インフルエンザ菌	5.2		
その他のグラム陰性菌	10.4		

ESBL：extended spectrum β lactamase，基質特異性拡張型βラクタマーゼ
文献6より引用

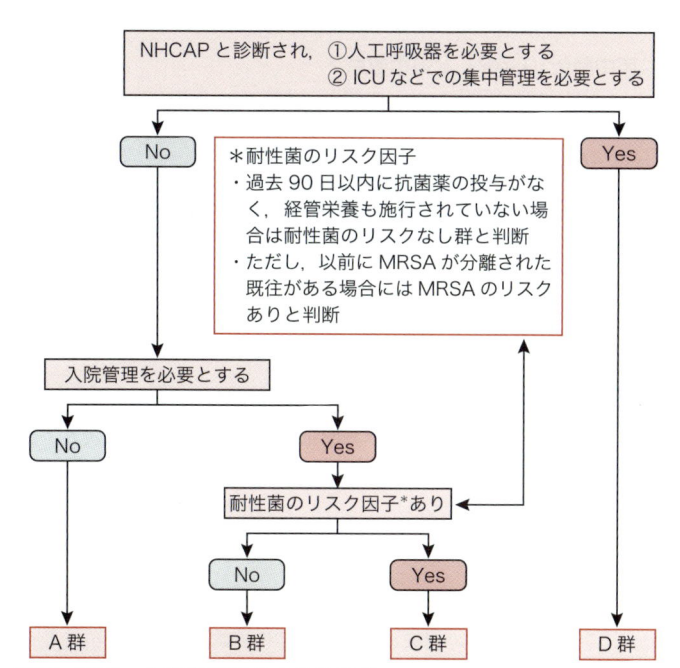

```
┌─────────────────────────────────────┐
│ NHCAPと診断され，①人工呼吸器を必要とする │
│               ②ICUなどでの集中管理を必要とする │
└─────────────────────────────────────┘
      │                              │
     No                             Yes
      │         ＊耐性菌のリスク因子
      │         ・過去90日以内に抗菌薬の投与がな
      │          く，経管栄養も施行されていない場
      │          合は耐性菌のリスクなし群と判断
      │         ・ただし，以前にMRSAが分離された
      │          既往がある場合にはMRSAのリスク
      │          ありと判断
      │
 ┌──────────┐
 │入院管理を必要とする│
 └──────────┘
    │      │
   No     Yes
    │      │
    │  ┌──────────┐
    │  │耐性菌のリスク因子*あり│◀──
    │  └──────────┘
    │      │   │
    │     No  Yes
    │      │   │
   A群    B群  C群            D群
```

図5　医療・介護関連肺炎の治療区分
文献4より引用

表11　医療・介護関連肺炎の経験的治療の処方例

分類	抗菌薬	1回量	投与回数	投与経路
A群：外来治療	クラブラン酸・アモキシシリン	375 mg	3回	経口
	＋アジスロマイシン	2 g	1回	経口
	レボフロキサシン	500 mg	1回	経口
B群：入院治療 耐性菌リスクなし	セフトリアキソン	2 g	1回	点滴静注
	スルバクタム・アンピシリン	3 g	2〜4回	点滴静注
C群：入院治療 耐性菌リスクあり	メロペネム	1 g	3回	点滴静注
	タゾバクタム・ピペラシリン	4.5 g	3回	点滴静注
D群：入院治療 人工呼吸器管理，ICU管理を要する	メロペネム	1 g	3回	点滴静注
	＋アジスロマイシン	500 mg	1回	点滴静注
	タゾバクタム・ピペラシリン	4.5 g	3回	点滴静注
	＋レボフロキサシン	500 mg	1回	点滴静注

<市中肺炎（CAP）との相違点>

- NHCAPは医療ケアとの関わりが深く，市中にいながら緑膿菌やMRSAなどの耐性菌が多く検出され，CAPと同じ初期治療では予後不良となりやすい
- 透析や免疫抑制療法を行われている患者も含まれ，日和見感染にも注意が必要となる
- 高齢者や長期療養施設，介護病床の入所患者に発症する肺炎も包括しており，誤嚥をきたしやすい脳血管障害，認知症，経管栄養患者を含むため，誤嚥性肺炎も考慮する必要がある

考慮すべき原因微生物

- 表10にNHCAPにおける原因菌を示す．CAPと比較し，緑膿菌，黄色ブドウ球菌の割合が高く，耐性菌を考慮した治療戦略が必要となる

治療

- 日本呼吸器学会のNHCAPガイドラインのアルゴリズムを参考に治療区分の選択を行い，各症例に応じた適切な抗菌薬使用を行う．図5にNHCAPガイドラインのアルゴリズムを示す．表11にNHCAPガイドラインに沿った治療区分の処方例を示す

人工呼吸器関連肺炎

疾患の特徴，診断の進め方

<定義>

- 気管挿管による人工呼吸開始48時間以降に新たに発症した肺炎を人工呼吸器関連肺炎（ventilator associated pneumonia：VAP）という．発症時期により，気管挿管4日以内の早期VAPと5日以降発症の晩期VAPに分類するが，早期VAPであっても，3カ月以内の抗菌薬投与歴や最近の5日以上の入院歴がある場合には晩期VAPとして扱い，多剤耐性菌の存在を念頭において治療を行う．気管挿管後にはVAPの

表12　VAPバンドル

1. 上体の挙上（30〜45度）
2. 毎日の鎮静薬の中断と抜管の可否の評価
3. 消化性潰瘍の予防
4. 静脈血栓症（venous thromboembolism：VTE）の予防
5. クロルヘキシジンによる毎日の口腔ケア

文献5より転載

予防と早期診断・治療を心がける
- Institute for Healthcare Improvement（IHI）が提唱するVAPの予防バンドルを**表12**に示す

<臨床的特徴>
- VAPの発症率は9〜24％であり，内科系成人を対象としたICUでのVAP発症率は1％/日で上昇すると報告されている
- VAP発症群と非発症群での死亡率はそれぞれ23.7％と17.9％でVAP発症群が有意に予後不良である

<診断>
- 人工呼吸管理中に発熱を伴い，膿性気道分泌物が増加し，胸部X線で新たな異常陰影の出現が認められ，血液検査上の末梢血白血球数の増加，CRP高値など炎症反応の亢進を認める場合にVAPの可能性を考慮する
- 診断確定のため，微生物学的検査を行う．下記のいずれかに当てはまる場合，VAPの原因菌である可能性が高い

1. BAL（broncho alveolar lavage, 気管支肺胞洗浄）（>10^{4-5} cfu/mL）あるいはPSB（protected specimen brush, 検体保護ブラシ）（>10^3 cfu/mL）
2. 血液培養が陽性で下気道からの細菌と一致
3. 胸水培養が陽性で下気道からの細菌と一致
4. 喀痰グラム染色で好中球による貪食像が認められる

表13　人工呼吸器関連肺炎の原因菌

	検出率（%）		検出率（%）
緑膿菌	24.4	ヘモフィルス属	9.8
黄色ブドウ球菌	20.4	ストレプトコッカス属	8.0
MRSA	55.7	アシネトバクター属	7.9
MSSA	44.3	肺炎球菌	4.1
腸内細菌	14.1	ナイセリア属	2.6
クレブシエラ属	15.6	ステノトロフォモナス	1.7
大腸菌	24.1		
プロテウス属	22.3		
エンテロバクター属	18.8		
セラチア属	12.1		
シトロバクター属	5.0		

文献3を参照して作成

● 考慮すべき原因微生物

- 表13にVAPの原因菌を示す．原因菌は多岐にわたり，耐性菌分離率は医療施設ごとに異なるため，標的治療を行う場合，地域および施設ごとのサーベイランス結果が参考になる．早期VAPでは耐性菌を考慮する必要性はほとんどない．晩期VAPでは緑膿菌，アシネトバクター，MRSAなどの耐性菌を考慮しなければならないが，混合感染の場合もある

● 治療

- VAPが疑われた場合には予測される原因菌に対し，できるだけ早期に十分量の抗菌薬を投与する．広域抗菌薬がVAP発症以前より投与されている場合にはMRSAなどの耐性菌感染の可能性を考慮する．表14にVAPに対する抗菌薬処方例を示す
- 原因菌が肺炎球菌やインフルエンザ菌の場合には，治療開始後に気管吸引液から速やかに菌消失が認められるが，腸内細菌や黄色ブドウ球菌，緑膿菌の場合には適切な抗菌薬が投与されていても菌が残存すること，および臨床症状の改善は治療開始後おおむね6日以内に認められるが，治療2週目には腸内細菌や緑膿菌の新たなコロニーがみられ，VAPの再発が

表14 人工呼吸器関連肺炎の経験的治療の処方例

	抗菌薬	1回量	投与回数	投与経路
緑膿菌疑い	タゾバクタム・ピペラシリン	4.5 g	3回	点滴静注
	メロペネム	1 g	3回	点滴静注
	セフェピム	2 g	2回	点滴静注
上記に併用*	アミカシン	200〜400 mg	1回	点滴静注
	シプロフロキサシン	300 mg	2回	点滴静注
MRSA疑い	バンコマイシン	500 mg〜1 g	1回	点滴静注
	リネゾリド	600 mg	2回	点滴静注

*上記のいずれかを選択し，どちらかを併用する．
文献3を参照して作成

起こるといわれている
・治療に反応しない場合や，反応していたが再燃した場合には菌交代によるVAPの再燃，喀痰喀出困難などの抗菌薬の効果を減弱させる物理的要因の存在，感染症以外の病態の合併（薬剤性肺炎や肺胞出血など）を考慮する必要がある

文献

1) Mandell, L. A., et al. : IDSA/ATS consensus guidelines on the management of community-acquired pneumonia in adults. Clin Infect Dis, 44 : S27-S72, 2007
2) 「成人市中肺炎診療ガイドライン」．(日本呼吸器学会呼吸器感染症に関するガイドライン作成委員会，編)，日本呼吸器学会，2007
3) 「成人院内肺炎診療ガイドライン」．(日本呼吸器学会呼吸器感染症に関するガイドライン作成委員会，編)，日本呼吸器学会，2008
4) 「医療・介護関連肺炎診療ガイドライン」．(日本呼吸器学会医療・介護関連肺炎診療ガイドライン作成委員会，編)，日本呼吸器学会，2011
5) Institute for Healthcare Improvement : Implement the IHI ventilator Bundle. 2011
http://www.ihi.org/knowledge/Pages/Changes/ImplementtheVentilatorBundle.htm
6) Shindo, Y. et al. : Health-care-associated pneumonia among hospitalized patients in a Japanese communnity hospital. Chest, 135:633-640, 2009

<中村茂樹，河野　茂>

第4章 感染部位別 抗菌薬の選び方と使い方

2. 敗血症

疾患の特徴，診断の進め方

- 必ず遭遇する可能性のある病態である．系統的な考え方を理解していただきたい
- まずは敗血症を敗血症として認識することが重要！
- 認識したらすぐにActionを起こす
- **日本版敗血症診療ガイドライン**[1]**における敗血症の定義**

  敗血症＝SIRS（systemic inflammatory response syndrome，全身性炎症反応症候群）＋感染症

- SIRSの診断基準（表1）を参照するとわかるが，血液検査は必ずしも必須ではない．患者さんに会ってわずかな時間で判断できる

  注：国際的なガイドラインであるSSCG（surving sepsis campaign guidelines）2012[2]では，敗血症を「感染による全身的な反応が現れている状態」と定義しており，基本的な考え方は変わらない．しかし，診断基準に示されている指標は，全身的なもの，炎症反応，循環動態，臓器障害，組織灌流に関する22項目に及び，臨床現場で使用するには煩雑である．また，敗血症の診断として用いるにしても，上記の項目の「いくつかを満たす」という曖昧な表現となっている点にも注意が必要である

表1 SIRS診断基準（ACCP/SCCM，1992）

体温	＞38℃または＜36℃
心拍数	＞90回/分
呼吸数	＞20回/分または$PaCO_2$＜32 Torr
白血球数	＞12,000 /mm^{3}または＜4,000 /mm^{3}または未熟顆粒球＞10%

2項目以上満たせばSIRSとする
文献3より引用

・重症度の基準を下記に示す[1, 2]

敗血症（sepsis）	感染症＋SIRS
重症敗血症（severe sepsis）	臓器障害や組織低灌流を伴うsepsis
敗血症性ショック（septic shock）	sepsisに起因する十分な輸液に反応しない低血圧

表2 ABCDEs Step3

A	Abscess	膿瘍（肝・脾・腎・肛門周囲）
B	Bone	椎体椎間板炎
C	Cholangitis	胆管炎
D	Decubitus	褥瘡
E	Endocarditis	心内膜炎
S	Sinusitis	副鼻腔炎
S	Skin & Soft tissue	皮膚・軟部組織感染症
T	Tuberculosis	結核
E	Encephalitis	脳炎
P	Prostatitis	前立腺炎
P	Pneumonia	肺炎
P	Pyelonephritis	腎盂腎炎

文献4より転載，一部改変

・見落としやすい感染巣を把握しておく（表2）．結核も忘れずに！

表3 主な感染症の所在と指標となる症状・身体所見・検査所見

感染症の局在と主な感染症	症状	身体所見	検査所見
中枢神経系 髄膜炎 脳炎 脳膿瘍	頭痛,脳神経症状,麻痺,嘔吐,意識障害,痙攣	項部硬直,脳神経学的異常,麻痺	髄液塗抹検査,髄液検査(細胞数,糖,蛋白など),頭部造影CT
咽頭 咽頭炎 扁桃炎 扁桃周囲膿瘍 喉頭蓋炎	咽頭痛,嚥下痛,嗄声,呼吸困難,開口障害,嚥下困難	咽頭発赤・腫脹,頸部リンパ節腫脹,stridor	頸部造影CT
肺 気管支炎 肺炎 胸膜炎 膿胸	多呼吸,咳嗽,呼吸困難,喀痰,血痰,胸痛	呼吸数,酸素飽和度,crackle,濁音の高さ(胸水)	血液ガス検査,喀痰塗抹検査,胸部単純X線,胸水検査,胸水塗抹検査
心臓 心内膜炎	呼吸困難,麻痺,各所の疼痛(塞栓による梗塞)	心雑音,皮膚所見(Osler結節,Janeway斑),爪下線条出血,Roth斑	ESR,心臓超音波検査,造影CT(塞栓の評価)
消化管 腸炎 憩室炎 虫垂炎	下痢,嘔吐,腹痛,一時的な腹痛の改善	腹部圧痛,腸蠕動音亢進,反跳痛,筋性防御	便中白血球,便潜血
胆嚢・肝臓 胆嚢炎 胆管炎 肝膿瘍	腹痛	右季肋部痛,Murphy's sign,肝叩打痛	肝・胆道系酵素,腹部超音波,腹部造影CT
尿路 腎盂腎炎 腎膿瘍 前立腺炎 膀胱炎 尿道炎	排尿困難,頻尿,夜間尿,腰痛,膿性尿道分泌物,血尿	CVA叩打痛,直腸診による前立腺圧痛	尿塗抹検査,尿検査,腹部超音波,腹部造影CT
皮膚軟部組織 蜂窩織炎 丹毒	発赤,腫脹,自発痛	皮疹,熱感,圧痛,局所リンパ節腫脹,水疱形成,感覚異常	膿塗抹検査
骨・関節 骨髄炎 関節炎	発赤,腫脹,麻痺	圧痛,叩打痛,他動痛	ESR,関節液塗抹検査,関節液所見
婦人科系 PID(骨盤内炎症症候群)	膣分泌物の変化,性交時痛,排尿時痛,下痢	腹痛,cervical motion tenderness	膣分泌物液塗抹検査

文献5より転載,一部改変

表4 身体所見で注意すべきところ

結膜	点状出血（心内膜炎），黄疸（胆管炎）
口腔粘膜	軟口蓋の出血性病変（心内膜炎）
咽頭	口蓋垂の変異，口蓋弓の左右差（深頸部感染症）
頸部	咽頭所見＋血管沿いの圧痛（敗血症性静脈炎）
呼吸音	crackle，呼吸音の低下（肺炎）
腹部	季肋部の叩打痛（直下の臓器や皮膜近くの病変）
皮膚	出血性の発疹（肺炎球菌や髄膜炎菌の播種性感染），圧痛，自発痛を伴う紅斑（蜂窩織炎）
背部	脊柱の叩打痛（椎体椎間板炎），CVA叩打痛（腎盂腎炎）
関節	腫脹・発赤・疼痛（化膿性関節炎）
会陰部	直腸診での前立腺圧痛（前立腺炎），陰嚢（精巣上体炎）

文献6より転載

● 考慮すべき原因微生物

- 基本的には想定した感染部位から原因微生物を想起する（**表3，表4**）
- 頻度的には肺（35％），腹部（21％），尿路（13％），皮膚・軟部組織（7％），その他（7％），不明（16％）といわれている[7]．不明である場合が多いことを認識しよう
- それに加え以下の菌をカバーする必要性を検討

緑膿菌	保菌歴，アンチバイオグラム
MRSA，耐性菌（ESBLs，AmpC過剰産生菌など）	保菌歴，施設での流行
嫌気性菌	腹腔内感染症，誤嚥性肺炎
カンジダ	保菌歴，中心静脈カテーテル長期留置

MRSA：methicillin resistant *Staphylococcus aureus*, メチシリン耐性黄色ブドウ球菌
ESBL：extended spectrum β lactamase, 基質特異性拡張型βラクタマーゼ

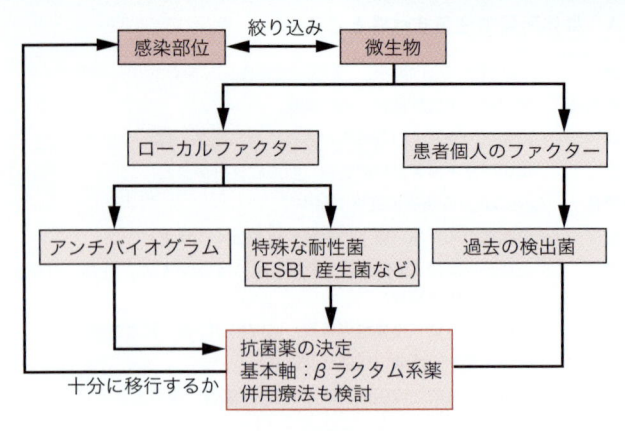

図1 エンピリックな抗菌薬決定までの流れ
文献8より転載,一部改変

原因微生物の特定方法

- 血液培養(最低限2セット)は必須.加えて疑いのある部位の培養検査を提出
- 初療時には原因微生物が特定されない場合が多い[7]ので,系統的に考えることが必要
- いわゆる head to toe exam を行う

エンピリックな治療(図1)

- severe sepsis, septic shock を認識後1時間以内に適切な経静脈的抗菌薬を投与する
- **予想される原因微生物すべてに効果が見込まれ**,疑われる臓器に移行性のよい抗菌薬,単剤もしくは2剤以上の薬剤を開始しよう
- 外さないことが重要! ある程度広域カバーになるのはしかたがない,と認識する.その代わり,血液培養をはじめとする培養検査を提出し,適切な de-escalation を行うことを忘れない
- 初期投与量に関しては過小投与にならないように注意が必要
- 効果を十分発現できるよう,最大量の投与が望まれる
- その後に**腎機能によって投与間隔・投与量を調節する**

院外発症[9]

処方例　抗菌薬投与法の一例

・以下のいずれかを選択
セフトリアキソン（ロセフィン®）1回2g 24時間ごと静注

ピペラシリン・タゾバクタム（ゾシン®）1回4.5g 6〜8時間ごと静注

処方例　ESBL高リスク群

メロペネム（メロペン®）1回1g 8時間ごと静注
・肺炎・壊死性筋膜炎でMRSAが否定できないときバンコマイシン1回15 mg 12時間ごとの追加を考慮
※欧米と異なり，原因微生物として市中型MRSAの報告は多くない

処方例　成人の髄膜炎

・セフトリアキソン（ロセフィン®）1回2g 12時間ごと静注に加えバンコマイシン1回500〜750 mg 6時間ごと静注の追加を考慮する
・高齢者ではさらにアンピシリン（ビクシリン®）1回2g 4時間ごと静注の追加（リステリア菌のカバー）
※バンコマイシンの投与にあたっては必ずtherapeutic drug monitoring（TDM）を行う

（次頁へつづく）

院内発症 [9]

処方例　抗菌薬投与法の一例

- ブドウ糖非発酵菌，腸内細菌に対するアンチバイオグラムやESBL産生菌の可能性を検討する
- 以下のいずれかを選択

セフェピム（マキシピーム®）1回1g 6～8時間ごと静注

ピペラシリン・タゾバクタム（ゾシン®）1回4.5g 6～8時間ごと静注

メロペネム（メロペン®）1g 8時間ごと静注
- MRSAが否定できないときバンコマイシン1回1g 12時間ごと静注の追加を考慮する

処方例　重症かつカンジダによる感染を考慮する場合

- 以下のいずれかを選択

ミカファンギン（ファンガード®）1回100 mg 24時間ごと静注

アムホテリシンBリポソーム製剤（アムビゾーム®）1回3～5 mg/kg 24時間ごと静注

βラクタムアレルギーがある場合：抗菌薬投与法の一例

処方例　グラム陽性球菌に対して

バンコマイシン1回1g 12時間ごと静注

処方例　グラム陰性桿菌に対して

- 以下のいずれかを選択

シプロフロキサシン（シプロキサン®）1回300 mg 12時間ごと静注

アズトレオナム（アザクタム®）1回1g 6時間ごと静注
※場合によっては保険用量外だが1回2g 8時間ごとという投与法もある

原因微生物確定後の治療

- de-escalation を忘れずに行う必要がある
- 感染巣不明の場合で原因微生物が判明した場合，原因菌からも感染巣を推測（**表5**）
- 感染巣，原因微生物ともに判明した場合は症例に応じた治療が必要であり，詳細は各論に譲る
- 感染巣，原因微生物ともに不明の場合は，状況をみて緑膿菌や耐性菌のカバーについて検討し，de-escalation を行う

フォローアップ

- 感染巣により治療期間も決められており各項を参照しながら決定していただきたい
- 基本的には各パラメーターを参照しながら評価していく[5]．感染部位・原因微生物が特定できない場合は総合な判断が必要

局所のパラメーター	グラム染色，臓器特異的な症状
全身のパラメーター	炎症の指標（体温，白血球数，CRP，赤沈），昇圧剤の必要量，インスリン必要量，乳酸値（組織循環不全），PT/APTT など凝固系

> **memo**
>
> **プロカルシトニン**
>
> 　現時点では抗菌薬開始というより，中止の目安としてのエビデンスが多い．注意すべきは対象が"内科ICUにおける呼吸器感染症"に対するstudyが圧倒的に多く，その他の疾患については検討が必要[10]である．

効果がなかったら…[11]

①忘れがちなことが「再度検索してみる」ということ（である）

- 例：感染性心内膜炎で心雑音が後から出現する

②感染症か非感染症か

- 悪性疾患
- 膠原病
- 薬剤熱

表5 原因微生物と感染巣

GPC	和名	感染症
Staphylococcus aureus	黄色ブドウ球菌	皮膚軟部組織感染症 カテーテル関連菌血症 感染性心内膜炎
Staphylococcus epidermidis	表皮ブドウ球菌	カテーテル関連菌血症 感染性心内膜炎
Streptococcus pneumoniae	肺炎球菌	肺炎・髄膜炎
Streptococcus spp.	連鎖球菌	皮膚軟部組織感染症 感染性心内膜炎
Enterococcus spp.	腸球菌	腹腔内感染症・尿路感染症 感染性心内膜炎
GPR		
Listeria monocytogenes	リステリア菌	髄膜炎
Clostridium spp.	クロストリジウム属菌（嫌気性菌）	皮膚軟部組織感染症，腹腔内感染症
GNR		
Haemophilus influenzae	インフルエンザ菌	肺炎，髄膜炎
Klebsiella pneumoniae	肺炎桿菌	肺炎，腹腔内感染症，尿路感染症
Escherichia coli	大腸菌	腹腔内感染症，尿路感染症
Proteus spp.	プロテウス属菌	腹腔内感染症，尿路感染症
Pseudomonas aeruginosa	緑膿菌	医療関連（肺炎，髄膜炎，腹腔内感染症，尿路感染症，カテーテル関連菌血症）
Acinetobacter spp.	アシネトバクター属菌	
【HACEK[※]】		
Haemophilus spp.		感染性心内膜炎
Aggregatibacter spp.		
Cardiobacterium hominis		
Eikenella corrodens		
Kingella kingae		
Bacteroides spp.	バクテロイデス（嫌気性菌）	腹部
真菌		
Candida spp.	カンジダ属菌	カテーテル関連菌血症，腹腔内感染症，尿路感染症，感染性心内膜炎

※主に口腔内に常在する菌であり，感染性心内膜炎の原因微生物として知られる菌群
GPC：gram positive cocci，グラム陽性球菌
GPR：gram positive rods，グラム陽性桿菌
GNR：gram negative rods，グラム陰性桿菌

③診断はあっているか
- 想定外の部位（カテーテルや膿瘍）
- 原発巣の存在（隣接臓器：縦隔炎←咽後膿瘍，遠隔臓器：骨髄炎←心内膜炎）
- 合併症の存在（髄膜炎併発，骨髄炎併発など）
- 想定外の起炎菌（旅行歴，曝露歴：細菌・真菌・ウイルス・寄生虫）

④ソースコントロールの必要性
- ドレナージ，デバイスの除去，デブリードマン，外科的切除

⑤抗菌薬の問題
- PKの問題（投与ルート，吸収，相互作用，血中濃度，移行性，排泄）
- PDの問題（実は耐性株，誘導耐性，耐性株の選択的出現）
- PK-PD両方の問題（抗菌薬の量や頻度，殺菌性か静菌性）

⑥免疫の問題
- 免疫能低下（発熱性好中球減少症など）
- 免疫過剰（肺炎球菌による壊死性肺炎，血球貪食症候群）

> **memo**
>
> 敗血症のマネジメントは，日本版敗血症診療ガイドライン[1]や国際的なガイドラインであるSSCG[2]に準じて行うのが標準的である．敗血症治療においては，抗菌薬以外にも呼吸，血行動態，代謝などの管理もとても重要であり，上記のガイドラインでは敗血症のマネジメントに必要なことが系統的に網羅されている．以下にポイントのごく一部を述べるが，是非ガイドライン本文を参照されたい．
>
> ①EGDT（early goal-directed therapy）：以下に掲げた目標に6時間以内到達することを狙いとしている
>
> - **対象**：severe sepsisもしくはseptic shockの症例
> - 適切な気道管理および輸液路（中心静脈路も含む）の確保
> - CVP 8～12 mmHg：この目標を達成するために，晶質液≧2 L/時または5％アルブミン液≧1 L/時で投与する．より大量で，急速の輸液が必要になる場合もある

- MAP ≧ 65 mmHg：昇圧薬が必要な際はノルアドレナリンを投与する．バソプレシンを加えてもよい．ドパミンについてはSSCG2012では推奨度が下げられた
- 尿量≧0.5 mL/kg/時間
- $ScvO_2$ ≧ 70% or SvO_2 ≧ 65%：血管内容量が十分であれば，ドブタミンの投与を検討してもよい
  また，Hb≧7 g/dLに到達するまで輸血を行う

②**ステロイド**：ステロイド投与が必要か否かを評価する目的でのACTH刺激試験は不要．septic shock，特に輸液や昇圧薬に反応しない患者には低用量ハイドロコルチゾンの使用を考慮すべきである

③**血糖管理**：低血糖の危険性を回避するため，＜180 mg/dLと緩めにコントロールするのが妥当とされている

文献

1) 日本集中治療医学会Sepsis Registry委員会：日本版敗血症診療ガイドライン The Japanese Guidelines for the Management of Sepsis. 日集中医誌, 20: 124-173, 2013
2) Dellinger, R.P., et al; and the Surviving Sepsis Campaign Guidelines Committee including the Pediatric Subgroup. Surviving Sepsis Campaign: International Guidelines for Management of Severe Sepsis and Septic Shock: 2012. Critical Care Medicine, 41: 580-637, 2013
3) Bone, R. C., et al. : Definitions for sepsis and organ failure and guidelines for the use of innovative therapies in sepsis. The ACCP/SCCM Consensus Conference Committee. American College of Chest Physicians/Society of Critical Care Medicine. Chest, 101 : 1644-1655, 1992
4) 林寛之：「ERの裏技 極上救急のレシピ集」．シービーアール, 2009
5) 椎木創一：抗菌薬の治療効果判定のためのパラメータ．臨床感染症ブックレット4 抗菌薬の止めどきと変えどきを考える（松永直久，前崎繁文，大曲貴夫 編），pp11-16, 文光堂, 2011
6) 大曲貴夫：これは敗血症？．「感染症診療のロジック」，pp150-161, 南山堂, 2010
7) Talan, D. A., Moran, G. J. & Abrahamian, F. M. : Severe sepsis and septic shock in the emergency department. Infect Dis Clin North Am, 22 (1) : 1-31, 2008
8) 松永直久：2．抗菌薬とソースコントロール．一般臨床医のための集中治療学，Modern Physician, 31 (5) : 588-595, 2011
9) 「JAID/JSC感染症治療ガイド2011」．(JAID/JSC感染症治療ガイド委員会, 編)，ライフ・サイエンス出版, 2012

10) 林淑郎：プロカルシトニン・ガイダンスによる抗菌薬消費量の削減．INTENSIVIST, 1（2）：101 - 108, 2009
11) 松永直久：抗菌薬が無効と思われる場合（総論）．「臨床感染症ブックレット4 抗菌薬の止めどきと変えどきを考える」，（松永直久，前崎繁文，大曲貴夫，編），pp85 - 89, 文光堂, 2011

<竹内慎哉，松永直久，坂本哲也>

第4章 感染部位別 抗菌薬の選び方と使い方

3. 発熱性好中球減少症

疾患の特徴,診断の進め方

- 内科的緊急疾患の1つであり,適切な治療法をマスターしておくことが必須である
- **診断の初歩は,患者が好中球減少症をきたしうる素因を有していることを認識しておくことである**.具体的には,癌化学療法,血液疾患(急性白血病,再生不良性貧血など),放射線治療,薬剤性(抗甲状腺薬などが有名)などが挙げられる
- 発熱性好中球減少症は,好中球数500/μL未満,または今後48時間以内に好中球数が500/μL未満まで減少すると予想される患者が,深部体温で38.3℃以上の発熱を認める場合,または38℃以上の発熱が1時間以上継続する状態と定義される[1].日本のような深部体温を測定する習慣のない場合では,腋窩体温37.5℃以上,口腔体温38℃以上の発熱を認める場合と定義される[2]
- また,発熱性好中球減少症のリスクを評価しておくことが必要である.米国感染症学会のガイドラインにおけるリスク分類を表1に記載した.重症度の判定には,好中球減少の持続期間と好中球数が重要であることがわかる
- 続いて重要なことは,感染巣を特定する努力をすることである.病歴,身体所見,画像所見などを総合的に評価し,感染巣の検索を行っていく.**特に問題になりやすい副鼻腔,口腔,肺,口から肛門に至る消化管,カテーテルには特に注意を払う**.発熱性好中球減少症では,感染巣を特定できるのは全体の20~30%程度といわれており[1],典型的な症状を呈さないことが多いが,全身の診察は必須である

考慮すべき原因微生物

- 発熱性好中球減少症の初期に問題となりうる微生物は基本的に好気性グラム陰性桿菌(大腸菌,肺炎桿菌,緑膿菌など)である.その他,グラム陽性菌(黄色ブドウ球菌,表

表1　発熱性好中球減少症患者のリスク分類

高リスク群：以下の1～3のうちいずれか1つ以上を認める場合を高リスク群に分類する

1. 好中球減少の持続が7日間より遷延
2. 重度の好中球減少（好中球数100/μL以下）
3. 下記のような合併症がある（合併症は下記のa～fのうち1つ以上を認める場合）
   a．血行動態が不安定
   b．口腔粘膜・消化管粘膜の異常
   c．腹痛・嘔気・嘔吐・下痢などの消化器症状
   d．中枢神経・精神症状の異常
   e．カテーテル関連血流感染症
   f．新たな肺浸潤影の存在または慢性肺疾患

低リスク群：下記の2つを認める場合を低リスク群に分類する

1. 好中球減少の持続が7日以内
2. 上記のような合併症がない

皮ブドウ球菌，連鎖球菌など），真菌（カンジダ，アスペルギルスなど）は，初期には原則として問題となりにくい．どのような微生物が，どのようなタイミングで問題となりやすいのかを理解しておくことは，適切な治療薬の選択のために必要となる

● 原因微生物の特定方法

- 発熱性好中球減少症のすべての患者において，複数セットの血液培養を採取しなければならない．血液培養の陽性率は10～25％といわれる[1]
- 感染巣が病歴や症状などから特定またはある程度予測される場合には，上記の血液培養複数セットに加えて，考えられうる感染巣に応じた微生物学的検査を追加する．例えば，肺炎であれば喀痰のグラム染色と培養検査，肺炎球菌とレジオネラの尿中抗原（特に市中発症の場合）なども有用である

◤ エンピリックな治療

＜原則＞

- 発熱性好中球減少症の初期に問題となりやすい好気性グラム陰性桿菌を標的として抗緑膿菌活性を持つβラクタム系抗菌薬を投与する．具体的には，セフェピム，ピペラシリン・タ

ゾバクタム，イミペネム・シラスタチン，メロペネムの4つのうちのいずれか1つから選択することが米国感染症学会のガイドラインでは推奨されている．以前はセフタジジムも第一選択薬の1つであったが，近年のグラム陰性桿菌の本剤への耐性化の傾向や，本剤のグラム陽性球菌への活性が低いことなどを理由に，第一選択薬の候補からは外れている
- 軽症とされる患者のなかで，特にリスクが低いとされる患者に対しては，経口の抗菌薬（レジメンとしては，シプロフロキサシンとアモキシシリン・クラブラン酸の併用などがある）での治療も可能とされている．しかし，本症の治療の原則は入院とし静注抗菌薬で治療を実施することである

処方例

- 以下のいずれかを選択

セフェピム（マキシピーム®）1回2g 12時間ごと静注または点滴静注

タゾバクタム・ピペラシリン（ゾシン®）1回4.5g 6時間ごと静注または点滴静注

イミペネム・シラスタチン（チエナム®）1回0.5g 6時間ごと点滴静注

メロペネム（メロペン®）1回1g 8時間ごと点滴静注

βラクタム系抗菌薬が使用できない場合のレジメン

βラクタム系抗菌薬に対して即時型過敏反応（蕁麻疹，気管支痙攣など）や中毒性表皮壊死症，Stevens-Johnson症候群などの重症薬疹の既往を有する患者は，βラクタム系抗菌薬の使用は原則として禁忌となる．そのような場合，シプロフロキサシン＋クリンダマイシン，アズトレオナム＋バンコマイシンなどの組み合わせを用いる．

> **処方例**
>
> ・以下のいずれかを選択
> シプロフロキサシン（シプロ）1回300 mg 12時間ごと点滴静注とクリンダマイシン（ダラシン®）1回600 mg 8時間ごと点滴静注を併用
> アズトレオナム（アザクタム®）1回1 g 6時間ごと点滴静注とバンコマイシン1回量・用法は症例ごとに検討する

併用療法について

　βラクタム系抗菌薬と他のクラスの抗菌薬の併用療法に関しては，ルーチンには推奨されていない．ただし，複雑な病態（例えば，敗血症性ショック）の合併や耐性菌の関与が証明されている，または疑われる状況であれば，アミノグリコシド系抗菌薬やフルオロキノロン系抗菌薬，バンコマイシンなどの抗MRSA薬を初期治療から併用することを考慮する．

＜バンコマイシンなどの抗MRSA薬のエンピリック投与を考慮する場合＞

　発熱性好中球減少症へのエンピリックな抗菌薬のレジメンに，バンコマイシンなどの抗MRSA薬を追加することが考慮される状況として，米国感染症学会のガイドラインでは表2の項目をあげている[1]．表2に示すような状況の際には，本症の初期からMRSAなどの耐性グラム陽性球菌による感染症が問題となる可能性があるので，血液培養複数セットなどの適切な培養採取後から，抗緑膿菌活性をもつβラクタム系抗菌薬（セフェピム，ピペラシリン・タゾバクタム，イミペネム・シラスタチン，メロペネムの4つのうちいずれか1つを選択）と抗MRSA薬を併用することを考慮する．

抗真菌薬のエンピリック投与を考慮する場合

　本症に対して，抗菌薬を4〜7日間投与しても発熱の持続または再発がみられ，好中球減少の持続期間が7日を超えると予測される患者では，侵襲性真菌感染症に対する検査と経験的治療を考慮すべきである．前述の発熱性好中球減少症の低リスク群に含まれる患者に対しては，これに該当することは基本的に

表2 発熱性好中球減少症に対して発症初期から抗MRSA薬の経験的投与を考慮する状況

- 血行動態不安定またはその他の重症敗血症の所見を認める場合
- 画像上，肺炎を呈している場合
- 血液培養でグラム陽性菌が陽性（最終的な菌名の同定，薬剤感受性試験結果の判明前）の場合
- カテーテル関連血流感染症が臨床的に疑われる場合
- 部位にかかわらず，皮膚・軟部組織感染症が疑われる場合
- MRSAやVRE，PRSPなどの耐性グラム陽性菌の定着が証明されている場合
- 重度の粘膜障害をきたしている場合で，すでにフルオロキノロン系抗菌薬やセフタジジムの予防投与がなされている場合

MRSA（methicillin resistant *Staphylococcus aureus*，メチシリン耐性黄色ブドウ球菌）・
VRE（vancomycin resistant enterococcus，バンコマイシン耐性腸球菌）
PRSP（penicillin resistant *Streptococcus pneumoniae*，ペニシリン耐性肺炎球菌）

はないため，抗真菌薬のエンピリック投与は推奨されない．アスペルギルスなどの糸状真菌の感染リスクが高いことが予測される場合には，胸部および副鼻腔CTの撮影を考慮する．また，カンジダの血流感染症の可能性もあるため，血液培養の採取が重要とされる．筆者は経験的な抗真菌薬を使用する前には，必ず血液培養をあらためて複数セット採取するようにしている．

> **処方例**
> - リスクや画像などの所見をあわせて，下記のレジメンなどから適切なものを選択する
>   リポソーマルアムホテリシンB（アムビゾーム®）1回2.5〜3 mg/kg 1日1回点滴静注
>   ボリコナゾール（ブイフェンド®）12時間ごと1回6 mg/kg点滴静注2回，その後12時間ごと1回4 mg/kg点滴静注
>   カスポファンギン（カンサイダス®）：初日1回70 mg点滴静注，翌日から1回50 mg 1日1回点滴静注
>   ミカファンギン（ファンガード®）1回150 mg 1日1回点滴静注

原因微生物確定後の治療

- 発熱性好中球減少症においても，判明した原因微生物・感染巣に応じて，経験的に使用した抗菌薬を最適な抗菌薬に変更する

- 経験的に開始している抗菌薬に無効である微生物が原因であることがわかった場合（例えば，セフェピム投与中に採取した血液培養からMRSAが陽性になった場合など）には速やかに有効である薬剤への変更または追加を検討する
- すでに投与薬剤が有効である微生物が原因微生物であった場合に，より狭域の抗菌薬に変更することに関しての研究は十分になされていない．個々の症例に応じた対応が必要と考えられる

フォローアップ

- フォローアップは連日行う．問診・身体診察を基本とし，発症初期には認めなかった感染巣が明らかにならないか，体温，血圧，脈拍，呼吸数，意識といったバイタルサインに変化がないか慎重に確認する
- 適切なフォローを行う際，発熱性好中球減少症の自然経過を理解しておくことは重要である．軽症の場合には，解熱までに要する時間の中央値が2日，重症の場合には，中央値が5日となることが知られている[3〜5]．適切な治療がなされていても，解熱にはおおよそこれくらいの時間がかかる
- 原因不明の発熱が持続しているものの，それを除けば状態は安定している場合には，抗菌薬の変更が必要となることは稀とされる．適宜，感染巣の特定および原因微生物特定のために有効な培養検査をくり返すことが重要となる．特に血液培養は重要である．必ず複数セットの再検を行う．その結果，新たに感染症が特定された場合は，適宜，抗菌薬を変更する
- 治療期間は，原因微生物と感染巣によって適切な治療期間を設定することが必要である（例：MRSA菌血症の場合，膿瘍や骨髄炎，感染性心内膜炎などの合併が否定的であれば，血液培養の陰性化から4週間程度の抗MRSA薬の投与が必要[6]）
- 適切なマネージメントを行ったにもかかわらず，原因微生物や感染巣を特定できない場合，患者の全身状態が良好かつ少なくとも解熱後2日経過しており，好中球数が500 /μLを超えた時点で抗菌薬の中止を検討する[1]

効果がなかったら…

- 本症は、何をもって効果がないと判断するかが難しい病態である。1つの理由として、前述した通り、適切な治療を行っていても解熱までには時間がかかることも稀ではないことが挙げられる
- まずは、もう一度、病歴の整理や身体診察をして感染巣を探すことが重要である。例えば、下痢の出現を契機に偽膜性腸炎の存在に気がつくことがある
- 「耐性菌を想定して、経験的に抗菌薬を広域に変更」というマネージメントがしばしばなされる。実際に、より広域の抗菌薬の使用が必要になることもある。しかし、耐性菌を想定するからには、まずは再度の血液培養複数セット採取を実施後に抗菌薬のレジメンを変更することを忘れてはならない
- 「抗菌薬を広域にした」→「その後、解熱し、CRPが下がった」ということだけでは、抗菌薬の広域化が有効であったかどうかを論じることはできない。なぜなら、本症の自然経過として「治療薬を変更せずに注意深く経過観察をした」→「好中球の増加とともに、自然解熱しCRPが低下した」という経過を経験することも少なからずあるからである
- 高リスク患者においては、好中球減少が継続している段階で4日以上遷延している発熱を認める際には、抗真菌薬の経験的投与を開始してもよいとされている[1]。その場合、カンジダによる菌血症を想定するのであれば、再度の血液培養複数セットの採取後に抗真菌薬の投与を開始すること、アスペルギルスによる感染症を想定するのであれば、副鼻腔や肺のCT検査や、アスペルギルス・ガラクトマンナン抗原検査を追加するなどの原因微生物特定のための努力を怠らないようにする
- 感染症の原則通り、ドレナージなどの外科的処置の必要な感染症の有無を常に意識する必要がある

予防薬について

- 一般的には、好中球数が500 /μL未満となる期間が7日間未満である場合(多くの発熱性好中球減少症患者がここに含まれると考えられる)は、抗菌薬や抗真菌薬の予防投与(発症前からの投与)は奨められていない

- しかし，一部の状況においては抗菌薬や抗真菌薬の予防投与が考慮されることがある

  ①抗菌薬の予防的投与が考慮される場合：

  好中球数100 /μL未満になる期間が7日間を超えて持続することが予測される癌化学療法や，造血幹細胞移植を実施する場合には，レボフロキサシンやシプロフロキサシンなどのフルオロキノロン系抗菌薬の予防投与を考慮する[1]

  ②抗真菌薬の予防的投与が推奨される場合：

  同種骨髄移植患者や，急性白血病の寛解導入療法を受ける患者においては，主にカンジダ感染症の予防目的での抗真菌薬の予防投与が推奨されている[1]．その場合には，フルコナゾール，イトラコナゾール，ボリコナゾール，ミカファンギン，カスポファンギンが予防薬の治療選択肢となる．その他にも，抗真菌薬の予防投与が考慮される場面があるが，詳細に関しては各種ガイドラインをご参照いただきたい

文献

1) Freifeld, A. G., et al. : Clinial Practice Guideline for the Use of Antimicrobial Agents in Neutropenic Patients with Cancer: 2010 Update by the Infectious Diseases Society of America. Clin Infect Dis, 52 (4) : e56-e93, 2011
2)「発熱性好中球減少症 (FN) 診療ガイドライン」．(日本腫瘍学会，編)，p2，南江堂，2012
3) Elting, L. S., et al. : Outcomes and cost of outpatient or inpatient management of 712 patients with febrile neutropenia. J Clin Oncol, 26 : 606-611, 2008
4) Cometta, A., et al. : Vancomycin versus placebo for treating persistent fever in patients with neutropenic cancer receiving piperacillin-tazobactam monotherapy. Clin Infect Dis, 37 : 382-389, 2003
5) Gil, L., et al. : Infectious complication in 314 patients after high-dose therapy and autologous hematopoietic stem cell transplantation: risk factors analysis and outcome. Infection, 35 : 421-427, 2007
6) Corey, G. R. : Staphylococcus aureus Bloodstream Infections: Definition and Treatment. Clin Infect Dis, 48 : S254-S259, 2009

<木村宗芳，荒岡秀樹>

第4章 感染部位別 抗菌薬の選び方と使い方

4．蜂窩織炎，皮膚軟部組織感染症

疾患の特徴，診断の進め方

- 皮膚軟部組織感染症には確立された診断基準は存在しない．軟部組織の炎症所見（発赤，腫脹，疼痛）が認識されることが診断には必要である．非感染性の病態との区別には総合的な判断が必要である（表1）
- 「外見上の特徴－深達度と広がり－原因となった微生物」の軸で疾患が規定される
- 深達度による分類が最もよく使われ，重症度の判定を伴う（図1）
- 最も重要なことは重症度が高くマネジメントの方針が全く異なる壊死性軟部組織感染症を見逃さないことである

＜膿痂疹＞

- 境界の明瞭な局面を形成する．好発年齢は2～5歳で夏期に流行する傾向がある．露出部位にみられる．紅斑に囲まれた水疱として発症し，膿疱を形成して4～6日でやぶれて痂皮を形成する．原因となる微生物はA群連鎖球菌がほとんどである

＜毛嚢炎・癤・癰＞

- いずれも毛包に起きた感染症のことを指すが，毛嚢炎（folliculitis）という場合はより表皮にとどまる炎症のことを指す
- 癤（fruncles）の場合は表皮を超えて皮下組織に炎症が及んでいる状態で，膿瘍の存在する部位も表皮より深い
- 癤が周辺の複数の毛包に及んでいる場合を癰（carbuncle）と呼ぶ
- 黄色ブドウ球菌によるものが多い

＜丹毒＞

- 蜂窩織炎と同様に皮下組織に及ぶ感染症だが，蜂窩織炎より

表1 軟部組織感染症との鑑別に挙がる非感染性疾患の例

・虫刺され	・深部静脈血栓症	・固定薬疹
・痛風発作	・壊疽性膿皮症	・Sweet病

文献1を参照して作成

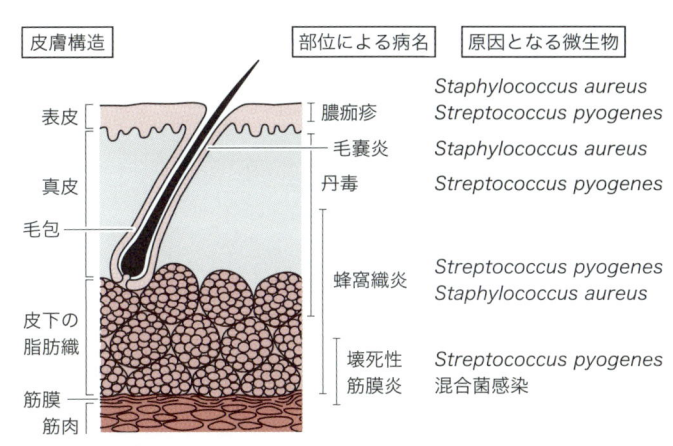

図1 深達度による分類と代表的な原因微生物

皮膚構造	部位による病名	原因となる微生物
表皮	膿痂疹	*Staphylococcus aureus* / *Streptococcus pyogenes*
真皮／毛包	毛嚢炎	*Staphylococcus aureus*
	丹毒	*Streptococcus pyogenes*
皮下の脂肪織	蜂窩織炎	*Streptococcus pyogenes* / *Staphylococcus aureus*
筋膜／筋肉	壊死性筋膜炎	*Streptococcus pyogenes* / 混合菌感染

も病変の主座が浅い位置にあるため,境界が明瞭で,周囲よりも病変が盛り上がっているという特徴をもつ.ほとんどの場合は連鎖球菌によるものである

＜蜂窩織炎＞
・丹毒よりも深部に起きる感染症である.丹毒のような外見上の特徴はなく,境界が不明瞭である.発熱などの全身症状を伴うことが多い.原因となる微生物は連鎖球菌と黄色ブドウ球菌がほとんどだが,暴露や患者の免疫状態によってさまざまな微生物が原因となりうる

＜壊死性軟部組織感染症＞
・壊死性軟部組織感染症（necrotizing soft tissue infection：NSTI）とは筋肉,筋膜に病変が及んだ,進行が急激で致命率の高い重症の軟部組織感染症を総称した疾患名称である[2].病変が筋膜,筋肉に及んだ場合は外科的なデブリードマンが

表2　壊死性軟部組織感染症を示唆する所見

皮膚の所見	皮膚の緊張を伴う浮腫
	灰色または汚い色の皮膚からの浸出液
	ブラ（血疱）の形成
	皮膚の緊張を伴う浮腫壊死
	皮膚潰瘍
	握雪感
	見た目に吊り合わないほどの強い痛みの訴え
	病変の広がりを超えた痛み
全身の所見	高熱
	頻脈・頻呼吸
	発汗
	せん妄

必要である．重症度とマネジメントが表層の軟部組織感染とは全く異なるため，独立した疾患概念として把握しなければならない

- NSTIを外表面からの所見のみで，早期の段階でよくある蜂窩織炎と区別するのは困難である．まずはNSTIを示唆する臨床的な皮膚の所見と全身の所見（表2）から疑いをもつことが重要である．ただし半数近くの患者で初診の時点でこれらが出現していないともいわれている
- NSTIを早期診断するためのスコアリングシステムの試みがいくつかされておりよく言及されるものにthe laboratory risk indicator for necrotizing fasciitis（LRINEC）スコアがある．点数のカットオフを6点以上とした場合の陽性的中率92％，陰性的中率が96％と報告されている[3]．ただしどのようなスコアリングも必ず見逃し例があり，LRINECスコアも除外の根拠とするべきではない．拾い上げのツールと考えるべきである
- いかなる所見を根拠にするにせよ，疑った時点で外科医にコンサルトして，必要があれば試験切開などで深部組織の検索を行う
- ガスの存在は壊死性軟部組織感染症に必須ではない．「画像

表3 特殊な曝露と考えるべき原因微生物

ネコ・イヌ咬傷	*Pasteurella multocida*
	Capnocytophaga canimorsus
淡水との接触	*Aeromonas hydrophilia*
海水との接触	*Vibrio vulnificus*
水産業・食肉業	*Streptococcus iniae*
	Erysipelothyrix rhusiopathiae
好中球減少状態	*Pseudomonas aeruginosa*
	その他のグラム陰性桿菌
HIV感染症	*Helicobacter cinaedi*
	Cryptococcus neoformans

でガスがない→ガス壊疽ではない→壊死性軟部組織感染症ではない」とはならない

考慮すべき原因微生物

- 軟部組織感染症といえばまずはグラム陽性菌（ブドウ球菌または連鎖球菌）の関与を考える．これは原因微生物を考えるうえでの大前提とすべき常識である
- 市中感染で最も多いのは *Staphylococcus aureus* とA群溶血性連鎖球菌（Group A streptococcus：GAS）であり，これらをカバーしたものが初期治療として適応となる．一般的な傾向としてすでに傷やびらんのあるところから起きたものでは *S. aureus* が多い．GASの場合は明らかな皮膚のバリアの破綻が見当たらないことがある．また鈍的外傷後に軟部組織感染症がみられた場合はGASを考える
- 特殊な曝露があれば，特異的な微生物の考慮が必要となる（表3）．病歴聴取の際には必ず確認する
- 壊死性軟部組織感染症では古典的に嫌気性菌と好気性菌の混合感染によるものをType Ⅰの壊死性筋膜炎（necrotizing fasciitis），A群溶連菌によるものをType Ⅱの壊死性筋膜炎と称した．また *Clostridium perfringens* による筋壊死を狭義のガス壊疽と称した

原因微生物の特定方法

- 表面からの排膿があれば培養を提出する．グラム染色を行うことでより踏み込んだ微生物の推定が早期に可能となるので，必ず同時に行う
- 明らかな排膿や浸出液のみられない通常の蜂窩織炎では，局所からの培養提出は困難である
- 可能な限り血液培養2セットを採取してから治療を開始する．特に入院を要するような重症例は血液培養の適応である

エンピリックな治療

- 癤，癰，毛囊炎，皮下膿瘍など軽症な局所感染症では洗浄や切開排膿だけでよくなることも多い．抗菌薬の全身投与は全例必要なわけではない
- 丹毒，蜂窩織炎以上の深さの感染症では通常は抗菌薬の全身投与が必要である

市中発症の皮膚・軟部組織感染症

- 市中発症の丹毒・蜂窩織炎ではGAS，*S. aureus*（メチシリン感性黄色ブドウ球菌：methicillin sensitive *S. aureus*, MSSA）をカバーした抗菌薬で初期治療を行う．軽症例では内服での治療も可能である

> **処方例　点滴静注**
>
> ・以下のいずれかを選択
> セファゾリン（セファメジン®）1回2g 8時間ごと点滴静注
> スルバクタム・アンピシリン（ユナシン®S）1回3g 6時間ごと点滴静注
> クリンダマイシン（ダラシン®S）1回600 mg 8時間ごと点滴静注

> **処方例** 経口

・以下のいずれかを選択
セファレキシン（ケフレックス®）1回500 mg 1日4回 経口
クラブラン酸・アモキシシリン（オーグメンチン®）1回500 mg/250 mg 1日3回

クラブラン酸・アモキシシリン（オーグメンチン®）1回250 mg/125 mg 1日3回＋アモキシシリン（サワシリン®）1回250 mg 1日3回の併用
クリンダマイシン（ダラシン®カプセル）1回300 mg 1日3回経口

糖尿病患者のdiabetic footに合併した蜂窩織炎

・軽症〜中等症例では主にGASなどの連鎖球菌と *S. aureus* がカバーされていれば十分といわれる．しばしば緑膿菌などのグラム陰性桿菌が創部から検出されるが，治療対象としなくても改善することが多い[4]

> **処方例** 点滴静注

・以下いずれかを選択
セファゾリン（セファメジン®）1回2 g 8時間ごと点滴静注
スルバクタム・アンピシリン（ユナシン®S）1回3 g 6時間ごと点滴静注
クリンダマイシン（ダラシン®S）1回600 mg 8時間ごと点滴静注
・メチシリン耐性黄色ブドウ球菌（methicillin resistant *Staphylococcus aureus*：MRSA）の関与が疑われる場合は下記を用いる
バンコマイシン（バンコマイシン®）1回15〜20 mg/kg 12時間ごと点滴静注

> **処方例** 経口
>
> ・以下いずれかを選択
> セファレキシン（ケフレックス®）1回500 mg 1日4回 経口
> クラブラン酸・アモキシシリン（オーグメンチン®）1回500 mg/250 mg 1日3回
>
> クラブラン酸・アモキシシリン（オーグメンチン®）1回250 mg/125 mg 1日3回＋アモキシシリン（サワシリン®）1回250 mg 1日3回の併用
> クリンダマイシン（ダラシン®カプセル）1回300 mg 1日3回経口

- 重症例では緑膿菌，グラム陰性桿菌までカバーする

> **処方例** 点滴静注
>
> ・以下いずれかを選択
> タゾバクタム・ピペラシリン（ゾシン®）1回4.5 g 1日4回 点滴静注
> メロペネム（メロペン®）1回1 g 8時間ごと点滴静注
> ・MRSAの関与が疑われる場合は下記を追加
> バンコマイシン（バンコマイシン®）1回15〜20 mg/kg 12時間ごと点滴静注

院内発症の皮膚・軟部組織感染症

- 院内発症の軟部組織感染症ではMRSAのカバーも行う

> **処方例**
>
> バンコマイシン（バンコマイシン®）1回15〜20 mg/kg 12時間ごと点滴静注
> （トラフ血中濃度の目標は10〜15 μg/mL，菌血症を伴う場合は15〜20 μg/mLに設定する）

- その他の特殊な曝露や免疫不全を背景とした軟部組織感染症が疑われる場合は，想定される微生物にあわせて薬剤を選択する

壊死性軟部組織感染症

- 外科的治療を必ず併用する

- 原因不明の壊死性軟部組織感染症はカルバペネムを初期治療に用い，さらに GAS のトキシン産生抑制目的にクリンダマイシンを併用する．なお GAS の関与がないとわかればクリンダマイシンは中止してよい

  > **処方例**
  > メロペネム（メロペン®）1回1g 8時間ごと点滴静注
  > ＋クリンダマイシン（ダラシンS®）1回600 mg 8時間ごと点滴静注

- もし腸管内の細菌叢の関与が考えられる場合は，培養結果で嫌気性菌（*Bacteroides fragilis* など）が検出されなくても，嫌気性菌のカバーを最後まで継続する

原因微生物確定後の治療

S. aureus（MSSA）

> **処方例** 点滴静注
> セファゾリン（セファメジン®）1回2g 8時間ごと 点滴静注

> **処方例** 経口
> セファレキシン（ケフレックス®）1回500 mg 1日4回 経口

S. aureus（MRSA）

> **処方例** 点滴静注
> バンコマイシン（バンコマイシン®）1回15〜20 mg/kg 12時間ごと点滴静注
> （トラフ血中濃度の目標は10〜15 μg/mL，菌血症を伴う場合は15〜20 μg/mL に設定する）

A群溶血性連鎖球菌
（およびB群，G群などのA群以外の溶血性連鎖球菌）

- 通常の蜂窩織炎などの場合はペニシリン系の単剤でよい

> **処方例** 点滴静注
>
> アンピシリン（ビクシリン®）1回2g 6時間ごと 点滴静注

> **処方例** 経口
>
> アモキシシリン（サワシリン®）1回500 mg 1日3～4回経口

- 重症例〔劇症型溶血性連鎖球菌感染症（Streptococcal toxic shock syndrome）〕の場合はペニシリンとクリンダマイシンの併用を行う

> **処方例** 点滴静注
>
> ペニシリンG　1回400万単位 6時間ごと 点滴静注
> ＋クリンダマイシン（ダラシン®S）1回600 mg 8時間ごと 点滴静注

Pasteurella multocida, Capnocytophaga canimorsus

> **処方例** 点滴静注
>
> スルバクタム・アンピシリン（ユナシン®S）　1回3g 6時間ごと 点滴静注

> **処方例** 経口
>
> ・以下のいずれかを選択
> クラブラン酸・アモキシシリン（オーグメンチン®）1回500 mg/250 mg 1日3回
>
> クラブラン酸・アモキシシリン（オーグメンチン®）1回250 mg/125 mg 1日3回＋アモキシシリン（サワシリン®）1回250 mg 1日3回の併用

Aeromonas hydrophilia

> **処方例** 点滴静注
>
> レボフロキサシン（クラビット®）1回500 mg 1日1回 点滴静注
> カルバペネム系でもよい

Vibrio vulnificus

- 治療には第三世代セファロスポリンとテトラサイクリン系またはキノロン系を併用薬として用いる

> **処方例** 点滴静注
>
> ・以下のいずれかを選択
> ミノサイクリン（ミノマイシン®）1回100 mg 12時間ごと点滴静注
>
> シプロフロキサシン（シプロキサン®）1回300 mg 12時間ごと点滴静注
> ＋セフォタキシム（クラフォラン®）1回2g 6〜8時間ごと点滴静注
>
> セフタジジム（モダシン®）1回2g 8時間ごと点滴静注

Pseudomonas aeruginosa

- 各施設，地域の感受性パターンにあわせて初期治療を選択し，感受性が判明すればそれにあわせて薬剤を選択する．通常は第三世代以降の抗緑膿菌作用のあるセファロスポリンまたはカルバペネムを用いる

> **処方例** 点滴静注
>
> ・以下のいずれかを選択
> メロペネム（メロペン®）1回1g 8時間ごと点滴静注
> セフェピム（マキシピーム®）1回2g 12時間ごと点滴静注

- 緑膿菌のβラクタム感受性が著しく悪い施設で緑膿菌のエンピリック治療を開始する際は，上記に加えてアミノグリコシドの併用を検討する

> **処方例** 点滴静注
>
> アミカシン（アミカシン®）1回15 mg/kg 1日1回 点滴静注
> （腎機能が不良な例では1日複数回投与法を用いる）

- βラクタムに感受性があるとわかれば，治療効果増強目的でのアミノグリコシドの併用のメリットはあまりないと近年は考えられている

Clostridium perfringence

- 古典的な「ガス壊疽」の原因微生物である

> **処方例　点滴静注**
>
> ペニシリンG　1回400万単位 6時間ごと点滴静注
> ＋クリンダマイシン（ダラシン®S）1回600 mg 8時間ごと点滴静注

Erysipelothyrix rhusiopathiae

> **処方例　点滴静注**
>
> アンピシリン（ビクシリン®）1回2 g 6時間ごと 点滴静注

> **処方例　経口**
>
> アモキシシリン（サワシリン®）1回500 mg 1日3回経口

フォローアップ

- 治療効果判定は発赤，熱感，腫脹，圧痛の改善でもって行う．治療開始翌日に発赤が拡大していることもよくあるが，全身状態が悪化していなければ治療変更の理由にはならない
- 抗菌薬の投与期間に定まったものはない．蜂窩織炎であれば炎症の所見が消失してから数日程度とされる
- 壊死性軟部組織感染症の場合は，①ドレナージ不要，②臨床的に改善，③48〜72時間の無熱が持続，のすべてを満たすまでとされる
- 菌血症が合併していた場合は最低2週間程度の治療を行う．特に *S. aureus* が検出された場合は必ず最低2週間は治療する．*S. aureus* 菌血症をみたら必ず感染性心内膜炎の可能性を考える．軟部組織感染症が心内膜炎の結果のこともあるので注意が必要である

効果がなかったら…

- 全身状態の悪化を伴う場合は壊死性軟部組織感染症の可能性を常に考える
- 慢性の経過をたどっている場合は抗酸菌や放線菌（Nocardia

など）の可能性を考える．診断には生検が必要なことがほとんどである．特に疑う場合は細菌検査室に検体提出時にその旨を伝えて，培地や培養期間について相談する．特に細胞性免疫不全患者の場合は鑑別の上位に来る
- 下肢の蜂窩織炎では下肢の安静，挙上という非薬物治療も重要である．特に外来では患者にきちんと指導する
- リンパ浮腫など蜂窩織炎のリスクを高める解剖学的異常があると，症状も改善しづらいものである．すっきり良くもならないが，悪化もみられないときは，全身状態が安定していれば改善を待つのも重要である
- 炎症反応の遷延がみられた場合は薬剤の変更を考える前に，膿瘍形成，骨髄炎の合併がないか画像的に調べる．皮下膿瘍の有無はCTまたは超音波で，骨髄炎の有無はMRIで検索するのが最も感度・特異度が優れている．膿瘍形成があればドレナージを試みる．骨髄炎の場合も外科的治療の適応がないか検討する
- 微生物が判明していない状況ではできるだけ抗菌薬を変更せず，まずは効果がないように見える原因を検索する

文献
1) Swartz, M. N. : Clinical practice. Cellulitis. N. Engl. J. Med., 350 (9) : 904-912, 2004
2) Anaya, D. A. & Dellinger, E. P. : Necrotizing soft-tissue infection: diagnosis and management. Clin. Infect. Dis., 44 (5) : 705-710, 2007
3) Wong, C-H., et al. : The LRINEC (Laboratory Risk Indicator for Necrotizing Fasciitis) score: a tool for distinguishing necrotizing fasciitis from other soft tissue infections. Crit. Care Med., 32 (7) : 1535-1541, 2004
4) Lipsky, B. A., et al. : 2012 Infectious Diseases Society of America Clinical Practice Guideline for the Diagnosis and Treatment of Diabetic Foot Infections. Clin Infect Dis., 54 (12) : e132-e173, 2012

<藤田崇宏>

第4章 感染部位別 抗菌薬の選び方と使い方

5. 尿路感染症

尿路感染症（urinary tract infections：UTI）

● 疾患の特徴，診断の進め方

- 感染部位と病型により選択薬剤と治療期間が異なるので，何よりも正しい診断が求められる
- 好発年齢には3つのピークがある（図1）．最初のピークは小児期で男女差はなく尿路奇形を基礎疾患とするものが多い．2つ目のピークは性的活動期の女性の急性単純性膀胱炎（あるいは腎盂腎炎）で，性交による尿路への細菌の侵入が原因となるものである．3つ目のピークは高齢者で男女差はなく男性では前立腺疾患，女性では膀胱機能低下による排尿障害を基礎疾患とする尿路感染症である

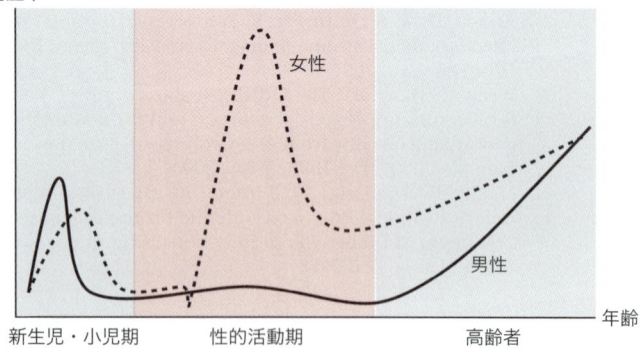

慢性複雑性＞急性単純性　　急性単純性＞慢性複雑性

図1　尿路感染症の好発年齢・性別

<分類>

- 感染の部位別には膀胱炎と腎盂腎炎の2つに分類され，表1に示す臨床症状を呈する
- 一般に，膀胱炎は無熱であり，腎盂腎炎では発熱がある
- 膀胱炎，腎盂腎炎ともに発症形式により急性と慢性に，基礎疾患（前立腺疾患，膀胱機能障害，尿路結石，尿路腫瘍，尿路奇形，糖尿病など）の有無により単純性と複雑性にさらに分類される（表2上段）．一般に，急性は単純性，慢性は複雑性であることから臨床的には表2下段のような4型に分類して診療する

表1　尿路感染症の臨床症状

	臨床症状	注意点
膀胱炎	・排尿痛 ・残尿感 ・頻尿 ・混濁尿，ときに肉眼的血尿	・発熱はない ・男性で発熱があるときには急性細菌性前立腺炎を疑う
腎盂腎炎	・発熱 ・腎部の背部痛 ・混濁尿，ときに肉眼的血尿	・腎部を叩くと痛みが増強（叩打痛） ・発熱がないときには尿管結石を疑う

表2　尿路感染症の分類

	分類	特徴
発症形式による分類	急性	急な発症，強い症状，速やかな治癒
	慢性	緩徐な発症，弱い症状，遷延化しやすい
基礎疾患の有無による分類	単純性	基礎疾患なし
	複雑性	基礎疾患あり
感染部位による分類	膀胱炎	
	腎盂腎炎	

一般に急性は単純性，慢性は複雑性であることが多いので，臨床的には下記の4群に分類

1．急性単純性膀胱炎	3．急性単純性腎盂腎炎
2．慢性複雑性膀胱炎	4．慢性複雑性腎盂腎炎

表3 診断の進め方

ステップ		検査／所見	
ステップ1	尿路感染症の存在診断	検尿／尿沈渣 尿培養	有意の膿尿（白血球≧10個/HPF） 有意の細菌尿（≧10^4/mL）
ステップ2	尿路感染症の部位診断	膀胱炎症状／無熱 腎部叩打痛／発熱	膀胱炎 腎盂腎炎
ステップ3	基礎疾患の有無（小児，男性，高齢者）	残尿測定 画像診断（DIP／CT／US）	前立腺肥大症／癌，神経因性膀胱 尿路結石，尿路奇形の有無

HPF：high power field，高倍率（強拡大，400倍）視野
DIP：drip infusion pyelography，点滴静注腎盂造影法

＜診断の進め方＞

- 表3に示すステップで行う
- ここで重要なことは検体となる尿の採り方である．外尿道口から尿道先端部には白血球や細菌が存在することが多く，最初からの尿（初尿）にはこれらが混入しやすい．したがって，厳密に中間尿を採取することが肝要である．尿の採取法を理解できないような高齢者などではむしろ導尿で尿を採取した方がよい
- ステップ1の存在診断は，尿を検体とした膿尿と細菌尿の証明である
- 膿尿は通常尿沈渣ないしフローサイトメトリーで白血球数をカウントするが，これらができない施設では白血球のエステラーゼをチェックできるテステープAを利用するとよい
- 細菌尿は当日判定できないため，尿沈渣の検鏡で2＋以上細菌を観察できれば有意の細菌尿ありと推測するのもよい
- ステップ2の部位診断は臨床症状と腎部叩打痛の有無により行う．発熱があって腎部の叩打痛があれば腎盂腎炎と診断するが，患側の決定もこの身体所見に基づいて行う．例えば，右側の腎部に叩打痛があれば右腎盂腎炎，両側の腎部の叩打痛があれば両側腎盂腎炎といった臨床診断となる
- ステップ3は基礎疾患の検索で，小児，男性，そして高齢者では基礎疾患の存在を疑う．また，抗菌化学療法に抵抗する場合にもやはり基礎疾患の検索が必要である

表4 注意すべき鑑別診断

疾患	鑑別点
急性細菌性前立腺炎	・男性で膀胱炎症状があるが38℃以上の発熱がある ・腎部叩打痛がない ・前立腺の腫大による排尿困難／尿閉をきたすことがある
尿路結核	・一般的な抗菌薬が無効 ・無菌性膿尿（尿沈渣で白血球はあるが細菌を認めない） ・尿の結核菌培養／結核菌PCRで結核菌の証明
尿管下端結石	・膀胱炎と類似する症状 ・血尿が主体だが膿尿を伴うこともある ・尿路結石の既往があるかを問診する ・男性では膀胱炎よりこちらを疑うべき
薬剤性膀胱炎	・トラニラスト（リザベン®），シクロホスファミド（エンドキサン®）による膀胱炎 ・尿培養陰性 ・原因薬剤の中止
放射線性膀胱炎	・骨盤部への放射線治療の既往 ・尿培養陰性 ・対症療法

<鑑別診断>
- 表4に注意すべき鑑別診断を挙げた．これらは高頻度ではないが必ず念頭におくべき疾患である

考慮すべき原因微生物

- 大腸菌は最も多く，次いで腸球菌が多い[1]
- 慢性複雑性膀胱炎あるいは腎盂腎炎では上記以外に，セラチア，クレブシエラ，プロテウス，緑膿菌といった弱毒グラム陰性桿菌の割合が多くなる．したがって，これらの弱毒グラム陰性桿菌が分離されたときには逆に基礎疾患の存在を疑いその検索を進める
- 注目すべき耐性菌には表5に挙げたものがある
- 大腸菌は現在では約20％がキノロン耐性，5〜10％に第三世代セフェムまで分解する基質特異性拡張型βラクタマーゼ（extended spectrum β lactamase：ESBL）を産生する[1]．したがって，昔のように膀胱炎では何でも抗菌薬を処方すれば治るといった状況ではなく，患者にはこのことを十分説明

表5　注意すべき耐性菌

原因菌	耐性菌	頻度	特徴	対策
大腸菌	キノロン耐性	約20%	経口セフェムが有効	・経口セフェム
	ESBL産生菌	約5〜10%	同時にキノロン耐性であることが多い.	・経口ではFRPM ・TAZ/PIPC ・カルバペネム
腸球菌	キノロン耐性	約5〜10%	経口セフェムは無効	・ST，ABPCが第一選択
	VCM耐性	稀に存在	E. feciumが多い	・LZD
緑膿菌	多剤耐性緑膿菌（MDRP）	少数だが存在	IPM，AMK，LVFXの3剤耐性	・コリスチン（未承認）

MDRP：multi drug resistant *Pseudomonas aeruginosa*

表6　治療

疾患	薬剤		治療期間
急性単純性膀胱炎	第一選択薬	経口キノロン系抗菌薬	3日間
	第二選択薬	経口セフェム系抗菌薬	5〜7日間
急性単純性腎盂腎炎	重症初期	注射用セフェム系抗菌薬	解熱後2日間まで
		注射用ペニシリン系抗菌薬	
	中等症・軽症	経口キノロン系抗菌薬	14日間
		経口セフェム系抗菌薬	
	重症で初期治療薬で解熱後	原因菌に対して抗菌力のある経口抗菌薬	初期治療薬と合わせて14日間
慢性複雑性膀胱炎	第一選択薬	経口キノロン系抗菌薬	7〜14日間
	第二選択薬	経口セフェム系抗菌薬	
慢性複雑性腎盂腎炎	急性単純性腎盂腎炎に準ずる		14日以上，できるだけ短期間

すること，そして治療前に必ず尿の培養検査と薬剤感受性検査を行っておくことが重要である

治療

- 大腸菌が最も多く，20%は耐性であるが残りはキノロン系抗菌薬が有効であること，大腸菌の次には腸球菌が多く，これにはセフェム系抗菌薬は無効でキノロン系抗菌薬が有効であることから，原因菌が判明していない初期治療にはキノロン

系抗菌薬が第一選択となる（表6）[2]
- 有熱性腎盂腎炎で重症感のあるときには入院のうえ，注射薬から治療を開始し，これにより解熱し原因菌が判明してから有効な経口薬にスイッチする

● フォローアップ
- 臨床症状，膿尿と細菌尿の消失が治療終了後にも持続する場合に治癒と判定する
- 治療終了後，約1カ月後に膿尿と細菌尿をチェックし再発，再燃がないことを確認することが理想的である[3]

カテーテル関連尿路感染（catheter-associated urinary tract infections：CAUTI）

● 疾患の特徴，診断の進め方

＜疾患の特徴＞
- 尿道留置カテーテル（Foleyカテーテル）を留置することによって成立する尿路感染で，表7に示すような危険因子が知られている
- 病院感染のなかで最も多く，30〜40％を占め，在院期間を延長させる原因の1つである[8]
- Foleyカテーテルの留置により，細菌がカテーテル内腔あるいはカテーテルと尿道粘膜の間隙から膀胱内に侵入し成立する[9]
- Foleyカテーテルの留置期間が長くなればなるほどCAUTIは成立しやすくなる．7日間留置で約50％が，1カ月間留置でほぼ100％がCAUTIとなる（図2）[10]
- CAUTIのほとんどは無症状であるが（無症候性CAUTI），細菌が腎盂に及び腎盂腎炎となった場合，男性では前立腺に及び急性細菌性前立腺炎となった場合には38℃以上の発熱をきたす．膀胱の炎症が強いときには膀胱炎症状が出現する

表7　CAUTIの危険因子

危険因子	相対危険度
カテーテル留置期間の遷延＞6日間	5.1～6.8
女性	2.5～3.7
手術室以外でのカテーテルの挿入	2.0～5.3
泌尿器科的処置（手術を含む）	2.0～4.0
他の部位の活動性感染症	2.3～2.4
糖尿病	2.2～2.3
低栄養	2.4
腎機能低下（血清Cr＞2.0 mg/dL）	2.1～2.6
尿管ステント	2.5
膀胱より上位に蓄尿バッグを置くこと	1.9
抗菌薬の投与	0.1～0.4

文献4～7を参照して作成

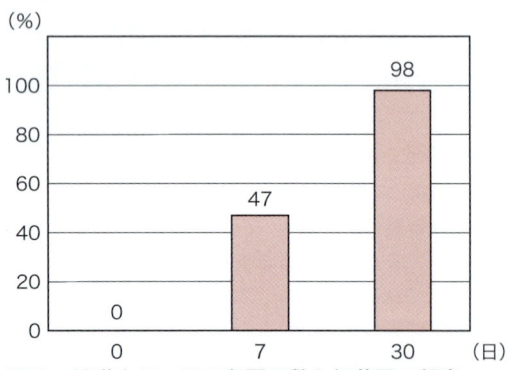

図2　尿道カテーテル留置日数と細菌尿の頻度
文献10を参照して作成

（症候性CAUTI）
・CAUTIに対し抗菌薬を投与しても細菌の残存または菌交代を起こすので，CAUTIはFoleyカテーテルを抜去しない限り治癒には至らない
・症候性CAUTIに対しては抗菌薬の投与を行うが，無症候性CAUTIに対しては耐性菌の発現を予防する目的で抗菌薬の投与は行わない

<診断の進め方>

- Foleyカテーテルを6日間以上留置していればCAUTIが成立している可能性が高いと考えるべきである
- 症状のない症例を対象とした尿の監視培養を行うべきかどうかは議論のあるところである．監視培養を行うことは理想的であるが，菌交代が少なくないのでどのくらいの頻度で行うべきかが不明であること，監視培養にはコストがかかることなどから監視培養は不要であるとする考え方が一般的である
- 症候性CAUTIでは抗菌薬を投与する前に尿検体を採取し，培養検査を行う．抗菌薬を投与してからであると高濃度の抗菌薬が尿検体に存在するため尿培養陰性という結果となることが多いためである
- 尿検体は集尿バッグの採尿ポートから採取する

考慮すべき原因微生物

- 原因菌は通常のUTIとは異なり，特定の傾向はない
- 複数菌感染であることが多い
- 原因菌は常に同じであるとは限らず，菌交代することもある
- CAUTI患者はUTI以外の感染症，例えば呼吸器感染症などに対して抗菌薬を投与された既往があることが多いためCAUTIの原因菌は薬剤耐性菌であることが少なくない

治療

- 無症候性CAUTIには抗菌薬を使用しない
- 発熱時には注射用第二世代セフェム系抗菌薬から初期治療を開始し，尿培養と薬剤感受性検査結果を得られたら分離菌に適切な抗菌薬に変更する．解熱後には経口抗菌薬にスイッチし，治療期間は1〜2週間を目安とする（表8）[2]
- 症候性CAUTIにおけるFoleyカテーテルの交換の必要性に関するエビデンスはない．発熱時のFoleyカテーテルの交換は菌血症へ移行する危険性があるため，まず抗菌薬を投与し，解熱後にFoleyカテーテルを交換する方が無難であると筆者は考えている

表8 CAUTI有症状例の処方例

	薬剤	投与法	投与期間
第一選択	タゾバクタム・ピペラシリン	1回4.5 g 点滴静注 1日3回	7〜21日間
	セフタジジム	1回1〜2 g 点滴静注 1日3回	
	セフピロム	1回1〜2 g 点滴静注 1日3回	
	メロペネム	1回0.5〜1 g 点滴静注 1日3回	
第二選択	シプロフロキサシン	1回300 mg 点滴静注 1日2回	
	ゲンタマイシン	1回5 mg/kg 筋注・点滴静注 1日1回	
	アミカシン	1回15 mg/kg 筋注・点滴静注 1日1回	

文献2を参照して作成

表9 CAUTIに対する標準予防策

- カテーテル材質の選択（銀コーティング）
- 閉鎖式持続導尿システム
- カテーテル挿入時の適切な消毒
- カテーテルの無菌的挿入
- 蓄尿バッグからの8〜12時間ごとの尿の排出
- 蓄尿バッグからの尿排出時の排出口の消毒
- 蓄尿バッグを膀胱より低い位置に保持
- 蓄尿バッグを床につけない
- 膀胱洗浄は行わない
- 導尿チューブを折り曲げない
- 長期留置カテーテルは2〜4週間ごとに交換

文献11を参照して作成

● 標準予防策（表9）[11]

- CAUTIの予防とCAUTIからの病院感染の蔓延防止を目的とするために最も重要である
- カテーテルの材質では銀コーティングのFoleyカテーテルがCAUTIの成立を遅らせるという報告（図3）があるが、銀コーティングのFoleyカテーテルでも2週間以上の長期留置ではCAUTIの成立頻度は高まる。また、2〜3日の短期の留置期間ではCAUTIの成立頻度は通常のFoleyカテーテルと銀コーティングFoleyカテーテルに差はない。したがって、銀コーティングFoleyカテーテルは7〜10日間の中期的な留置

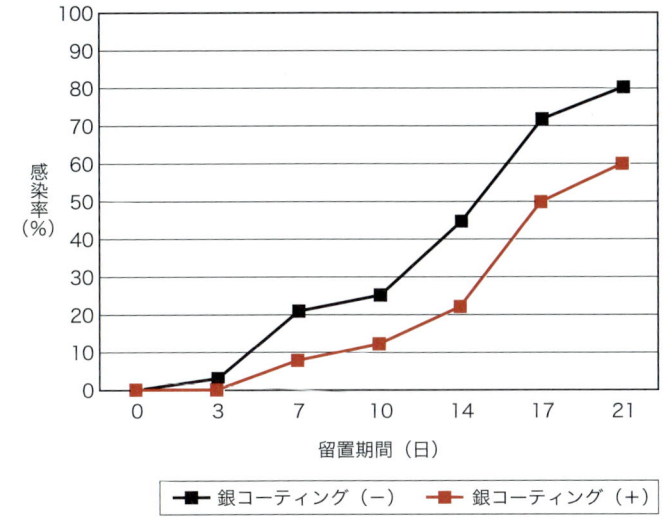

図3　銀コーティングカテーテル留置後の細菌尿の出現頻度
文献12より引用

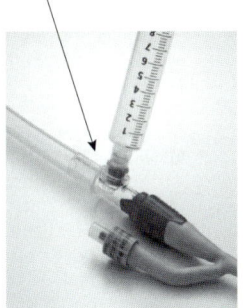

図4　閉鎖式持続導尿システムと尿検体の採取
（画像提供：株式会社メディコン）

において有用であると考えられる[12].
・閉鎖的持続導尿システムには多くの製品がある（図4）．Foleyカテーテルと集尿バッグの連結管はシールされており，膀胱洗浄は行えない．尿検査のための採尿は採尿ポートから

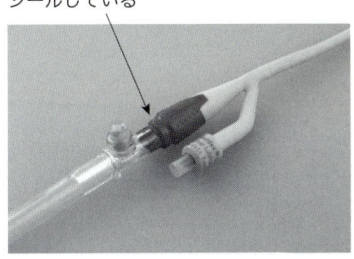

シリンジで行う
- カテーテルの挿入は無菌的に行い，蓄尿バッグは満タンにならないよう定期的に排出口を消毒して行う．この際に，細菌尿からの菌の蔓延を防止すべく1回の操作ごとに手袋を替え，手洗いを行うことが望ましい
- 尿が膀胱内に停滞すると膀胱内で細菌は増殖する．したがって，膀胱からの尿の流出を良好にするために蓄尿バッグは膀胱より低い位置に置き，しかも蓄尿バッグの尿の排出口の汚染を避けるために蓄尿バッグは床につけないことも重要である
- Foleyカテーテルの留置が長期になるときにはどのくらいの間隔でFoleyカテーテルを交換すべきかについてエビデンスはない．便宜上2〜4週間ごとの交換を行うことが一般的である

文献

1) 松本哲朗，濱砂良一，石川清仁，他：尿路感染症主要原因菌の各種抗菌薬に対する感受性．日本化学療法学会雑誌，58：466-481, 2010
2) 尿路・性器感染症．「JAID/JSC感染症治療ガイド2011」，(JAID/JSC感染症治療ガイド委員会，編，日本感染症学会・日本化学療法学会，発行)，東京，ライフサイエンス出版，2012
3) 日本化学療法学会：尿路感染症に関する臨床試験実施のためのガイドライン—第1版—．日本化学療法学会雑誌，57：511-525, 2009
4) Maki, D. G., & Tambyah, P. A.：Engineering out the risk for infection with urinary catheters. Emerg Infect Dis, 7 (2)：342-347, 2001
5) Platt, R., Polk, B. F., Murdock, B. & Rosner, B.：Risk factors for nosocomial urinary tract infection. Am J Epidemiol, 124 (6)：977-985, 1986
6) Johnson, J. R., Roberts, P. L., Olsen, R. J., Moyer, K. A. & Stamm, W. E.：Prevention of catheter-associated urinary tract infection with a silver oxide-coated urinary catheter：clinical and microbiologic correlates. J Infect Dis, 162 (5)：1145-1150, 1990
7) Riley, D. K., Classen, D. C., Stevens, L. E. & Burke, J. P.：A large randomized clinical trial of a silver-impregnated urinary catheter：lack of efficacy and staphylococcal superinfection. Am J Med, 98 (4)：349-356, 1995
8) Haley, R. W., Culver, D. H., White, J. W., et al.：The efficacy of infection surveillance and control programs in preventing

nosocomical infections in U.S. hospitals. Am J Epidemiol, 121 : 182-205, 1985
9) Kass, E. H., Schneiderman, L. J. : Entry of bacteria into the urinary tract of patients with indwelling catheters. N Engl J Med, 256 : 556-557, 1957
10) Garibaldi, R. A., Burke, J. P., Britt, M. R., Miller, M. A. & Smith, C. B. : Meatal colonization and catheter-associated bacteriuria. N Engl J Med, 303（6）: 316-318, 1980
11)「院内感染対策テキスト（改訂4版）」．（日本感染症学会，編，厚生省医薬安全局安全対策課，編集協力），へるす出版, 2000
12) Liedberg, H. & Lundeberg, T. : Prospective study of incidence of urinary tract infection in patients catheterized with bard hydrogel and silver-coated catheters or bard hydrogel-coated catheters. J Urol, 149 : 405A, 1993

<清田　浩>

第4章 感染部位別 抗菌薬の選び方と使い方

6．細菌性髄膜炎

疾患の特徴，診断の進め方

<疾患の特徴>

- 細菌性髄膜炎は，クモ膜下腔に細菌が侵入し，炎症を起こした状態である
- 細菌の侵入経路は血行性にクモ膜下腔に達する，または中耳炎や副鼻腔炎からの直接波及であるが，ほとんどが血行性である
- 適切な治療が行われなければ，クモ膜下腔から脳実質へ炎症が拡大したり，髄液の通過障害をきたす．また，ショックや多臓器不全を生じ，生命および神経学的予後が不良になる場合も少なくない
- いかに早期に発見して，適切な治療を開始するかが重要な，細菌感染症の代表的な疾患である

<診断の進め方>

- 日本神経治療学会，日本神経学会，日本神経感染症学会の合同で編集された細菌性髄膜炎のガイドライン[1]（以下，髄膜炎ガイドライン）における，診断の進め方を図1に示す
- 小児における細菌性髄膜炎の初期症状には発熱，頭痛，意識障害，けいれん，嘔吐，不機嫌，哺乳不良，顔色不良などが認められる
- 項部硬直，Kernig徴候，Brudzinski徴候，Lasègue徴候などの髄膜刺激症状は髄膜炎の特異的所見として重要であるが，出現率は小児では，それほど高くない．大泉門が閉鎖していない乳児では大泉門の膨隆が認められることがある
- 短時間でショックに至る重篤な症状から，新生児や乳児ではあきらかな徴候がなく，なんとなく普段と違う（not doing well）という印象しか認めない場合もあり，症状のスペクトラムがきわめて広い
- 成人では発熱，頭痛，項部硬直，意識障害，けいれん，嘔吐，

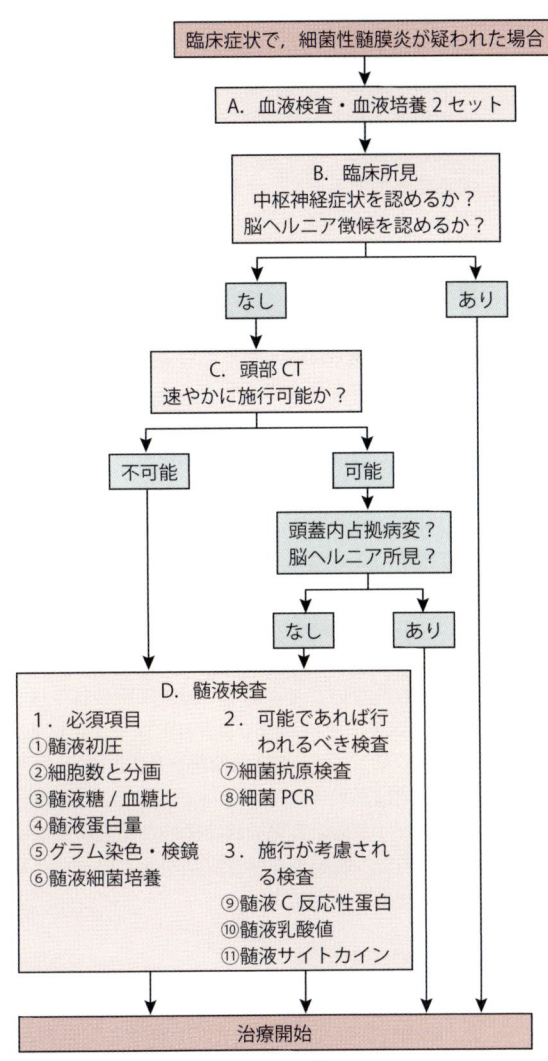

```
臨床症状で，細菌性髄膜炎が疑われた場合
            │
            ▼
   A. 血液検査・血液培養2セット
            │
            ▼
        B. 臨床所見
    中枢神経症状を認めるか？
    脳ヘルニア徴候を認めるか？
        ┌───┴───┐
        なし    あり
        │       │
        ▼       │
     C. 頭部CT  │
   速やかに施行可能か？
   ┌────┴────┐  │
  不可能    可能  │
   │       │    │
   │       ▼    │
   │  頭蓋内占拠病変？
   │  脳ヘルニア所見？
   │  ┌──┴──┐   │
   │  なし  あり │
   │   │    │  │
   ▼   ▼    │  │
```

D. 髄液検査

1. 必須項目
   ①髄液初圧
   ②細胞数と分画
   ③髄液糖/血糖比
   ④髄液蛋白量
   ⑤グラム染色・検鏡
   ⑥髄液細菌培養

2. 可能であれば行われるべき検査
   ⑦細菌抗原検査
   ⑧細菌 PCR

3. 施行が考慮される検査
   ⑨髄液 C 反応性蛋白
   ⑩髄液乳酸値
   ⑪髄液サイトカイン

治療開始

図1 細菌性髄膜炎の検査のフローチャート
文献1から引用

　中枢神経の局所症状が主要な臨床症状であるが，すべての患者で典型的な症状が揃うわけではなく，高齢者では典型的な

症状を認めないことが多い
- 一般血液検査として，好中球優位の白血球増加，CRP高値，赤沈値亢進などの非特異的な炎症所見を認めるが，CRPは発症後に陽性化するまで数時間を要し，白血球数は反対に減少することもあるので，一般血液検査で髄膜炎かどうかを判定することは不可能である
- 日常の診療において，前述のように細菌性髄膜炎の症状の多様性を理解し，臨床症状および身体所見から髄膜炎を疑うときには，血液検査の結果によらず，必ず髄液検査を行う
- 頭蓋内圧が著しく高くなっていると，髄液採取によって脳の嵌頓ヘルニアを起こすことがあるので，髄液採取の前に眼底検査やCT検査を行うことが望ましい
- 原則的に，髄液採取前に抗菌薬を投与することは避ける．しかし，全身状態がきわめて不良なとき，画像で脳実質の強度の浮腫が認められるとき，高次医療機関まで患者搬送に長時間を要するときには，後述するエンピリックの抗菌薬投与を優先する
- 髄液における特徴的な所見は，多核球優位の細胞増加であるが，初期ではリンパ球優位であったり，細胞数の著しい増加が認められないことがある．髄液細胞数は生後8週未満では30 /μL以下，それ以降では5 /μL以下が正常とされる
- 髄液糖の低下（髄液糖/血糖比が0.4以下），髄液蛋白の増加は，細菌性髄膜炎に伴う所見であることが多い
- 生後3カ月未満の乳児では特徴的な髄液所見を認めないこともあるので，髄膜炎を疑う症状がある場合には原則的に入院させて対応すべきである

考慮すべき原因微生物

- 2004年から2007年にかけて全国108施設の協力で実施された，細菌性髄膜炎の診断と治療に関する実態調査[2]（以下，髄膜炎全国調査）における原因菌を図2に示した
- 小児ではインフルエンザ菌が約70％，肺炎球菌が約15％，ついでB群溶連菌，大腸菌の順であった．インフルエンザ菌はほとんどが5歳以下の小児であった．肺炎球菌もほとんどが乳幼児であったが，学童期の患者がインフルエンザ菌より多

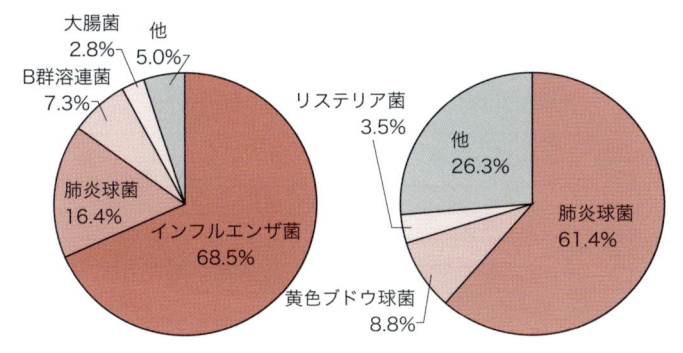

図2 細菌性髄膜炎の原因菌
文献2を参照して作成

かった．B群溶連菌は生後6カ月未満，大腸菌は生後3カ月未満の新生児・乳児に限られていた（図3）
- 成人では肺炎球菌が最も多く，約60％を占め，ついで黄色ブドウ球菌であった．数は少ないがリステリア菌，髄膜炎菌，A群溶連菌などの菌が認められた（図2）．
- インフルエンザ菌は，莢膜の血清型b型のいわゆるHib（Haemophilus influenzae type b）がほとんどを占めている
- インフルエンザ菌の薬剤耐性はβラクタマーゼを産生するアンピシリン耐性（β-lactamase positive ampicillin resistant：BLPAR）株が従来多かったが，1990年代からペニシリン結合蛋白（penicillin binding protein：PBP）が変異し，βラクタマーゼを産生しない耐性（β-lactamase negative ampicillin resistant：BLNAR）株が増加している[3]
- 肺炎球菌の莢膜血清型は90種類に達するが，髄膜炎の頻度が高い血清型は，小児では6B，19F，14，23F，成人では12F，3，6Bである[4]
- インフルエンザ菌と同様にPBPが変異した薬剤耐性菌（penicillin resistant Streptococcus pneumoniae：PRSP）が高い頻度を占めている[4]
- 本邦では2010年からHibワクチン，2011年から7価肺炎球菌結合型ワクチンが公費助成で乳幼児に接種されるようにな

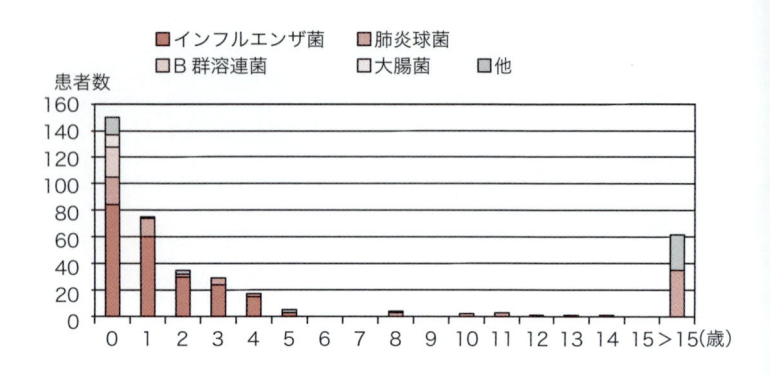

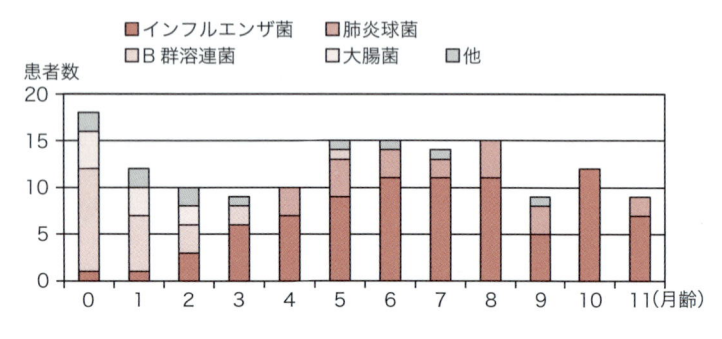

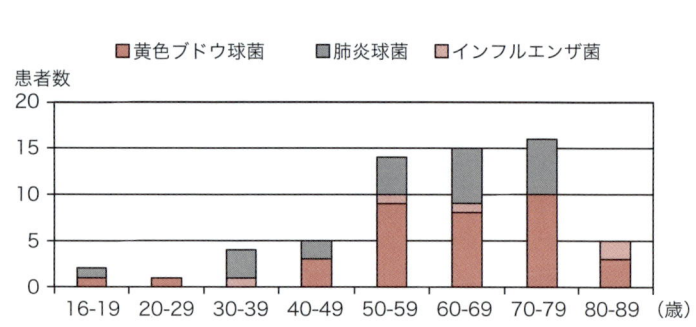

図3 細菌性髄膜炎の主な原因菌と年齢分布
文献2を参照して作成

り，さらに2013年から定期機種化されこれらの菌による髄膜炎が減少傾向にある

原因微生物の特定方法

- 採取した髄液は2本以上のスピッツに分けて，1本は細胞数算定および糖と蛋白の定量を行い，1本は3,000〜3,500 rpmで10〜15分間遠心分離を行い，上清は後述の迅速抗原検査，沈渣は染色標本と培養に用いる
- 髄液の培養検査が診断確定のうえでゴールデンスタンダードであり，抗菌薬感受性試験を可能にするため必ず行うべき検査である
- 髄膜炎は菌血症の合併頻度が高いので，必ず血液培養も実施しなければならない
- 菌が同定できるまで2日間以上かかることと，抗菌薬が開始されていると菌が検出されないという問題点がある
- 原因菌を速やかに推定する方法として，一般的なのは髄液のグラム染色である．細菌性髄膜炎の頻度が高い菌は限られているため，グラム染色によって形態と染色性が判明すると，おおよその原因菌は推定できる
- 結核菌ではZiehl-Neelsen染色，クリプトコッカスでは墨汁染色が重要になる
- 抗原迅速診断方法は市販されている検査キットに，肺炎球菌，B群溶連菌，髄膜炎菌，インフルエンザ菌，大腸菌の試薬が含まれており，ラテックス凝集反応を用いて判定する
- 保険診療としては認可されていないが，PCR法を用いた迅速検査が行われるようになってきており，抗菌薬の投与をすでに受けている例でも検出が可能であり，きわめて有用性が高い

エンピリックな治療

- 表1にインフルエンザ菌，肺炎球菌，B群溶連菌の主な抗菌薬に対する当院における薬剤感受性を示した
- 髄膜炎ガイドライン[1]に基づいた，原因菌不明のときの抗菌薬の選択と投与量を表2（P.269）と表3（P.270）に示した
- 生後4カ月未満ではB群溶連菌か大腸菌，それ以降の小児で

表1　侵襲性感染症から分離された菌における抗菌薬感受性（自施設）

	薬剤	MIC 90（μg/mL）
インフルエンザ菌 （20株）	アンピシリン	64
	セフォタキシム	0.5
	セフトリアキソン	0.12
	メロペネム	0.12
	パニペネム	0.5
	ドリペネム	0.25
	クロラムフェニコール	1
肺炎球菌 （76株）	アンピシリン	4
	セフォタキシム	2
	セフトリアキソン	1
	メロペネム	0.5
	パニペネム	0.12
	ドリペネム	0.25
	バンコマイシン	0.5
B群溶連菌 （23株）	アンピシリン	0.12
	セフォタキシム	0.06
	セフトリアキソン	0.06
	メロペネム	0.03
	パニペネム	0.015
	ドリペネム	0.015

はインフルエンザ菌と肺炎球菌，成人では肺炎球菌を標的として抗菌薬が選択される

> **処方例　小児　生後4カ月未満**
> セフォタキシム（クラフォラン®，セフォタックス®）1回50〜75 mg/kg 1日4回＋アンピシリン（ビクシリン®）1回50〜75 mg/kg 1日4回

> **処方例　小児　生後4カ月以降**
> セフトリアキソン（ロセフィン®）1回50〜60 mg/kg，1日2回＋パニペネム・ベタミプロン（カルベニン®）1回40 mg/kg 1日3〜4回

表2 細菌性髄膜炎の原因菌不明時のエンピリック治療に推奨される抗菌薬

年齢区分	治療
新生児期〜4カ月未満	・アンピシリン +第三世代セフェム系抗菌薬（セフトリアキソンまたはセフォタキシム）
4カ月〜16歳未満	・カルバペネム系抗菌薬（パニペネム・ベタミプロンまたはメロペネム） +第三世代セフェム系抗菌薬（セフトリアキソンまたはセフォタキシム）
16〜50歳未満	以下のいずれかを選択 ・カルバペネム系抗菌薬（パニペネム・ベタミプロンまたはメロペネム） ・第三世代セフェム系抗菌薬（セフォタキシムまたはセフトリアキソン） +バンコマイシン
50歳以上 50歳以下でも慢性消耗性疾患や免疫不全を有する場合	・第三世代セフェム系抗菌薬（セフトリアキソンまたはセフォタキシム） +バンコマイシン +アンピシリン
外傷・脳外科処置後	以下のいずれかを選択 ・カルバペネム系抗菌薬（パニペネム・ベタミプロンまたはメロペネム）+バンコマイシン ・第三・四世代セフェム系抗菌薬（セフタチジムまたはセフォゾプラン）+バンコマイシン

文献1を参照して作成

処方例　成人　16〜50歳未満
メロペネム（メロペン®）1回2g，1日3回

処方例　成人　50歳以上
セフトリアキソン（ロセフィン®）1回2g，1日2回+バンコマイシン1回0.5〜0.75g，1日4回+アンピシリン（ビクシリン®）1回2g，1日6回

＜ステロイドの使用＞

- ステロイドは感染を契機に起こるサイトカインの異常に基づく組織障害を抑制する目的で使用される．その効果については，有効とする報告と無効とする報告がある

表3 細菌性髄膜炎の治療に推奨される抗菌薬

想定される原因菌	治療
肺炎球菌	以下のいずれかを選択 ・カルバペネム系抗菌薬（パニペネム・ベタミプロンまたはメロペネム） ・第三世代セフェム系抗菌薬（セフトリアキソンまたはセフォタキシム）＋バンコマイシン
B群溶連菌	以下のいずれかを選択 ・第三世代セフェム系抗菌薬（セフトリアキソンまたはセフォタキシム） ・アンピシリン
黄色ブドウ球菌	以下のいずれかを選択 ・バンコマイシン ・第三・四世代セフェム系抗菌薬（セフタチジムまたはセフォゾプラン） ・カルバペネム系抗菌薬（パニペネム・ベタミプロンまたはメロペネム）
MRSA	・バンコマイシン
髄膜炎菌	・第三世代セフェム系抗菌薬（セフトリアキソンまたはセフォタキシム）
リンステリア菌	・アンピシリン
インフルエンザ菌	以下のいずれかを選択 ・第三世代セフェム系抗菌薬（セフトリアキソンまたはセフォタキシム） ・メロペネム ・両者の併用
緑膿菌	以下のいずれかを選択 ・第三・四世代セフェム系抗菌薬（セフタチジムまたはセフォゾプラン） ・カルバペネム系抗菌薬（パニペネム・ベタミプロンまたはメロペネム）
大腸菌群*	以下のいずれかを選択 ・第三・四世代セフェム系抗菌薬（セフォタキシムまたはセフトリアキソンまたはセフタチジムまたはセフォゾプラン） ・カルバペネム系抗菌薬（パニペネム・ベタミプロンまたはメロペネム）

*耐性菌もあり，必ず抗菌薬の感受性結果を確認後，最適な薬剤に変更することが重要である
文献1を参照して作成

表4 細菌性髄膜炎の治療に用いられる主な抗菌薬の1日投与量と投与回数

	小児 量（mg/kg）	小児 回数	大人 量（g）	大人 回数
アンピシリン	200〜300	3または4	12	6
セフォタキシム	200〜300	3または4	8または12	4
セフトリアキソン	100〜120	2	4	2
メロペネム	100〜140	3または4	6	3
パニペネム・ベタミプロン	100〜160	3または4	4	4
バンコマイシン	45	3	2または3	4

文献1を参照して作成

表5 小児の原因菌別抗菌薬投与期間

原因菌	投与期間（日）
インフルエンザ菌	7
肺炎球菌	10〜14
B群溶連菌	14〜21
大腸菌	21
髄膜炎菌	7

文献1を参照して作成

- 髄膜炎ガイドライン[1]では，乳幼児期から小児期におけるHibによる髄膜炎には投与が推奨される．ただし，デキサメタゾン療法（1回0.15 mg/kg 6時間ごとに2あるいは4日間）は初回抗菌薬投与10〜20分前に，あるいは遅くとも同時に開始する．乳幼児期から小児期における肺炎球菌による髄膜炎については有効性を証明する十分な根拠はないが，使用を考慮する．予後を改善する根拠はない新生児の細菌性髄膜炎については積極的に推奨する根拠はないが，使用を考慮する
- 成人の細菌性髄膜炎でも推奨するが，投与量や投与期間については検討の余地がある

原因微生物確定後の治療

- 表4に原因菌別の抗菌薬の選択を示した

● フォローアップ

- 表5に小児における原因菌別の標準の抗菌薬投与期間を示した
- 脳室炎，硬膜下膿瘍，脳膿瘍などの合併症や臨床症状，検査所見を参考にして抗菌薬の中止を決定する
- 本邦ではCRPが陰性化するまでというように，CRPが投与中止の基準とされていることが多いが，それが妥当であるという根拠はなく，比較的抗菌薬投与が長くなりがちである
- 髄膜炎の合併症として，水頭症や硬膜下膿瘍は自然治癒の傾向が少ないので，ドレナージを考慮する
- 硬膜下水腫は長くとも1年以内には吸収され，後遺症もないことから経過観察のみを行う．小児では後遺症として難聴を伴うことが多いので，退院時には必ず聴力の評価が必要である
- 治療終了時には明らかではなかった発達障害や微細脳機能障害が生じることがあるので，1年以上の経過観察は必要である

● 効果がなかったら…

- 抗菌薬の有効性は，投与開始3日以内に髄液検査を行い，原因菌の消失，髄液糖の回復，臨床症状の改善で判定する
- 注意すべきことは，ステロイドを併用したときである．ステロイドを中止した頃から再発発熱，検査所見の悪化が認められ，抗菌薬が無効に思われることが生じることがあるが，ステロイドの影響であることが多いので，菌が髄液から消失しているようであれば，治療を変更することはない
- 症状の改善を認められない場合には，投与量，投与回数を最大量に増加させるか，抗菌薬を変更する
- インフルエンザ菌による髄膜炎であれば，菌株によって，セフトリアキソンとメロペネムで感受性に差があるので，感受性がわかれば変更する．クロラムフェニコールは髄液移行性がきわめて優れている薬剤なので，硬膜下膿瘍や脳室炎を伴う例では効果が期待できる
- 肺炎球菌，B群溶連菌で第三世代セフェム系抗菌薬，アンピシリンで治療を開始し，効果が不十分であれば，MICがこれらの薬剤より優れているパニペネム・ベタミプロンに変更すべきである

文献

1) 細菌性髄膜炎の診療ガイドライン作成委員会:「細菌性髄膜炎の診療ガイドライン」. 医学書院, 2007
2) Sakata, H., Sato, Y., Nonoyama, M., et al. : Results of a multicenter survey of diagnosis and treatment for bacterial meningitis in Japan. J Infect Chemother, 16 : 396-406, 2010
3) Chiba, N., Morozumi, M., Sunaoshi, K., et al. : Serotype and antibiotic resistance of isolates from patients with invasive pneumococcal disease in Japan. Epidemiol Infect, 138 : 61-68, 2010
4) 生方公子, 岸井こずゑ : PRSPとBLNAR 耐性機構と惹起される侵襲性感染症. 化学療法の領域, 25 : 38-45, 2008

<坂田　宏>

第4章 感染部位別 抗菌薬の選び方と使い方

7. 骨髄炎

骨髄炎

疾患の特徴，診断の進め方

- 骨組織は，骨髄，骨（海綿骨および皮質骨），骨膜より成るが，骨組織の感染症を総称して化膿性骨髄炎（以下，骨髄炎と略す）という名称が使われている
- 骨髄炎は，急性か慢性，あるいは感染経路より血行性骨髄炎と，外傷や手術後の骨髄炎のように細菌が直接侵入する直接感染に分類される
- 長管骨の好発部位は，脛骨や大腿骨である．最近，長管骨では血行性骨髄炎の割合が減少して外傷や手術後の骨髄炎が増加している
- 化膿性脊椎炎は腰椎に好発し，高齢者あるいは糖尿病などの易感染性宿主に発生する症例が増加している．血行感染によるものが多い
- 診断は臨床所見，血液検査での炎症所見，画像所見による．単純X線像上の初期変化（骨膜反応，骨破壊像など）が出現するまで，乳幼児では3～5日，学童児で7～10日かかるとされており，早期診断にはMRIが有用である
- 骨組織は無菌組織であり，細菌が証明されれば診断は確定する

考慮すべき原因微生物

- 川嶌らの報告[1]では，1981～2002年の間に治療した骨髄炎498例中，細菌が同定されたのは271例（54.4%）で，その内訳はメチシリン感性黄色ブドウ球菌（methicillin sensitive *Staphylococcus aureus*：MSSA）39.9%，緑膿菌21.8%，メチシリン耐性黄色ブドウ球菌（methicillin resistant *Staphylococcus aureus*：MRSA）16.2%，表皮ブドウ球菌10.7%の順であったとしている．このように，**骨髄炎の起炎菌は黄色ブドウ球菌が多い**

- 外傷後の骨髄炎では，緑膿菌や大腸菌などのグラム陰性桿菌の割合が増加する
- 化膿性脊椎炎の起炎菌は，黄色ブドウ球菌やコアグラーゼ陰性ブドウ球菌が多い．最近，MRSAによるものが増加している

原因微生物の特定方法

- 膿瘍を形成している場合は，切開あるいは穿刺して検体を採取する
- すでに瘻孔を形成している場合は，可能なかぎり深部骨病巣より検体を採取する
- **血行性骨髄炎では血液培養は診断に重要である．血液培養を2セットとる**
- 抗菌薬投与前に創部や血液より検体を採取することが重要である

エンピリックな治療

- **早期診断により，早期より抗菌薬を投与することが重要である**
- 骨髄炎ではMSSAを標的として抗菌薬を選択する．外傷後の場合はMSSAに加え緑膿菌などのグラム陰性桿菌を標的として抗菌薬を選択する．化膿性脊椎炎でも，MSSAを標的とする
- 易感染性宿主，敗血症合併例では，MRSAを標的として抗菌薬を選択する

MSSAが標的の場合

処方例

- 以下のいずれかを選択
セファゾリン（セファメジン®）1回1～1.5 g 1日3回点滴静注
（体重＞80 kgでは1回2 g：本邦での最大用量は5 g/日，海外での用法用量1回2 g 1日3回）
スルバクタム・アンピシリン（ユナシン®）1回3 g 1日2回点滴静注
（海外での用法用量：1回3 g 1日4回）

文献6を参照して作成

- わが国ではMSSAはペニシリナーゼ産生菌であることが多く，ペニシリン系薬を使用する場合にはβラクタマーゼ阻害薬配合ペニシリン系薬を選択する

MRSAが標的の場合

処方例

バンコマイシン（塩酸バンコマイシン）1回15 mg/kg 1日2回点滴静注
（TDMで目標トラフ値15〜20 μg/mL）

文献6を参照して作成

原因微生物確定後の治療

- 起炎菌判明後は薬剤感受性結果を参考に抗菌薬を変更する

MSSA骨髄炎の場合

処方例

- 以下のいずれかを選択
セファゾリン（セファメジン®）1回1〜1.5 g 1日3回点滴静注
（体重＞80 kgでは1回2 g：本邦での最大用量は5 g/日，海外での用法用量1回2 g 1日3回）
スルバクタム・アンピシリン（ユナシン®）1回3 g 1日2回点滴静注
（海外での用法用量：1回3 g 1日4回）

- 骨への移行性がよくバイオフィルムにも作用するミノサイクリン，あるいはリファンピシンを併用した方がよいとする意見がある
＋ミノサイクリン（ミノマイシン®）1回100 mg 1日2回点滴静注 または 経口
（海外での用法用量：上記と同じ）
＋リファンピシン（リファジン®，アプテシン®）1回450〜600 mg 1日1回経口
（海外での用法用量：1回600 mg 1日1回）

文献6を参照して作成

MRSA骨髄炎の場合

- 抗MRSA薬としてバンコマイシン，テイコプラニン，リネゾリド，ダプトマイシンが選択される．アルベカシンは聴器毒性，腎毒性などの毒性があり2週間以上の長期全身投与には適していない
- ダプトマイシンは，最近本邦でも使用可能となった第5の抗MRSA薬である．米国感染症学会（The infectious diseases society of America：IDSA）のガイドライン[2]では，MRSA骨髄炎に有効な抗MRSA薬としてバンコマイシン，ダプトマイシン，リネゾリドが同じ推奨度・エビデンスレベルで記載されており，アルベカシン，テイコプラニンは米国で販売されていないため記載されていない
- リネゾリドの骨髄炎に対する効果はバンコマイシンやテイコプラニンより優れている印象がある．しかし，リネゾリドは骨髄障害のため長期間投与できない場合がある．リネゾリドを投与する場合は，手術を含めた治療の予測を立て，最も効果的な時機に投与する

処方例

バンコマイシン（塩酸バンコマイシン）1回15 mg/kg 1日2回点滴静注
（TDMで目標トラフ値15〜20 µg/mL）

文献6を参照して作成

処方例 バンコマイシンの代替薬として

- 以下のいずれかを選択

テイコプラニン（タゴシッド®）1回10 mg/kg 1日2回2日間点滴静注，以後1回6〜10 mg/kg 1日1回
（目標トラフ値20〜30 µg/mL）

リネゾリド（ザイボックス®）1回600 mg 1日2回点滴静注
（海外での用法用量：上記と同じ）

ダプトマイシン（キュビシン®）1回6 mg/kg 1日1回点滴静注
（海外での用法用量：上記と同じ）

文献6を参照して作成

＜治療薬物濃度モニタリング＞

- 抗菌薬TDMガイドライン[3]では，骨髄炎の治療において良好な臨床効果を得るための**目標トラフ値はバンコマイシンでは15～20 μg/mL**を推奨している．テイコプラニンではトラフ値20 μg/mL以下における失敗例が報告されているため，目標値を20 μg/mL以上に設定している．トラフ値30 μg/mL以上で，さらに有効性が高まるとの報告はなく，治療に要する薬剤費用を考慮して**20～30 μg/mLのトラフ値を推奨して**いる

＜併用療法＞

- リファンピシン，スルファメトキサゾール・トリメトプリルのMRSAに対する感受性は良好である．また，リファンピシン，ミノサイクリンは骨への移行性が良く，かつ抗バイオフィルム効果を有する[4]．併用療法に関して，明らかなエビデンスはないが，抗MRSA薬と感受性のあるこれらの抗菌薬を併用すると良いとの意見がある[2]．しかし，リファンピシン，ST合剤は単剤で使用すると耐性化する危険性があるので，単剤では使用しないことが基本である

> **処方例　併用療法**
>
> - 骨への移行性が良くバイオフィルムにも作用するリファンピシンを併用した方が良いとする意見がある
> +リファンピシン（リファジン®，アプテシン®）1回450～600 mg 1日1回経口
> （海外での用法用量：1回600 mg 1日1回）

文献6を参照して作成

> **処方例** さらに，炎症反応（CRP，赤沈，WBC）などの改善が遅い場合

- リファンピシンに加え，下記から感受性のある1剤を併用した方がよいとする意見もある
  ミノサイクリン（ミノマイシン®）1回100 mg 1日2回点滴静注 または 経口
  （海外での用法用量：上記と同じ）
  クリンダマイシン（ダラシン®）1回600 mg 1日3〜4回点滴静注
  （海外での用法用量：上記と同じ）
  スルファメトキサゾール・トリメトプリム（バクタ®）1回4 mg/kg 1日2〜3回点滴静注 または 経口　ブドウ球菌感染症では高用量の投与が必要であり，海外での用法用量に準ずる
  （海外での用法用量：トリメトプリムとして1回4 mg/kg 1日2〜3回）

文献6を参照して作成

[緑膿菌]

> **処方例**

- 以下のいずれかを選択
  セフェピム（マキシピーム®）1回1 g 1日3回 または 1回2 g 1日2回点滴静注
  （海外での用法用量：1回2 g 1日3回）
  タゾバクタム・ピペラシリン（ゾシン®）1回4.5 g 1日3〜4回点滴静注
  （海外での用法用量：上記と同じ）
  シプロフロキサシン（シプロキサン®）1回300 mg 1日2回点滴静注
  （海外での用法用量：1回400 mg 1日2〜3回）

文献6を参照して作成

- カルバペネム系薬は優れた抗緑膿菌活性を有するが，近年，わが国ではカルバペネム系薬の乱用により耐性菌の増加が懸念されている．他剤が耐性で使用できない場合に考慮する

フォローアップ

- 手術の有無，臨床経過により異なるが，一般的に4〜6週間の投与が必要とされている．MRSA骨髄炎の場合の投与期間は明らかではないが，それより長期の投与が必要である

効果がなかったら…

- 骨髄炎が進行すると，血行が障害され抗菌薬が到達しない腐骨が出現する．この時期になると保存療法で完治することは困難で，外科的処置が必要になる
- 感受性のある抗菌薬を投与しても効果がない場合は，腐骨の存在を疑い外科的処置を検討する

その他

- 病巣掻爬後の死腔をコントロールすることが重要である．持続洗浄療法や，骨セメントに抗菌薬を含有させビーズ状にして充填し抗菌薬を徐放させる抗菌薬含有セメントビーズ充填法は，死腔のコントロールに有用である
- 下腿の慢性骨髄炎で瘻孔があり，骨周囲の軟部組織の状態が不良な場合は，抗菌化学療法のみに頼らず，骨周囲を血行のよい組織で被覆して局所の宿主防御機構（host defense mechanism）を改善することも重要である

生体材料の術後感染

疾患の特徴，診断の進め方

- 人工関節などの生体材料は異物である．異物の存在下では，わずかな細菌数でも細菌感染症を発症することが実験的に証明されている．さらに，一度感染を起こすと，生体材料に付着した細菌はバイオフィルムを形成し，抗菌薬に対して抵抗性を示し難治性となる．人工関節など，骨へ挿入された生体材料が感染すると，これらを抜去せざるをえないことが多く，生じる機能障害は大きい
- 生体材料の術後感染は，術後早期に発症する早期感染と，術

後の経過は順調であったが術後3カ月以降に発症する遅発性感染の2つに大別される
- 臨床所見,血液検査所見（CRP値,赤沈値）,画像所見によるが,造影CTは生体材料周囲の膿瘍や関節液の貯留の有無の診断に有用である

考慮すべき原因微生物

- 日本整形外科学会学術プロジェクト研究[5]によると,人工関節置換術後感染134例の起炎菌は,MRSA 56例（42％）,黄色ブドウ球菌23例（17％）,表皮ブドウ球菌15例（11％）,メチシリン耐性表皮ブドウ球菌（methicillin resistant *Staphylococcus epidermidis*：MRSE),緑膿菌,大腸菌各5例（4％）,嫌気性菌3例（2％）,その他10例（8％）,不明12例（9％）であった.47％が多剤耐性菌によるものであった

原因微生物の特定方法

- 造影CT,超音波検査などにより,できるだけ早期に膿瘍や関節液の貯留の有無を判断し,検体を採取する.穿刺液のグラム染色,培養を行う
- 血行性感染では血液培養は診断に重要である.血液培養を2セットとる
- 骨・関節組織は無菌組織であり,生体材料周囲の穿刺液や組織から細菌が証明されれば診断は確定する

エンピリックな治療

- 術後感染起炎菌としてMRSAが多い施設では,MRSAを標的に抗MRSA薬を選択する.抗MRSA薬はグラム陽性菌のみに抗菌力があり,グラム陰性菌には抗菌力がない.緑膿菌などのグラム陰性桿菌も想定して抗MRSA薬に第四世代セフェム系薬を併用する
- アルベカシンはアミノグリコシド系薬であるが,抗MRSA作用を有する抗菌薬である.アミノグリコシド系薬であるためMRSAのほかMSSA,緑膿菌,大腸菌などのグラム陰性菌に対しても抗菌作用を有する特徴がある.プレートやスクリューなどの小さな生体材料挿入後の感染の場合,エンピリックな

治療としての短期間の投与であれば、アルベカシン単剤の選択もよい

MRSAを標的とする（起炎菌としてMRSAの頻度が高い施設）

処方例 バンコマイシン＋セフェピム点滴静注

バンコマイシン（塩酸バンコマイシン）1回15 mg/kg 1日2回点滴静注
　（TDMで目標トラフ値15〜20 μg/mL）
＋セフェピム（マキシピーム®）1回1 g 1日3回 または 1回2 g 1日2回点滴静注
　（海外での用法用量：1回2 g 1日3回）

文献7を参照して作成

処方例 テイコプラニン＋セフェピム点滴静注

テイコプラニン（タゴシッド®）1回10 mg/kg 1日2回2日間点滴静注，以後1回6〜10 mg/kg 1日1回
　（目標トラフ値20〜30 μg/mL）
＋セフェピム（マキシピーム®）1回1 g 1日3回 または 1回2 g 1日2回点滴静注
　（海外での用法用量：1回2 g 1日3回）

文献7を参照して作成

処方例 代替薬

アルベカシン（ハベカシン®）1回5 mg/kg 1日1回点滴静注
　（目標トラフ値＜2 μg/mL：骨髄炎に対する目標ピーク値は明確ではない．肺炎での目標ピーク値9〜20 μg/mL程度を1つの目標とする）

文献7を参照して作成

原因微生物確定後の治療

MRSA，MRSE以外の場合

- MRSA，MRSE以外の場合は，骨髄炎の項に準ずる

> MRSA の場合

- 感染と判断されれば，直ちに手術（病巣掻爬）を施行する．徹底的に病巣掻爬できた場合は，生体材料を温存できる可能性があるので躊躇せず骨への移行の良いリネゾリドあるいはダプトマイシンに変更する

> **処方例** リネゾリド点滴静注±リファンピシン経口
>
> リネゾリド（ザイボックス®）1回600 mg 1日2回点滴静注
> 　（海外での用法用量：上記と同じ）
> ±リファンピシン（リファジン®，アプテシン®）1回450〜600 mg 1日1回経口
> 　（海外での用法用量：1回600 mg 1日1回）

文献7を参照して作成

> **処方例** ダプトマイシン点滴静注±リファンピシン経口
>
> ダプトマイシン（キュビシン®）1回6 mg/kg 1日1回点滴静注
> 　（海外での用法用量：上記と同じ）
> ±リファンピシン（リファジン®，アプテシン®）1回450〜600 mg 1日1回経口
> 　（海外での用法用量：1回600 mg 1日1回）

文献7を参照して作成

＜併用療法＞

- 抗MRSA薬にリファンピシンの併用を推奨する報告がある．CRP値や血沈値の改善が遅い場合は，さらにスルファメトキサゾール・トリメトプリムあるいはミノサイクリン，クリンダマイシンのなかから感受性のある1剤を加えた3剤を併用するとよいとの意見がある

> **処方例** CRP値や血沈値の改善が遅い場合
> スルファメトキサゾール・トリメトプリム or
> ミノサイクリン or クリンダマイシンの点滴静注
>
> ・リファンピシンに加え下記の3種類の抗菌薬から感受性のある1剤をさらに併用する
> スルファメトキサゾール・トリメトプリム（バクタ®）1回4 mg/kg 1日2〜3回点滴静注 または 経口　ブドウ球菌感染症では高用量の投与が必要であり，海外での用法用量に準ずる
> （海外での用法用量：トリメトプリムとして1回4 mg/kg 1日2〜3回）
> ミノサイクリン（ミノマイシン®）1回100 mg 1日2回点滴静注 または 経口
> （海外での用法用量：上記と同じ）
> クリンダマイシン（ダラシン®）1回600 mg 1日3〜4回点滴静注
> （海外での用法用量：上記と同じ）

文献7を参照して作成

フォローアップ

- 生体材料を温存した場合の抗菌薬の投与期間に関して，明確な基準はない．MRSA骨髄炎の場合より，さらに長期の投与を要するとの意見もある

効果がなかったら…

- 上記の治療により感染が鎮静化しない場合は，生体材料を抜去して病巣搔爬する

外科的治療

- 穿刺液のグラム染色，培養より感染と判断されれば，直ちに手術（病巣搔爬）を施行する
- 骨内に挿入された生体材料（人工骨頭のステムなど）は，緩みがない場合は温存する．その他の交換可能な部品は，術中に無菌化することが困難であり新たな部品に交換する
- 生体材料の緩みが認められる場合は，生体材料をすべて抜去して病巣搔爬する
- 抜去後の抗菌化学療法は，骨髄炎の項に準ずる

文献

1) 川嶌眞人, 他:化膿性骨髄炎に対する高気圧酸素療法. 日本骨・関節感染症研究会雑誌, 17:41-45, 2003
2) Liu, C., et al.:Clinical practice guidelines by the infectious diseases society of america for the treatment of methicillin-resistant *Staphylococcus aureus* infections in adults and children. Clin Infect Dis, 52:1-38, 2011
3) 竹末芳生, 他:抗菌薬TDMガイドライン. 日化療会誌, 60:393-428, 2012
4) Raad, I., et al.:Comparative activities of daptomycin, linezolid, and tigecycline against catheter-related methicillin-resistant *staphylococcus* bacteremic isolates embedded in biofilm. Antimicrob. Agents Chemothr, 51:1656-1660, 2007
5) 山本謙吾, 他:インプラント手術における手術部位感染の疫学. 整・外, 53:419-425, 2010
6) 松下和彦, 他:化膿性骨髄炎.「2013年改訂版 最新・感染症治療指針」, (後藤元, 監), pp178-183, 医薬ジャーナル社, 2013
7) 松下和彦, 他:生体材料挿入後の手術部位感染 (surgical site infection:SSI).「2013年改訂版 最新・感染症治療指針」, (後藤元, 監), pp187-191, 医薬ジャーナル社, 2013

<松下和彦>

8. 感染性心内膜炎

疾患の特徴

- 起炎菌や薬剤感受性の情報が予後を大きく左右する代表的な疾患である
- 疑った時点（表1）で早急に2セット以上の血液培養を採取することが必須である
- 臓器特異的な身体所見に乏しく微熱のみ呈する例も少なくない
- 「かぜ」と称して安易に抗菌薬が投与（ほとんどはウイルス性であり抗菌薬は不要である）された結果，血液培養陰性の感染性心内膜炎を生み出している場合がある．血液培養陰性

表1 感染性心内膜炎を疑う状況

心機能の異常	・新たな心雑音の出現→弁破壊の可能性 ・弁膜症・先天性心疾患の存在* ・うっ血性心不全* ・新たに出現した不整脈（伝導障害）* ・心臓内に人工物がある（人工弁・ペースメーカーなど）*
背景	・感染性心内膜炎の既往* ・菌血症と関連する医療行為（手術・カテーテルなど）* ・基礎疾患（免疫不全）* ・経静脈投与の薬物使用者（Intra Venous Drug User：IVDU）*
細菌学的な異常	・原因不明の菌血症 ・血液培養で感染性心内膜炎に典型的な微生物の検出，Q熱抗体価陽性
塞栓に関連する異常	・原因不明の塞栓症 ・局所的・非特異的な神経症状* ・肺塞栓・肺浸潤所見*→右心系にvegetation（疣贅）の存在 ・膿瘍の存在*（脳膿瘍，椎体炎，腎膿瘍，脾膿瘍） ・Roth斑，Osler結節，Janeway病変，爪下出血→塞栓および免疫学的異常

＊発熱を伴う
文献1から引用，翻訳

の感染性心内膜炎の原因のほとんどは抗菌薬投与によるものである
- 患者背景，既往歴を含めた十分な病歴の聴取，心音のみならず皮膚・眼瞼結膜など十分な身体所見の評価が必要である

診断の進め方

- 感染心内膜炎の診断にはmodified Duke criteria[2] (**表2**，次頁) が用いられる
- 感染性心内膜炎の診断において心エコーによるvegetation (疣贅) の確認は必ずしも必要でない

＜感染性心内膜炎の診断アルゴリズム（図1）[1]＞

- 感染性心内膜炎の代表的な特徴であるvegetationについては経胸壁心エコー（transthoracic echocardiography：TTE）の感度は40〜63％と経食道心エコー（transesophageal echocardiography：TEE）では90〜100％と大きな差がある
- TTEでvegetationが見えないことはvegetationの存在を否定することに直結できない

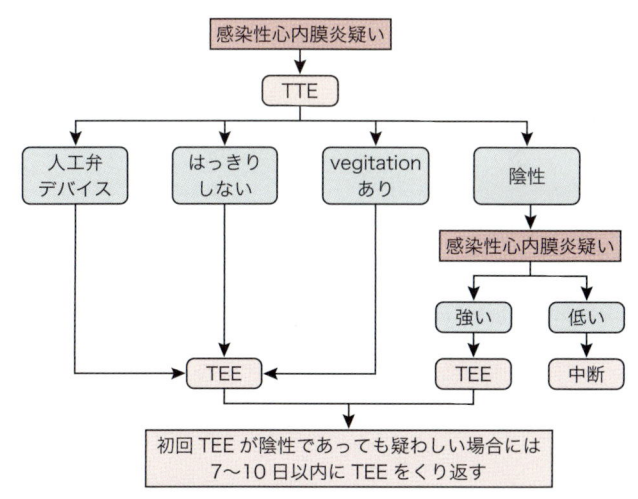

図1 感染性心内膜炎の診断アルゴリズム
文献1から引用，翻訳

表2 modified Duke criteria（修正Duke診断基準）

Major criteria（大項目）	
① 血液培養陽性	・「典型的な心内膜炎の起炎菌」が別々に採取された血液培養で陽性（viridans streptococci, *Streptococcus bovis*, HACEK* group, *Staphylococcus aureus*）．または市中感染 Enterococcus 属が検出され，他に感染巣がない ・持続的に陽性の血液培養：1）12時間以上間隔をあけて採取した血液の両方に検出される．2）3セットの血液培養がすべて陽性．3）4セット以上のほとんどが陽性でかつ最初に採取したものと最後に採取したものが1時間以上離れている ・*Coxiella burnetii* が血液培養で一度検出されるか本菌に対する抗 phase 1 IgG抗体の抗体価が＞1：800
② 心内膜病変の所見	・心エコー陽性：1）弁または弁の支持組織に付着した心臓内腫瘤が逆流ジェット路で周期的に振動している．または人工弁に他に解剖学的な説明が不可能な腫瘤が付着して振動している．2）膿瘍．3）新たな人工弁が部分的に外れている ・新たな弁逆流症（以前から存在した雑音の変化，増強では不十分）

Minor criteria（小項目）
①基礎疾患としての弁膜疾患や先天性心疾患，薬物中毒（静脈注射） ②発熱（＞38℃） ③血管病変：動脈塞栓，敗血症性肺塞栓，感染性動脈瘤，頭蓋内出血，眼瞼結膜出血，Janeway's lesion ④免疫異常：糸球体腎炎，Osler結節，Roth斑，リウマチ因子陽性 ⑤微生物：血液培養陽性であるが大項目は満たさない．または感染性心内膜炎の原因になる微生物の活動性感染を示す血清学的所見を認める

診断	
確実	臨床的基準：大項目2つ，または大項目1つ＋小項目3つ，または小項目5つ
可能性大	大項目1つ＋小項目1つ，または小項目3つ
否定	4日未満の抗菌薬投与で感染性心内膜炎の所見が消失する．その他3項目は文献2を参照．

* HACEK：Haemophilus species, *Aggregatibacter actinomycetemcomitans*, *Cardiobacterium hominis*, *Eikenella corrodens*, Kingella species
文献2から引用，翻訳

- TEEでも僧帽弁逸脱症や人工弁，石灰化していたり直径2mm以下やすでに飛んでしまったvegetationでは十分に検出できない場合がある
- エコー上の異常所見として微小膿瘍は発見が困難な病変の1つである
- 仮にTEEでvegetationを発見できなくとも，過去にvegetationが存在していたことを推測させる脳膿瘍などの病変が存在することは感染性心内膜炎の診断に近づける有益な情報である
- いずれにせよ積極的なTEEが必要であり，TEEの先延ばしにメリットはない

＜感染性心内膜炎の身体所見＞

- 感染性心内膜炎は既往歴や基礎疾患を含め十分な情報の聴取が前提である
- 身体所見については特徴的とされるOsler結節の頻度は**表3**に示すとおり10％前後
- **表3**の所見がないことで感染性心内膜炎を否定できない

● 考慮すべき原因微生物[3]

- 黄色ブドウ球菌は感染性心内膜炎の代表的な起炎菌である（**表4**）．国内のサーベイランスでは黄色ブドウ球菌全体の60％前後がMRSAとされている．MSSAについても感染性心内膜炎の代表的な起因菌といえる．言い方を変えれば黄色ブドウ球菌の血流感染では，感染性心内膜炎を必ず鑑別診断に含む必要がある
- 循環器外科手術後1年以内の感染性心内膜炎ではempiric therapyの段階で必ずMRSAを想定する起炎菌に含める必要がある
- 盲目的な抗菌薬投与はこれら起炎菌の貴重な情報を得る機会を失ってしまう．血液培養陰性の感染性心内膜炎の代表的な原因である
- 抗菌薬曝露のない感染性心内膜炎の15例から採取された血液培養は100％が陽性，抗菌薬に曝露された17例から採取した血液培養88検体のうち陽性となったのは64％だった[7]

表3 感染性心内膜炎に特徴的な症状,身体所見

症状	頻度	身体所見	頻度
発熱	80%	発熱	90%
悪寒	40%	心雑音	85%
衰弱	40%	心音の変化	5～10%
呼吸苦	40%	新たな心雑音出現	3～5%
発汗	25%	塞栓症状	>50%
食欲低下	25%	皮膚所見	18～50%
体重減少	25%	Osler結節	10～23%
倦怠感	25%	線状出血	15%
咳嗽	25%	点状出血	20～40%
皮疹	20%	Janeway病変	<10%
塞栓症状	20%	脾腫	20～57%
嘔気・嘔吐	20%	血行性合併症(髄膜炎・肺炎など)	20%
頭痛	20%	感染性動脈瘤	20%
筋痛・関節痛	15%	ばち指	12～52%
浮腫	15%	網膜症状	2～10%
胸痛	15%	腎障害	10～25%
腹痛	15%		
興奮・昏睡	15%		
喀血	10%		
背部痛	10%		

文献8から引用,翻訳

表4 感染性心内膜炎の原因微生物

黄色ブドウ球菌(MSSA+MRSA)	31.6%	HACEK	1.7%
コアグラーゼ陰性黄色ブドウ球菌	10.5%	Non-HACEKグラム陰性桿菌	2.1%
Viridans group streptococci	18.0%	真菌	1.8%
Streptococcus bovis	6.5%	複数の起炎菌による	1.3%
その他の連鎖球菌	5.1%	その他	3.1%
腸球菌	10.6%	培養陰性	8.1%

N = 1,779
文献3から引用,翻訳

表5 血液培養結果と抗菌薬選択における死亡リスクの比較[4]

経験的治療	血液培養陽性後に抗菌薬変更	薬剤感受性検査後に抗菌薬変更	死亡率	リスク比
○	○	○	10.5%	1.0
×	○	○	13.3%	1.3
○	×	○	20.0%	1.9
○	○	×	20.0%	1.9
×	×	○	25.6%	2.5
○	×	×	28.6%	2.7
×	×	×	33.3%	3.2

- 血液培養陰性の感染性心内膜炎のなかには診断が困難なHACEK群などの病原体[1, 5]があり，診断が可能な施設や専門家への相談が必要である

原因微生物の特定方法

- 前述したmodified Duke criteriaにもあるとおり，場所を変えて3セット（好気・嫌気合わせて合計6本）以上の血液培養採取が行われていることが前提である
- 血液の採取は末梢の直接穿刺により静脈で行い，カテーテルから採取した血液培養はコンタミネーションとの鑑別が困難であり，行うべきではない
- 少なくとも1本のボトルあたり10 mLの血液を採取する必要があり，3セットでは少なくとも60 mL前後の血液を採取する必要がある
- 血液培養の省略は，3倍近い死亡リスクの容認に等しい（表5）
- 過去の判例においても血液培養を行わなかったことが注意義務違反と判断されている
- 患者の予後の改善と適切な医療が行われている証拠を示すのが血液培養といえる

エンピリックな治療

- 感染性心内膜炎の empiric therapy

人工物なし（native valve）

| アンピシリン・スルバクタム
＋ゲンタマイシン | 4〜6 週間 | Ⅱ b C |

人工物なし（native valve）（βラクタムアレルギーの場合）

| バンコマイシン
＋ゲンタマイシン
＋シプロフロキサシン（800 mg/day） | 4〜6 週間 | Ⅱ b C |

人工物あり（prosthetic valve）（早期・弁置換術より12カ月以内の場合）

| バンコマイシン
＋ゲンタマイシン
＋リファンピシン | 6 週間
2 週間 | Ⅱ b C |

人工物あり（prosthetic valve）（晩期・弁置換術より12カ月以降の場合）

人工物なし（native valve）と同じ

文献1を参照して作成

原因微生物確定後の治療

メチシリン感受性黄色ブドウ球菌（MSSA）[5]

- メチシリン感受性黄色ブドウ球菌（methicillin susceptible *Staphylococcus aureus*：MSSA）による感染性心内膜炎の国内で使用できる抗菌薬による治療と治療期間

抗菌薬	人工物なし （native valve）	人工弁あり （prosthetic valve）
セファゾリン	4〜6 週間（IB）	6 週間以上
＋ゲンタマイシン（併用）	3〜5 日間	2 週間
＋リファンピシン（併用）		6 週間以上

> **処方例** 標準投与量(成人・腎機能正常)

セファゾリン(セファメジン® α)1回2g 8時間ごと 6 g/日
(保険適用は最大 5 g/日)
ゲンタマイシン(ゲンタシン®)3 mg/kg/日 2〜3回に分けて
投与.TDMを行うこと
リファンピシン(リファジン®)900 mg/日(感染性心内膜炎
としては保険適用外)
適応症により 450〜600 mg/日が最大投与量である(筆者
の施設ではリファンピシン 450 mg/日としている)

- MSSAに対し,国内で単剤で使用できる第一選択薬はセファゾリンのみである.セファゾリンはAHAガイドライン[5]において人工物なし(native valve)の場合ではalternativeな位置づけで記載されている
- MSSAに対する本来の第一選択薬であるナフシリン,オキサシリンは国内で使用できない

> **memo**
>
> MSSAによる菌血症では本来の治療薬であるナフシリンなどのペニシリンおよびセファゾリンと,その他のβラクタム系抗菌薬とを比較すると後者の死亡リスクは2倍前後とされている.またMSSAに対するセファゾリンとグリコペプチド薬では治療奏功率は前者が85〜90%前後であるのに対し,後者では60〜70%である.さまざまな抗菌薬に感受性を示すことからMSSAを「弱い菌」と認識することは大きな過ちである.適切な治療薬を使用しないことによる患者への不利益はきわめて大きい.

メチシリン耐性黄色ブドウ球菌(MRSA)[5]

- メチシリン耐性黄色ブドウ球菌(methicillin resistant *Staphylococcus aureus*:MRSA)による感染性心内膜炎の治療と治療期間

抗菌薬	人工物なし (native valve)	人工弁あり (prosthetic valve)
バンコマイシン	6週間	6週間以上
+ゲンタマイシン(併用)	3〜5日間*	2週間
+リファンピシン(併用)		6週間以上

※AHAガイドライン[5]では記載なし,ESCガイドライン[1]に記載あり

表6 バンコマイシンTDMの目標[6]

Variable	推奨	推奨レベル
最適なトラフ濃度	・トラフの下限は常に10 mg/Lを保つ（耐性化を防ぐため） ・バンコマイシン MIC 1 mg/LのMRSAに対してはトラフの下限は15 mg/Lとする（AUC/MIC 400に到達するため）	ⅢB
最適なトラフ濃度 MRSAによる複雑性感染症（菌血症，心内膜炎，骨髄炎，髄膜炎，HAP）	・バンコマイシンのトラフは15〜20 mg/Lを推奨（組織移行・目標とする血中濃度への到達・臨床効果を改善するため）	ⅢB

文献6から引用，翻訳

> **処方例** 標準投与量（成人・腎機能正常）
>
> バンコマイシン 30 mg/kg/日を2回に分けて投与
>   TDMによる調整は必須
> ゲンタマイシン（ゲンタシン®）3 mg/kg/日 2〜3回に分けて
>   投与 TDMを行うこと

- MRSAによる感染性心内膜炎において抗MRSA薬としての第一選択薬は依然としてバンコマイシンであり，TDMを行うことは治療の一端といえる
- バンコマイシンのMIC上昇（creeping）が報告されており，バンコマイシン MIC ＞2 mg/Lの際には代替薬レジメンが考慮されるものの，代表的な代替薬レジメンであるダプトマイシンは2013年7月時点で左心系の感染性心内膜炎への適応がない
- MRSA肺炎の治療にバンコマイシンの代替薬として選択されるリネゾリドは，血流感染に対して使用することは回避すべき薬剤である．バンコマイシン MIC creepingの問題はあるにせよ，バンコマイシンはMRSAによる感染性心内膜炎に対する第一選択薬である

連鎖球菌

- 正常腎機能におけるviridans group streptococci, *S. bovis*

による感染性心内膜炎の治療期間

	人工物なし (native valve)			人工物あり (prosthetic materials)	
ペニシリンG MIC (μg/mL)	≦0.12	≦0.12	0.12〜0.5	≦0.12	>0.12
ペニシリンGもしくは セフトリアキソン	4週間*	2週間	4週間	6週間	6週間
＋ゲンタマイシン （併用）	なし		2週間	2週間	

＊のみ推奨レベルIA, それ以外はIB

> **処方例** 標準投与量（成人・腎機能正常）
>
> ペニシリンG 1,200〜1,800万単位/日：人工物なし（native valve）かつPCG MIC ≦0.12 μg/mLのとき
> ペニシリンG 2,400万単位/日：上記以外のとき
> セフトリアキソン（ロセフィン®）1回2g 1日1回投与，腎機能による調整は不要である
> ゲンタマイシン（ゲンタシン®）1回3 mg/kg 1日1回投与が推奨されているTDMを行う．

- ESCガイドライン[1]ではペニシリンGの代替薬としてアンピシリン 100〜200 mg/kg/日 4〜6回に分割（ペニシリンG MIC 0.125〜2 mg/Lでは アンピシリン 200 mg/kg/日）して点滴静注との記載がある

腸球菌

- 腸球菌による感染性心内膜炎（ペニシリン，バンコマイシン感受性・ゲンタマイシン感受性）

	人工物なし (native valve)	人工弁あり (prosthetic valve)
アンピシリン ＋ゲンタマイシン（IA）	4〜6週間	4〜6週間
バンコマイシン ＋ゲンタマイシン（IB）	6週間	6週間

主に*Enterococcus faecalis*の場合（アンピシリン MIC ≦8 mg/L）

> **処方例** 標準投与量（成人・腎機能正常）
>
> アンピシリン（ビクシリン®）1回2g 4時間ごとに6回投与（12 g/日）
> ゲンタマイシン（ゲンタシン®）3 mg/kg/日 2～3回に分けて投与．TDM必須

> **処方例** 標準投与量（成人・腎機能正常）
> 主に *E. faecium* の場合
>
> バンコマイシン 30 mg/kg/日を2回に分けて投与．TDMによる調整は必須
> ゲンタマイシン（ゲンタシン®）3 mg/kg/日 2～3回に分けて投与．TDM必須

- 治療期間は基本的には6週間で，特に3カ月以上症状が持続する例，人工弁では6週間の投与が必要である．4週間で治療を完了できる症例は限定的である
- ゲンタマイシンの高度耐性（＞500 μg/mL）ではガイドライン[1, 5]に従い，他のアミノグリコシド系抗菌薬への変更を検討する必要がある

フォローアップ

- 血液培養での陰転化は治療効果を評価する簡単な方法である
- 適切な治療を行っているにもかかわらず血液培養で起炎菌の検出が持続する場合には，治療効果を認めていない可能性があり，外科的治療の適応についても検討が必要である
- 発熱や炎症反応の変動をもってして治療効果を判定することはそもそも困難である
- 何か気になることがあったなら，すぐに行うべきは2セット以上の血液培養である
- 血流感染の合併症として脳膿瘍や腸腰筋膿瘍や化膿性脊椎炎などの精査を進める必要がある
- 黄色ブドウ球菌および連鎖球菌による血流感染では16～73％に遠隔病変が存在する
- 感染性心内膜炎は単純な感染症ではなく，弁破壊といった機能に影響を与える侵襲が常に並存している
- 感染性心内膜炎として治療を開始したならば外科的治療を行うべきタイミングを逃さないよう，血行動態も含めた身体所

見を評価するだけでなく，循環器外科との密接な連絡関係を構築しておくことも治療の一端といえる

外科治療の適応[1]

<心不全>

- **緊急**：大動脈弁・僧帽弁の感染性心内膜炎で重篤かつ急激な逆流・弁閉塞によって治療不応性の肺水腫・心原性ショックの場合（ⅠB）
- **緊急**：漏孔を伴う大動脈弁・僧帽弁の感染性心内膜炎で治療不応性の肺水腫・心原性ショックの場合（ⅠB）
- **準緊急**：大動脈弁・僧帽弁の感染性心内膜炎で逆流・弁閉塞による心不全が持続し，認容が困難な血行動態がエコーで確認できる場合（早期の僧帽弁閉鎖・肺高血圧）（ⅠB）
- **待機的**：大動脈弁・僧帽弁の感染性心内膜炎で重度の逆流があり，心不全はない場合（ⅡaB）

<感染症のコントロールができていない>

- **準緊急**：コントロールできない局所の感染症（膿瘍・仮性動脈瘤・漏孔・vegetation）（ⅠB）
- **準緊急**：発熱の持続・血液培養が持続陽性（7～10日）（ⅠB）
- **準緊急／待機的**：真菌や多剤耐性菌による感染症（ⅠB）

<塞栓症の予防>

- **準緊急**：動脈弁・僧帽弁の感染性心内膜炎で10 mmを超えるvegetationがあり，適切な抗菌薬治療にもかかわらず1回以上の塞栓症が起こった場合（ⅠB）
- **準緊急**：動脈弁・僧帽弁の感染性心内膜炎で10 mmを超えるvegetationがあり，合併症を予測するような他の因子が存在（心不全・持続感染・膿瘍）（ⅠC）
- **準緊急**：vegetationが15 mm以上の場合（ⅡbC）

効果がなかったら…

- 「効果がない」と判断した理由をよく考える
- 血液培養より起炎菌が検出されなくなることが重要な指標である

- 血液培養を行わずして，効果を判定することはできない

①炎症反応の変化は感染性心内膜炎の悪化？

- 炎症反応をもって治療効果を評価や，治療期間を短縮できるといったデータは存在していない
- 感染性心内膜炎の治療経過中にカテーテル関連血流感染症や腎盂腎炎，偽膜性大腸炎，院内肺炎など異なる要因による感染症を発症することもある
- このような状況であっても2セット以上の血液培養は必須である
- 感染症以外の要因でもこれら炎症反応が変動することが知られており，心不全やESRD（end stage renal disease, 末期腎臓病）がその例である
- 炎症反応の上昇をもって診断を確定できる疾患は基本的にはない
- 「効果がない」→「もっと'強い'抗菌薬に変更する」といった短絡的なプラクティスは本疾患を治療するうえでの本質を見失うだけである．血液培養2セットの採取に加え，鑑別診断を行うことが先行される

②血液培養陽性が持続する

- 明解な「効果がない」証拠である
- 感染性心内膜炎のみならず化膿性脊椎炎などの合併症が存在する場合でも血液培養陽性が持続する場合がある．ドレナージも含めた外科的治療の適応につき検討が必要である
- 適切な抗菌薬が選択され，ガイドラインに示される適切な投与量・投与方法で行われていることが前提である．特に本疾患では治療を開始するに伴って腎機能が改善してくることがあり，それに応じた抗菌薬の調整を行う必要がある

③血行動態が安定しない

- こちらも外科治療の適応を検討すべき状況である．日ごろからの循環器内科・外科医との密接な連携が適切な治療の根底には必要である

文献

1) Habib, G., et al. : ESC Committee for Practice Guidelines. Guidelines on the prevention, diagnosis, and treatment of infective endocarditis (new version 2009) : the Task Force on the Prevention, Diagnosis, and Treatment of Infective Endocarditis of the European Society of Cardiology (ESC). Endorsed by the European Society of Clinical Microbiology and Infectious Diseases (ESCMID) and the International Society of Chemotherapy (ISC) for Infection and Cancer. Eur Heart J, 30 (19) : 2369-2413, 2009, Epub 2009 Aug 27
2) Li, J. S., et al. : Proposed modifications to the Duke criteria for the diagnosis of infective endocarditis. Clin Infect Dis, 30 (4) : 633-638, 2000, Epub 2000 Apr 3
3) Fowler, V. G. Jr, et al. : Staphylococcus aureus endocarditis: a consequence of medical progress. JAMA, 293 (24) : 3012-3021, 2005
4) Weinstein, M. P., et al. : The cliical significance of positive blood cultures in the 1990s: a prospective comprehensive evaluation of the microbiology, epidemiology, and outcome of bacteremia and fungemia in adults. Clin Infect Dis, 24 (4) : 584-602, 1997
5) Baddour, L. M., et al. : Infective endocarditis: diagnosis, antimicrobial therapy, and management of complications: a statement for healthcare professionals from the Committee on Rheumatic Fever, Endocarditis, and Kawasaki Disease, Council on Cardiovascular Disease in the Young, and the Councils on Clinical Cardiology, Stroke, and Cardiovascular Surgery and Anesthesia, American Heart Association: endorsed by the Infectious Diseases Society of America. Circulation, 111 (23) : e394-434, 2005, Erratum in: Circulation, 112 (15) : 2373, 2005, Circulation, 118 (12) : e497, 2008, Circulation, 116 (21) : e547, 2007, Circulation, 115 (15) : e408, 2007
6) Rybak, M., et al. : Therapeutic monitoring of vancomycin in adult patients: a consensus review of the American Society of Health-System Pharmacists, the Infectious Diseases Society of America, and the Society of Infectious Diseases Pharmacists. Am J Health Syst Pharm, 66 (1) : 82-98, 2009
7) Pazin, G. J., et al. : Blood culture positivity : suppression by outpatient antibiotic therapy in patients with bacterial endocarditis. Arch Intern Med, 142 (2) : 263-268, 1982
8) Mandell, G. L., et al. : Mandell, Douglas, and Bennett's Principles and Practice of Infectious Diseases 7th ed. Churchill Livingstone, 2009

<平井由児>

9. 腹腔内感染

疾患の特徴，診断の進め方

- 細菌性腹膜炎と胆道感染症が主な腹腔内感染症である．本稿では細菌性腹膜炎について述べる
- 細菌性腹膜炎は1次性から3次性まで3種類に分類される
- 1次性腹膜炎は，消化管穿孔など腹腔内における原因がない場合を呼び，外因性細菌が原因となる．最も一般的なタイプは肝硬変など腹水を有する患者における特発性細菌性腹膜炎（spontaneous bacterial peritonitis：SBP）である．腹膜透析患者など腹腔内留置カテーテルに関連した感染症も1次性腹膜炎に分類されることが多い
- 2次性腹膜炎は管腔臓器の穿孔などの腹腔内に原因のある通常みられる腹膜炎の総称である．2次性腹膜炎は，虫垂や大腸の穿孔などの市中感染症（community acquired infection）と縫合不全などの医療関連感染（healthcare associated infection）が含まれる
- 免疫能が低下した患者では，2次性腹膜炎が外科的処置にもかかわらず治癒せず，3次性腹膜炎に進展する
- 2次性腹膜炎において，消化管穿孔性腹膜炎は急激に発症する激しい腹痛，腹膜刺激症状，腹部単純X線写真やCT検査における遊離ガス像の証明などで診断される
- 上部消化管穿孔は24時間以内であれば，細菌性というよりも，胃液や胆汁による化学的刺激が主となる
- 下部消化管穿孔はエンドトキシン血症を発症し，予後不良である
- 消化管手術後の縫合不全による腹膜炎の診断は，術後炎症所見が高値を持続する場合や，手術侵襲による炎症データがいったん低下した後に再上昇が認められる場合に，予防抗菌薬の投与期間延長ではなく治療抗菌薬への変更を行う
- ドレーン留置例では排液の性状から縫合不全の有無を確認し，培養検査を実施する

表1 下部消化管穿孔性腹膜炎（市中感染）

検出菌	第一選択薬
グラム陰性菌	
Escherichia coli Klebsiella spp Enterobacter spp	カルバペネム，タゾバクタム・ピペラシリン，フロモキセフ*，セフメタゾール*，アズトレオナム**，セフェピム**，ニューキノロン**
グラム陽性菌	
Enterococcus spp	アンピシリン，カルバペネム
偏性嫌気性菌	
Bacteroides fragilis group	カルバペネム，タゾバクタム・ピペラシリン，スルバクタム・セフォペラゾン，スルバクタム・アンピシリン クリンダマイシン*
真菌	
Candida spp	キャンディン，フルコナゾール

嫌気性菌との混合感染を考慮した抗菌薬の選択が必要
* B. fragilis group での耐性化が問題
**嫌気性菌に抗菌活性がなく単独では使用できない

- 発熱など炎症所見が著しい場合や腹膜刺激症状が認められた症例，治療抗菌薬投与後も炎症所見が改善しない場合はCT検査などを実施し腹腔内膿瘍などの診断を行う．膿瘍が認められればCTガイド下ドレナージを行う

考慮すべき原因微生物

- 肝硬変腹水患者における1次性腹膜炎は，大腸菌（Escherichia coli）や黄色ブドウ球菌（Staphylococcus aureus）による単独感染が主である
- 一方，持続的携帯式腹膜透析（continuous ambulatory peritoneal dialysis：CAPD）患者における1次性腹膜炎の原因菌は，グラム陽性菌に次いで真菌が高率である
- 市中腹腔内感染は管腔内の常在細菌が原因となり，下部消化管穿孔では E. coli などの腸内細菌科のグラム陰性菌とバクテロイデス・フラジリス（Bacteroides fragilis）グループなどの嫌気性菌による混合感染が特徴である（表1）
- 上部消化管穿孔において穿孔後24時間以内ではグラム陰性菌が分離されないことが多い
- 一方，術後腹腔内感染などの病院感染では，緑膿菌

表2 基本的なエンピリック治療

	穿孔性，膿瘍形成虫垂炎などの中等症の市中感染症	重症，高齢，免疫不全，医療関連感染
単剤	・フロモキセフ*（フルマリン®）1回1g6〜8時間ごと ・スルバクタム・セフォペラジン（スルペラゾン®）1回1g6〜8時間ごと	・メロペネム（メロペン®）1回0.5〜1g6〜8時間ごと ・タゾバクタム・ピペラシリン（ゾシン®）1回4.5g8時間ごと
併用	・クリンダマイシン*（ダラシン®）1回600 mg 6〜8時間ごと ＋シプロフロキサシン（シプロキサン®）300 mg 8〜12時間ごと	なし

＊B. fragilis グループにおける耐性化が問題

（*Pseudomonas aeruginosa*）やMRSA（methicillin resistant *Staphylococcus aureus*，メチシリン耐性黄色ブドウ球菌）などの耐性菌の関与も考慮する必要があり

原因微生物の特定方法

- 抗菌薬投与前に血液培養を実施．術中に腹水を採取，嫌気培養を行う
- 市中感染ではルーチンの腹水のグラム染色は推奨されていないが，医療関連感染では真菌感染の関与の点から推奨している．また市中感染症では腹水から分離される細菌やその抗菌薬感受性は推察可能なため，低リスク患者における好気性・嫌気性培養は任意とするとしているが，重症例や医療関連感染では実施が必要となってくる

エンピリックな治療（表2）

- セファマイシン系薬やクリンダマイシンに対する *B. fragilis* グループにおける耐性化[1]のため，選択の幅が少なくなっている．嫌気性菌に良好な抗菌活性を有するメトロニダゾールが今後日本で承認されれば，*B. fragilis* に抗菌活性を有さない第四世代セファロスポリン，アズトレオナム，シプロフロキサシンなどとの併用治療も可能となってくる
- 大腸菌におけるニューキノロン耐性率の高率な地域や施設では腹腔内感染症治療に推奨されない．以前推薦されていたス

ルバクタム・アンピシリンは大腸菌における耐性化が高率のため適応とならない[2]
- 以前セファロスポリンなど腸球菌を選択する抗菌薬の使用，心臓弁疾患，血管内人工異物挿入患者においては，エンピリック治療として腸球菌に活性を有する抗菌薬を使用することが推奨される

穿孔性，膿瘍形成虫垂炎などの中等症の市中感染症

処方例　単剤

- 以下のいずれかを選択

フロモキセフ*（フルマリン®）1回1g 6～8時間ごと

スルバクタム・セフォペラゾン（スルペラゾン®）1回1g 6～8時間ごと

*B. fragilis グループにおける耐性化が問題

処方例　併用

クリンダマイシン*（ダラシン®）1回600 mg 6～8時間ごと
＋シプロフロキサシン（シプロキサン®）300 mg 8～12時間ごと

*B. fragilis グループにおける耐性化が問題

重症，高齢，免疫不全，医療関連感染

処方例　単剤

- 以下のいずれかを選択

メロペネム（メロペン®）1回0.5～1g 6～8時間ごと

タゾバクタム・ピペラシリン（ゾシン®）1回4.5g 8時間ごと

原因微生物確定後の治療

- 術中腹水の培養検査結果の扱いであるが，lower-risk 患者では，もし感染源のコントロールや初期抗菌薬治療により，臨床反応が良好なら，培養結果で想定外の細菌が検出され，初期に選択した抗菌薬が活性を有さない場合でも，抗菌薬の変

更は必要ないとしている[2]
- 一方，重症例や易感染患者，医療関連感染では，培養結果により，もし活性のない抗菌薬が選択されていれば（inappropriate therapy）有効な抗菌薬に変更することが推奨されている
- 医療関連腹腔内感染においては，腸球菌が腹腔から分離されれば，抗腸球菌治療を開始する[2]．抗腸球菌治療は*Enterococcus faecalis*を対象として行われる
- 重症の市中感染や医療ケア関連感染において，腹腔内からカンジダ属が検出されれば，抗真菌治療を考慮するが，β-D-glucanなどの血清補助診断も参考にする
- 医療関連感染ではMRSAや緑膿菌が検出されれば，それに抗菌活性のある抗菌薬を選択する
- 近年extended spectrum β-lactamase産生大腸菌が市中腹腔内感染でも問題となっており，検出され，経過不良の場合はカルバペネム系薬に変更する
- 抗菌薬治療で効果が認められない場合は，ドレナージ不良な膿瘍の腹腔内での存在をCTなどで評価する必要がある．市中腹腔内感染では抗菌薬投与を4～7日以内に留めることが推奨されている（または初回手術時の所見をもとにプロトコールに沿って投与期間を決める）．ただし，感染源のコントロールが不能な場合（後腹膜の壊死性感染創など）は，長期抗菌薬治療は妥当とされる

文献

1) Snydman, D. R., Jacobus, N. V., McDermott, L. A., et al. : Lessons learned from the anaerobe survey: historical perspective and review of the most recent data (2005-2007). Clin Infect Dis, 50 : S26-S33, 2010
2) Solomkin, J. S., Mazuski, J. E., Bradley, J. S., et al. : Diagnosis and management of complicated intra-abdominal infection in adults and children: guidelines by the Surgical Infection Society and the Infectious Disease Society of America. Clin Infect Dis, 50 : 133-164, 2010

<竹末芳生>

10. 中耳炎・鼻副鼻腔炎

はじめに

＜中耳炎・鼻副鼻腔炎の診療において忘れてはならない重要ポイント＞

- 耳鼻咽喉科領域の多くは外界に接した生体防御の第一線に存在することから，さまざまな外来性病原体にたえず暴露されており，感染症の好発部位となる
- 急性中耳炎および急性鼻副鼻腔炎は小児の感染症において最も頻度の高い疾患であり，最近の薬剤耐性菌の急増により，抗菌薬の投与にもかかわらず改善しない遷延例や，感染をくり返す反復例などの難治例が増加し，臨床的に大きな問題となってきている
- 2歳未満の乳幼児は免疫学的に未熟であり，中耳炎や鼻副鼻腔炎の起炎菌である肺炎球菌やインフルエンザ菌に対する特異的免疫能が低いために，易感染性となりやすい
- 小児の鼻咽腔には生後早期から肺炎球菌やインフルエンザ菌が定着しており，感冒などのウイルス感染に伴って増殖し，中耳や鼻副鼻腔に容易に感染を引き起こす
- 鼻咽腔と中耳をつなぐ耳管は，小児において短く，太く，さらに水平に位置しているために，鼻咽腔で増殖した細菌が容易に経耳管的に中耳に感染し，中耳炎を引き起こす
- 低年齢保育の普及により園児間で細菌の伝播が起こりやすい
- 小児では薬剤耐性菌が検出される頻度が非常に高く，特に2歳未満の乳幼児では肺炎球菌やインフルエンザ菌の薬剤耐性菌の割合は，それぞれ70％，50％を超えている
- 成人の急性鼻副鼻腔炎の好発年齢は20～30歳代であり，特に子育て中や保育園に通園中の子どもをもつ女性に多く，その起炎菌は子どもから伝播した薬剤耐性菌が非常に多い

ラピラン®肺炎球菌HS（中耳・副鼻腔炎）の構成

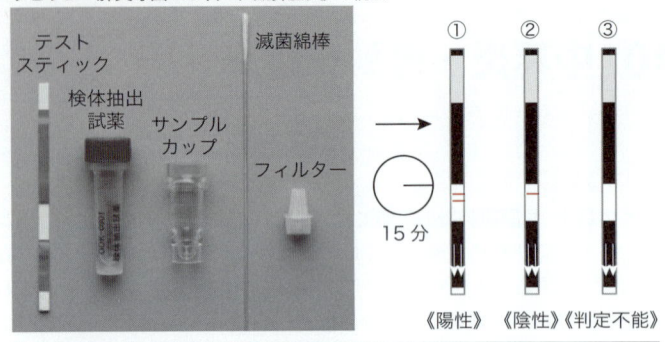

《陽性》《陰性》《判定不能》

【測定結果の判定法】
① 判定部に2本の赤色ライン（コントロールラインおよびテストライン）が出現すれば肺炎球菌抗原陽性と判定する（測定開始から15分以内でも，判定部に2本の赤色ラインの出現を確認できた時点で陽性と判定）
② 判定部に赤色ライン（コントロールライン）が1本のみ出現すれば肺炎球菌抗原陰性と判定する
③ 判定部に赤色ラインが出現しない場合は，判定不能とする

図1 肺炎球菌迅速検査キット（ラピラン®肺炎球菌HS）
文献1から転載

考慮すべき原因微生物

＜ウイルス感染と細菌感染の鑑別をどのように行うか＞

- 急性中耳炎や急性鼻副鼻腔炎はウイルス感染あるいはその後に続発する細菌感染により発症する
- ウイルスとしてはRSウイルス，インフルエンザウイルスなどが多いが，一般にウイルス性中耳炎は軽症であり，経過観察により改善する．肺炎球菌による急性中耳炎は最も強い症状を呈する．したがって，ウイルス性，細菌性中耳炎の鑑別は3〜5日目の臨床，鼓膜や鼻腔所見の改善度で判定するのがよい．すなわち，軽症な場合には3〜5日間抗菌薬を使用せずに経過観察し，改善する場合にはウイルス性，改善しない場合には細菌性と判断するのが妥当である
- 小児における急性細菌性中耳炎および細菌性鼻副鼻腔炎の約70〜80％以上が肺炎球菌およびインフルエンザ菌により発

症する．このうちペニシリン耐性肺炎球菌（PISP＋PRSP：penicillin intermediate resistant/resistant *Streptococcus pneumoniae*）が50〜60％，ペニシリン耐性インフルエンザ菌（BLPAR＋BLNAR：β-lactamase producing/non-producing ampicillin resistant *Haemophilus influenzae*）が40〜50％，と薬剤耐性菌が急増しており，従来の抗菌薬による経験的治療では治療が難しくなってきている

原因微生物の特定方法

1．肺炎球菌迅速検査キット（ラピラン®肺炎球菌HS）と耐性菌リスクファクターの組み合せが有用

・肺炎球菌迅速検査キット（ラピラン®HS）（図1）は耳漏または鼻汁からの肺炎球菌の検出にすぐれた感度と特異性を示し，外来にて20分程度で判定できるので，起炎菌の推定に有用である
・本キットは肺炎球菌抗原を検出できるが，薬剤感受性の情報は得られない．検査症例の薬剤耐性菌リスクファクターと組み合わせることにより，抗菌薬選択に有用な情報が得られる

2．薬剤耐性菌検出のリスク・ファクター

・次の条件のいずれかが当てはまる症例では，薬剤耐性菌の検出されるリスクが高く，難治化・反復化の可能性が高いため，肺炎球菌およびインフルエンザ菌に対して感受性の高い抗菌薬治療を選択する必要がある

小児	①低年齢（2歳未満） ②集団保育児 ③急性中耳炎，急性鼻副鼻腔炎の反復の既往 ④1カ月以内の抗菌薬前治療 ⑤3日間の初期治療が無効
成人	①65歳以上の高齢者 ②糖尿病，慢性肺疾患，腎疾患などの基礎疾患あり ③集団保育児と一緒に住んでいる ④感染の反復例 ⑤1カ月以内の抗菌薬前治療 ⑥3日間の初期治療が無効

急性中耳炎，急性鼻副鼻腔炎のガイドラインの使い方や実際の処方例につ

いては，iPadアプリ「メディタルブック® 目で見る耳鼻咽喉科感染症」（くうかいメディカルラボ，2013）も参照

急性中耳炎

🔴 疾患の特徴，診断の進め方

- 急性中耳炎は幼小児期における代表的な感染症であり，生後3歳までに約70％の小児が少なくとも1回の急性中耳炎に罹患する，非常に頻度の高い疾患である
- ウイルスおよび細菌の経耳管感染により発症する．3日以内に治癒する軽症例の多くがウイルス性，治癒しない例や重症例では細菌感染あるいは細菌とウイルスの混合感染である場合が多い
- 起炎菌としては，肺炎球菌，インフルエンザ菌およびモラクセラ・カタラーリスが主要菌であるが，それぞれ，ペニシリン耐性肺炎球菌（PRSP）が40〜60％，βラクタマーゼ非産生アンピシリン耐性インフルエンザ菌（BLNAR）が30〜50％，βラクタマーゼ産生モラクセラ・カタラーリスが90％を占めているため，難治例が増加している
- 急性中耳炎の確定診断には次の3つの条件が必要である．
  ①通常48時間以内の急性発症
  ②耳漏や難聴などの症状や，耳鏡検査やティンパノメトリーにより中耳分泌物，貯留液が診断される
  ③発熱，耳痛，鼓膜の膨隆や発赤などの中耳の炎症に伴う徴候および症状が存在する（乳幼児では耳痛を訴えられないため，耳をひっぱる，不機嫌，啼泣などの症状を呈する場合が多い）
- 小児急性中耳炎に対応するために，2006年に小児急性中耳炎診療ガイドラインが作成され，2009年，2013年に改訂された

＜診療ガイドラインのポイント＞

- 合併症のない小児急性中耳炎（15歳未満）を対象
- 急性中耳炎は「急性に発症した中耳の感染症で，耳痛，発熱，

耳漏を伴うことがある」と定義されている
- 急性中耳炎の診断において，中耳腔の炎症を反映する鼓膜の詳細な観察が不可欠である．急性中耳炎診療ガイドラインでは鼓膜所見の例として写真も載っているので，ぜひ拡大耳鏡などを使用して鼓膜所見をとっていただきたい
- 症状および鼓膜所見をスコア化し，軽症，中等症，重症の重症度分類を行い，重症度に応じた抗菌薬の選択を推奨している
- 軽症例には3日間は抗菌薬を投与せず，経過観察することを推奨している
- 軽症の非改善例や中等症以上ではペニシリン系抗菌薬を第一選択とする
- 薬剤耐性菌が疑われる場合や中等症以上の例では，ペニシリン系抗菌薬やセフェム系抗菌薬の高用量（常用量の1.5〜2倍量）を投与する
- 抗菌薬の投与期間としては5日間として，3〜4日目に効果判定を行う
- 鼓膜切開を重症例に対する治療の1つの選択肢としている

＜抗菌薬選択の考え方＞

- 3大起炎菌のなかで肺炎球菌は急性中耳炎を重症化させることが多く，細菌培養検査による起炎菌情報のない初診時には，肺炎球菌をターゲットとする抗菌薬を用いた初期治療が重要である
- 中等症，重症例に対しては，アモキシシリン（AMPC）を第一選択とし，アモキシシリン高用量投与を行う．アモキシシリンは，殺菌性が強く，また，セフェム系抗菌薬などと比較して組織移行性が良好であることから，肺炎球菌などのグラム陽性菌に対し高い効果をもつ
- 急性中耳炎患者より分離された肺炎球菌に対して，アモキシシリンはペニシリンGに比較して最小発育阻止濃度（minimum inhibitory concentration：MIC）が低い．アモキシシリンの肺炎球菌に対するブレイクポイント（Breakpoint MIC）が，感受性≦2 µg/mL，中間4 µg/mL，耐性≧8 µg/mLであることから，98.9％の肺炎球菌がアモキシシリンによりカバーされる
- アモキシシリンの常用量（40 mg/kg/日）を投与した場合の

**表1 重症度分類に用いる症状・所見とスコア
（本ガイドライン作成委員会の提案）**

＊24カ月齢未満は3点を加算する
耳痛は0，1，2点の3段階分類
発熱は0，1，2点の3段階分類
啼泣・不機嫌は0，1点の2段階分類
鼓膜の発赤は，0，2，4点の3段階分類
鼓膜の膨隆は0，4，8点の3段階分類
耳漏は0，4，8点の3段階分類

耳痛：0（なし），1（痛みあり），2（持続性の高度疼痛）

発熱（腋窩）：0（37.5℃未満），1（37.5℃から38.5℃未満），2（38.5℃以上）

啼泣・不機嫌：0（なし），1（あり）

鼓膜発赤：0（なし），2（ツチ骨柄あるいは鼓膜の一部の発赤），4（鼓膜全体の発赤）

鼓膜の膨隆：0（なし），4（部分的な膨隆），8（鼓膜全体の膨隆）

耳漏：0（なし），4（外耳道に膿汁あるが鼓膜観察可能），
　　　8（鼓膜が膿汁のため観察できない）

重症度のスコアによる分類

軽症　5点以下
中等症　6〜11点まで
重症　12点以上

文献2から引用

　　血清中濃度のピーク濃度は3.5〜7.6 µg/mL，中耳腔濃度のピーク濃度は1〜6 µg/mLであり，アモキシシリン増量（75 mg/kg/日）により，中耳腔濃度は投与後4時間後でも1 µg/mL以上が維持され，アモキシシリン増量により，ペニシリン耐性肺炎球菌（PRSP）に十分な効果が期待できる
・経口カルバペネム系抗菌薬テビペネムピボキシル（オラペネム®）や小児用キノロン系抗菌薬トスフロキサシン（オゼックス®）は，肺炎球菌，インフルエンザ菌の両者に強い抗菌力を有する最近開発された優れた抗菌薬である．重症・難治性中耳炎に対し切り札となる抗菌薬といえるが，薬剤耐性化を防止するという観点から，細菌検査を施行後，適応を絞って使用することが重要である

治療

- 臨床症状と鼓膜所見をスコア化し，スコアの合計により重症度分類を行い（表1），治療アルゴリズムに従って治療を行う

基本的な治療選択

- 中等症以上の小児急性中耳炎の抗菌薬選択

> **処方例** 初診時は肺炎球菌をターゲットに
>
> アモキシシリン〔サワシリン®細粒（10%），パセトシン®細粒（10%），ワイドシリン®細粒（20%）〕20〜30 mg/kg/回 1日2〜3回

> **処方例** 初期スイッチ治療（3〜5日目）：耐性肺炎球菌，インフルエンザ菌を念頭に
>
> アモキシシリン増量 30 mg/kg/回 1日2〜3回
> クラブラン酸・アモキシシリン（クラバモックス®）48.25 mg/kg/回 1日2回
> セフジトレン ピボキシル（メイアクトMS®細粒）増量投与が望ましい．5〜6 mg/kg/回 1日3回

> **処方例** スイッチ治療（7〜10日目）・再発治療：耐性肺炎球菌，耐性インフルエンザ菌，粘膜内侵入，バイオフィルム形成を念頭に
>
> テビペネム ピボキシル（オラペネム®小児用細粒）4〜6 mg/kg/回 1日2回
> トスフロキサシン（オゼックス®小児用細粒）6 mg/kg/回 1日2回

<抗菌薬投与の際の注意>

- 小児における抗菌薬投与量は，成人の最大投与量を超えない量とし，アモキシシリンは1日量1,500 mg，セフジトレン ピボキシルは1日量600 mgを最大投与量とする
- また下痢の予防として，耐性乳酸菌製剤や酪酸菌製剤を抗菌薬と一緒に投与する

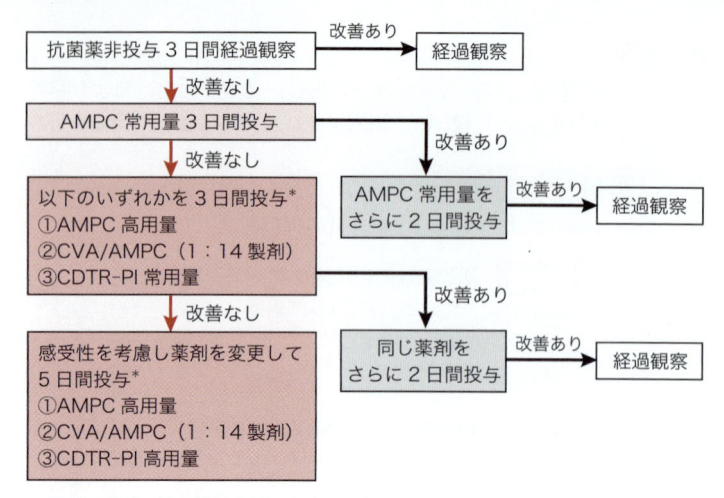

```
┌──────────────────────────┐   改善あり   ┌──────────┐
│ 抗菌薬非投与3日間経過観察 │ ──────────→ │ 経過観察 │
└──────────────────────────┘              └──────────┘
         │ 改善なし
         ▼
┌──────────────────────────┐
│ AMPC 常用量 3 日間投与    │
└──────────────────────────┘              
         │ 改善なし        改善あり   ┌──────────────────┐  改善あり  ┌──────────┐
         ▼                ─────────→ │ AMPC 常用量を    │ ────────→ │ 経過観察 │
┌──────────────────────────┐           │ さらに2日間投与  │           └──────────┘
│ 以下のいずれかを3日間投与*│           └──────────────────┘
│ ①AMPC 高用量             │
│ ②CVA/AMPC（1：14製剤）   │
│ ③CDTR-PI 常用量          │
└──────────────────────────┘              改善あり   ┌──────────────────┐  改善あり  ┌──────────┐
         │ 改善なし       ─────────→ │ 同じ薬剤を       │ ────────→ │ 経過観察 │
         ▼                            │ さらに2日間投与  │           └──────────┘
┌──────────────────────────┐           └──────────────────┘
│ 感受性を考慮し薬剤を変更して│
│ 5日間投与*                 │
│ ①AMPC 高用量              │
│ ②CVA/AMPC（1：14製剤）    │
│ ③CDTR-PI 高用量           │
└──────────────────────────┘
```

- 耳痛，発熱（38.5℃以上）ではアセトアミノフェン10〜15mg/kg（頓用）使用可
- 鼻所見がある場合には鼻処置も併用する
- 上咽頭（鼻咽腔）あるいは耳漏の細菌検査を行う
- 抗菌薬投与時の下痢には耐性乳酸菌や酪酸菌製剤が有効な場合がある
- ＊で経過が思わしくない場合には肺炎球菌迅速診断なども参考のうえ，抗菌薬の変更を考慮する
- ピボキシル基を有する抗菌薬の長期連続投与については，二次性低カルニチン欠乏症の発症に十分注意すること
- 抗菌薬投与量は下記の用量を超えない
  AMPC：1回500mg，1日3回1,500mg
  CDTR-PI：1回200mg，1日3回600mg
- 経過観察は初診時より3週までとする

図2 軽症（スコア5点以下）
文献2から引用

重症度別の治療アルゴリズムと処方例

軽症（図2）

- 軽症ではウイルス感染の可能性が高いので，抗菌薬の投与を行わず，3日間経過を観察する
- 3日後に改善しない場合にはアモキシシリン常用量を5日間投与する

> **処方例**
> アモキシシリン（サワシリン®，パセトシン®，ワイドシリン®など）20 mg/kg/回 1日2～3回

> **処方例** 耳痛，発熱がある場合
> アセトアミノフェン（カロナール®）1回 10 mg/kg　頓用

中等症（図3）

- アモキシシリン高用量を5日間投与する
- 3日後に改善しない場合には，ラピラン®肺炎球菌HSによる迅速検査あるいは細菌検査の薬剤感受性を考慮して，起炎菌が肺炎球菌であれば，クラブラン酸・アモキシシリン（CVA/AMPC）を，肺炎球菌迅速検査陰性あるいは細菌検査でインフルエンザ菌陽性であれば，セフジトレン ピボキシル（CDTR-PI）高用量（1.5～2倍量）を5日間投与する
- 鼓膜の膨隆が強く，貯留液が認められる場合には，鼓膜切開・排膿を行い，肺炎球菌迅速検査あるいは細菌培養検査を行うとともに，アモキシシリン高用量を投与する
- これで改善しない場合には重症例に準じて治療を行う

> **処方例**
> アモキシシリン（サワシリン®，パセトシン®，ワイドシリン®など）30 mg/kg/回 1日2～3回　食後　5日間

> **処方例** 耳痛，発熱がある場合
> アセトアミノフェン（カロナール®）1回 10 mg/kg 頓用 服用間隔は4～6時間あける

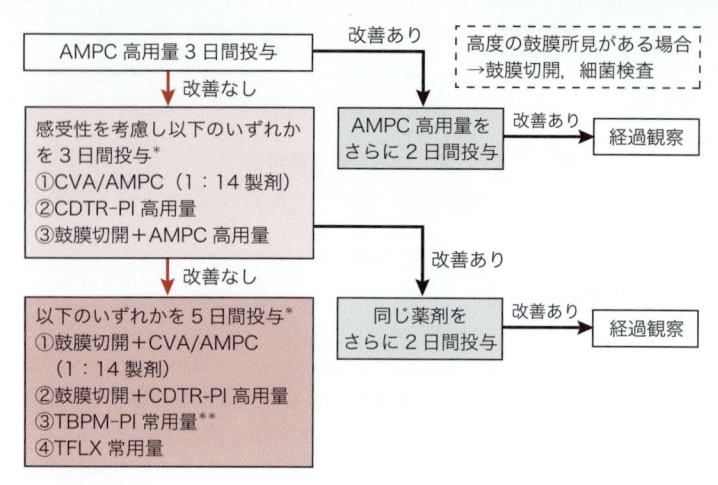

```
┌─────────────────────┐  改善あり  ┌─────────────────────┐
│ AMPC 高用量3日間投与 │──────────→│ 高度の鼓膜所見がある場合 │
└─────────────────────┘            │ →鼓膜切開，細菌検査    │
         │改善なし                  └─────────────────────┘
         ↓
┌─────────────────────────┐        ┌──────────────┐ 改善あり ┌────────┐
│ 感受性を考慮し以下のいずれか │       │ AMPC 高用量を │────────→│ 経過観察 │
│ を3日間投与*              │       │ さらに2日間投与│        └────────┘
│ ①CVA/AMPC（1：14製剤）   │       └──────────────┘
│ ②CDTR-PI 高用量          │
│ ③鼓膜切開＋AMPC 高用量    │
└─────────────────────────┘
         │改善なし
         ↓                          改善あり
┌─────────────────────────┐        ┌──────────────┐ 改善あり ┌────────┐
│ 以下のいずれかを5日間投与*  │───────→│ 同じ薬剤を    │────────→│ 経過観察 │
│ ①鼓膜切開＋CVA/AMPC       │       │ さらに2日間投与│        └────────┘
│  （1：14製剤）           │       └──────────────┘
│ ②鼓膜切開＋CDTR-PI 高用量 │
│ ③TBPM-PI 常用量**        │
│ ④TFLX 常用量             │
└─────────────────────────┘
```

- 耳痛，発熱（38.5℃以上）ではアセトアミノフェン10～15mg/kg（頓用）使用可
- 鼻所見がある場合には鼻処置も併用する
- 上咽頭（鼻咽腔）あるいは耳漏の細菌検査を行う
- 抗菌薬投与時の下痢には耐性乳酸菌や酪酸菌製剤が有効な場合がある
- ＊で経過が思わしくない場合には肺炎球菌迅速診断なども参考のうえ，抗菌薬の変更を考慮する
- ピボキシル基を有する抗菌薬の長期連続投与については，二次性低カルニチン欠乏症の発症に十分注意すること
- ＊＊保険診療上の投与期間は7日間である
- 抗菌薬投与量は下記の用量を超えない
    AMPC：1回500mg，1日3回1,500mg
    CDTR-PI：1回200mg，1日3回600mg
    TBPM-PI：1回300mg，1日600mg
    TFLX：1回180mg，1日360mg
- 経過観察は初診時より3週までとする

図3 中等症（スコア6～11点）
文献2から引用

> **処方例** 改善がない場合
>
> [鼓膜所見が高度な症例]
> ・鼓膜切開・排膿を行い
> アモキシシリン（サワシリン®，パセトシン®，ワイドシリン®など）30 mg/kg/回　1日2〜3回　食後　5日間
> [起炎菌が肺炎球菌]
> クラブラン酸・アモキシシリン（クラバモックス®）48.2 mg/kg/回　1日2回　食直前　5日間
> [起炎菌がインフルエンザ菌]
> セフジトレン ピボキシル（メイアクト®）6 mg/kg/回　1日3回　食後　5日間

> **処方例** さらに改善がない場合
>
> [鼓膜所見が高度な症例]
> ・鼓膜切開・排膿後，以下のいずれかを選択
> クラブラン酸・アモキシシリン（クラバモックス®）48.2 mg/kg/回　1日2回　食直前
> セフジトレン ピボキシル（メイアクト®）6 mg/kg/回　1日3回　食後　5日間
> [起炎菌が肺炎球菌]
> テビペネム ピボキシル（オラペネム®）4 mg/kg/回　1日2回　食後　5日間
> [起炎菌がインフルエンザ菌]
> トスフロキサシン（オゼックス®）6 mg/kg/回　1日2回

重症（図4）

- 鼓膜切開・排膿とアモキシシリン高用量，クラブラン酸・アモキシシリン，またはセフジトレン ピボキシルの高用量治療を5日間行い，改善しない場合にはラピラン®肺炎球菌HSによる迅速検査あるいは細菌培養検査の薬剤感受性を考慮して，起炎菌が肺炎球菌であれば，テビペネム ピボキシル常用量，インフルエンザ菌であれば，トスフロキサシン常用量を5日間投与する
- 鼓膜所見が強い場合には，鼓膜を再切開し，クラブラン酸・アモキシシリン（CVA/AMPC），またはセフジトレン ピボキシル高用量を5日間投与する．または，テビペネム ピボキシル（オラペネム®）4 mg/kg/回，1日2回　食後，あるいは

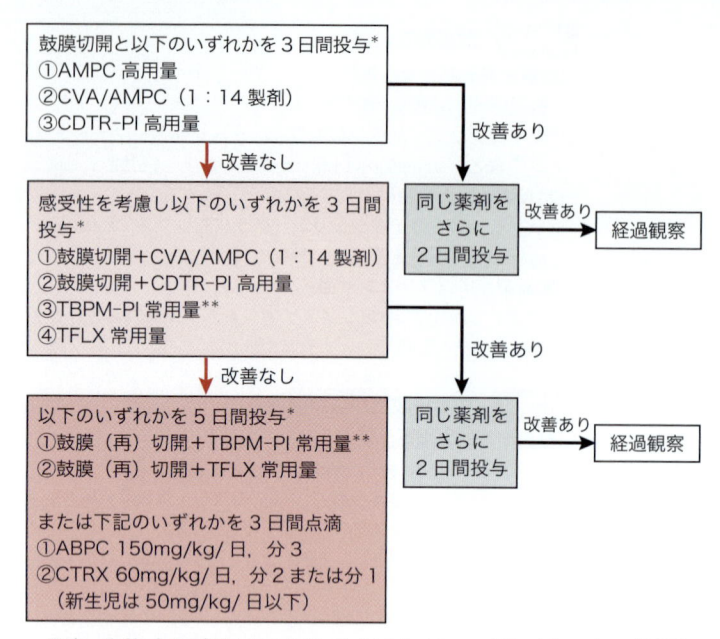

```
┌─────────────────────────────────┐
│ 鼓膜切開と以下のいずれかを3日間投与* │
│ ①AMPC 高用量                    │
│ ②CVA/AMPC（1:14製剤）           │
│ ③CDTR-PI 高用量                 │
└─────────────────────────────────┘
      │改善なし           │改善あり
      ▼                   ▼
┌─────────────────────────┐    ┌──────────────┐  改善あり
│ 感受性を考慮し以下のいずれかを3日間│    │ 同じ薬剤を   │─────────▶ 経過観察
│ 投与*                          │    │ さらに       │
│ ①鼓膜切開+CVA/AMPC（1:14製剤） │    │ 2日間投与    │
│ ②鼓膜切開+CDTR-PI 高用量       │    └──────────────┘
│ ③TBPM-PI 常用量**              │
│ ④TFLX 常用量                    │
└─────────────────────────┘
      │改善なし           │改善あり
      ▼                   ▼
┌─────────────────────────┐    ┌──────────────┐  改善あり
│ 以下のいずれかを5日間投与*        │    │ 同じ薬剤を   │─────────▶ 経過観察
│ ①鼓膜（再）切開+TBPM-PI 常用量**│    │ さらに       │
│ ②鼓膜（再）切開+TFLX 常用量     │    │ 2日間投与    │
│                                │    └──────────────┘
│ または下記のいずれかを3日間点滴   │
│ ①ABPC 150mg/kg/日，分3         │
│ ②CTRX 60mg/kg/日，分2または分1 │
│ （新生児は50mg/kg/日以下）      │
└─────────────────────────┘
```

- 耳痛，発熱（38.5℃以上）ではアセトアミノフェン10〜15mg/kg（頓用）使用可
- 鼻所見がある場合には鼻処置も併用する
- 上咽頭（鼻咽腔）あるいは耳漏の細菌検査を行う
- 抗菌薬投与時の下痢には耐性乳酸菌や酪酸菌製剤が有効な場合がある
- *で経過が思わしくない場合には肺炎球菌迅速診断なども参考のうえ，抗菌薬の変更を考慮する
- ピボキシル基を有する抗菌薬の長期連続投与については，二次性低カルニチン欠乏症の発症に十分注意すること
- **保険診療上の投与期間は7日間である
- 抗菌薬投与量は下記の用量を超えない
  AMPC：1回500mg，1日3回1,500mg
  CDTR-PI：1回200mg，1日3回600mg
  TBPM-PI：1回300mg，1日600mg
  TFLX：1回180mg，1日360mg
- 経過観察は初診時より3週までとする

図4　重症（スコア12点以上）
文献2から引用

トスフロキサシン（オゼックス®）6 mg/kg/回，1日2回を5日間投与する

> **処方例** 耳痛，発熱がある場合

アセトアミノフェン（カロナール®）1回 10 mg/kg 頓用　服用間隔は4〜6時間あける
[鼓膜所見が高度な症例]
・鼓膜切開・排膿を行う
[肺炎球菌迅速検査キットで肺炎球菌陽性の場合]
・以下のいずれかを選択
アモキシシリン（サワシリン®，パセトシン®，ワイドシリン®，など）30 mg/kg/回 1日2〜3回　食後
クラブラン酸・アモキシシリン（クラバモックス®）48.2 mg/kg/回 1日2回　食直前　5日間
[肺炎球菌陰性の場合]
セフジトレン ピボキシル（メイアクト®）6 mg/kg/回 1日3回　食後　5日間

> **処方例** 改善がない場合

[鼓膜所見が高度な症例]
・鼓膜再切開・排膿を行い，以下のいずれかを選択
クラブラン酸・アモキシシリン（クラバモックス®）48.2 mg/kg/回 1日2回　食直前
セフジトレン ピボキシル（メイアクト®）6 mg/kg/回 1日3回　食後　5日間
[起炎菌が肺炎球菌]
テビペネム ピボキシル（オラペネム®）4 mg/kg/回 1日2回　食後　5日間
[起炎菌がインフルエンザ菌]
トスフロキサシン（オゼックス®）6 mg/kg/回 1日2回　5日間

経口抗菌薬で改善しない症例，中耳炎合併症に対する治療

- 薬剤耐性菌の増加に伴って，小児における急性中耳炎合併症が増加傾向にある．合併症を起こす原因菌としては肺炎球菌が最も多い
- 耳性合併症としては側頭骨内病変と頭蓋内病変に分けられる．側頭骨病変としては乳様突起炎が最も頻度が高く（図5），頭

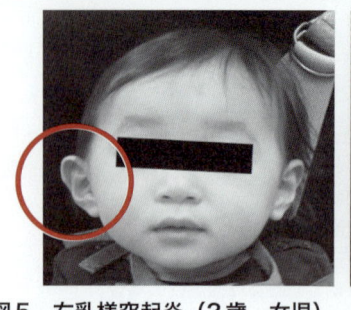

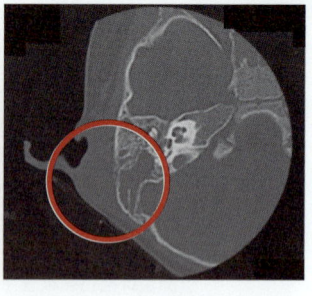

図5 右乳様突起炎（2歳，女児）
耳後部の皮下膿瘍のため右耳介が前方に押し出されている（耳介の聳立）．CTでは中耳や乳様突起内の軟部組織陰影を認め，さらに乳突蜂巣の隔壁が破壊され，側頭骨皮質の融解と皮下膿瘍がみられる

蓋内病変としては髄膜炎を起こすことがある
- 急性乳様突起炎の臨床症状としては耳後部の皮膚発赤や，耳後部の皮下膿瘍のため耳介が前方に押し出され（耳介の聳立），患児は発熱や高度の疼痛を訴える．診断にはCTが有用である
- 耳後部の皮下膿瘍が高度の場合には，穿刺・排膿や手術的な切開・排膿を行う
- 乳様突起内の陰影のみは通常の中耳炎でも認め，中耳炎の改善とともに消失するため，乳様突起炎とは区別する

処方例 入院
・以下のいずれかを選択 スルバクタム・アンピシリン（ユナシン®-S）120〜150 mg/kg/日　8時間ごとに点滴静注　3日間 セフトリアキソン（ロセフィン®）60 mg/kg/日　12時間ごとに点滴静注　3日間

急性鼻副鼻腔炎

疾患の特徴，診断の進め方

- 急性鼻副鼻腔炎とは，「急性に発症し，発症から4週間以内の鼻副鼻腔の感染症で，鼻閉，鼻漏，後鼻漏，咳嗽といった呼吸器症状を呈し，頭痛，頬部痛，顔面圧迫感などを伴う疾患」と定義される
- 副鼻腔における急性炎症の多くは急性鼻炎に引き続き生じ，そのほとんどが急性鼻炎を伴っているので，急性副鼻腔炎（acute sinusitis）よりも急性鼻副鼻腔炎（acute rhinosinusitis）の疾患名が使われている
- 多くの症例がウイルス性感冒に合併したウイルス性鼻副鼻腔炎であり，5～7日後にも症状が改善しない場合は細菌性鼻副鼻腔炎と診断される（図6）
- 米国の急性鼻副鼻腔炎診療ガイドラインでは，発症してから10日後に改善しない場合には急性細菌性鼻副鼻腔炎と診断することを推奨している（10-day mark policy）
- 小児鼻副鼻腔炎の起炎菌としては，肺炎球菌およびインフルエンザ菌が主要菌であるが，それぞれ，PRSPが40～60%，BLNARが30～50%，と薬剤耐性菌が急増しており，反復例や難治例が問題となっている
- 成人の急性鼻副鼻腔炎は，育児中の20～30歳代の女性に好発する．これは保育園などで伝播した薬剤耐性菌を鼻咽腔に保有する子どもから，薬剤耐性肺炎球菌やインフルエンザ菌が感染して発症する可能性が高く，これらの成人の急性鼻副鼻腔炎の起炎菌の約半数は薬剤耐性菌である
- 本邦では2010年に小児および成人急性鼻副鼻腔炎診療ガイドラインが発表された

＜診療ガイドラインのポイント＞

- 急性鼻副鼻腔炎の鼻腔所見と臨床症状をスコア化して，合計点数により軽症，中等症，重症の重症度に分類する
- これらの重症度に応じた治療アルゴリズムを作成し，選択すべき治療法および抗菌薬を推奨している
- 中鼻道の分泌物から，肺炎球菌迅速検査キット（ラピラン®

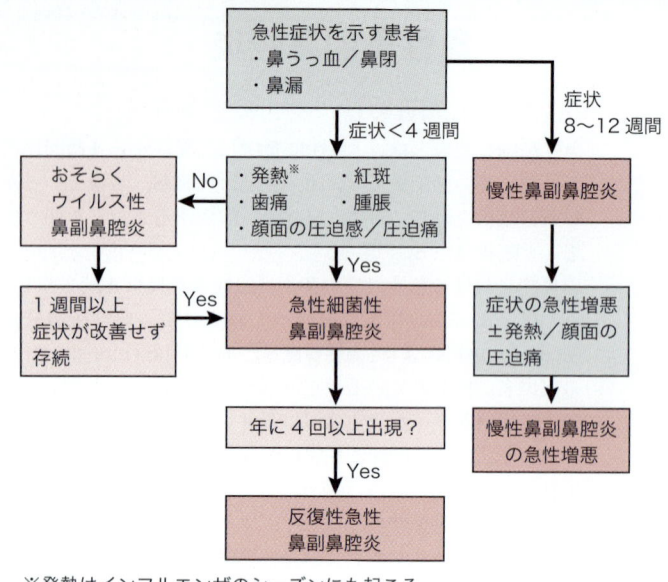

```
                    ┌─────────────────────┐
                    │  急性症状を示す患者  │
                    │   ・鼻うっ血／鼻閉   │
                    │      ・鼻漏          │
                    └─────────────────────┘
                         │              │ 症状
                         │ 症状<4週間   │ 8〜12週間
                         ▼              ▼
```

図6 鼻副鼻腔炎の診断フローチャート

※発熱はインフルエンザのシーズンにも起こる

文献3から引用

- 肺炎球菌HS）や細菌培養検査を行い，起炎菌の同定を行うことが重要である
- 排膿を目的とした鼻汁の吸引および自然口開大処置などの鼻処置が有用である
- 軽症例の初期では，ウイルス性の可能性が高いので5日間は抗菌薬を投与せず，経過観察する
- 中等症以上は抗菌薬を7〜10日間投与し，5日目に改善がみられない場合には起炎菌の薬剤感受性に応じた抗菌薬を選択する
- 第一選択薬は，ペニシリン系抗菌薬のアモキシシリンを投与する．臨床効果と起炎菌から効果が認められない場合には，小児においては，ペニシリン系抗菌薬の高用量やセフェム系抗菌薬の高用量を選択し，成人ではキノロン系抗菌薬などを選択する

表2 急性鼻副鼻腔炎のスコアリングと重症度分類

症状・所見		なし	軽度/少量	中等度以上
臨床症状	鼻漏	0	1（時々鼻をかむ）	2（頻繁に鼻をかむ）
	不機嫌・湿性咳嗽（小児）	0	1（せきがある）	2（睡眠が妨げられる）
	顔面痛・前頭部痛（成人）		1（がまんできる）	2（鎮静薬が必要）
鼻腔所見	鼻汁・後鼻漏	0（漿液性）	2（粘膜性少量）	4（中等量以上）

軽症：1～3点、中等症：4～6点、重症：7～8点
文献4から転載

<抗菌薬選択の考え方>

・臨床症状スコアおよび所見スコアから重症度分類（表2）を行い，重症度に基づいた治療選択を行う．その原則を下記に示す

- 軽症例の一次治療には抗菌薬を使用しない
- ペニシリン系抗菌薬を第一選択とする
- 薬剤耐性菌が疑われる場合や中等症以上の例では，ペニシリン系抗菌薬やセフェム系抗菌薬の高用量（常用量の1.5～2倍量）を投与する
- 難治化する場合には，鼻咽腔の細菌量を減少させるために，副鼻腔自然口開大処置などの鼻処置や鼻洗浄などを頻回に行い，さらに自宅でも鼻汁吸引を指導する

治療

①小児および成人

ペニシリン系抗菌薬	
スルバクタム・アンピシリン（SBT/ABPC）	ユナシン®
アモキシシリン（AMPC）	サワシリン®，ワイドシリン®，パセトシン®，など

セフェム系抗菌薬	
セフジトレン ピボキシル（CDTR-PI）	メイアクト®
セフカペン ピボキシル（CFPN-PI）	フロモックス®

セフテラム ピボキシル（CFTM-PI）	トミロン®
静注抗菌薬	
セフトリアキソン（CTRX）	ロセフィン®

②小児に対する抗菌薬

経口カルバペネム系抗菌薬	
テビペネム ピボキシル（TBPM-PI）	オラペネム®

③成人に対する抗菌薬

レスピラトリーキノロン系抗菌薬（1日1回投与製剤）	
レボフロキサシン（LVFX）	クラビット®
ガレノキサシン（GRNX）	ジェニナック®
モキシフロキサシン（MFLX）	アベロックス®
シタフロキサシン（STFX）	グレースビット®
マクロライド系抗菌薬	
アジスロマイシン（AZM）	ジスロマック®SR（2g単回投与製剤）

＜抗菌薬投与の際の注意＞
- 小児における抗菌薬投与量は，成人の最大投与量を超えない量とし，アモキシシリンは1日量1,500 mg，セフジトレン ピボキシルは1日量600 mgを最大投与量とする
- 下痢の予防として，βラクタム系抗菌薬の場合には耐性乳酸菌製剤や酪酸菌製剤を抗菌薬と一緒に投与する．またアジスロマイシンの場合の下痢はモチリン作用による蠕動亢進が原因であるため，トリメブチン（セレキノン®）などの消化管機能改善薬を併用する

重症度別の治療アルゴリズムと処方例

＜小児急性鼻副鼻腔炎の治療＞

軽症（図7）

- 軽症ではウイルス感染の可能性が高いので，抗菌薬の投与を行わず，5日間経過を観察する．

```
                  ・鼻処置を優先する
                  （必要に応じて副鼻腔自然口開大処置を行う）
                  ┌─────────────────┐
                  │  抗菌薬非投与      │
                  │  5日間経過観察     │
                  └─────────────────┘
              5日後に改善なし        5日後に改善あり
                    │                      ↓
                    │                   経過観察
                    ↓
                  ┌─────────────────┐
                  │ AMPC*またはABPC   │
                  │ 常用量5日間投与    │
                  └─────────────────┘
               改善なし              改善あり
                    │                    ↓
                    ↓                 経過観察
       ┌──────────────────────────────┐
       │ AMPC*またはABPC高用量投与あるいは  │
       │ CDTR，CFPN，CFTM高用量を5日間投与 │
       └──────────────────────────────┘
```

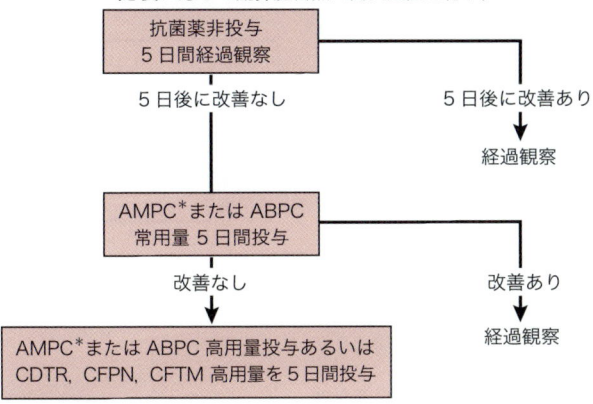

- 発熱（38.5℃以上）：アセトアミノフェン 10 mg/kg（頓用）
- 鼻汁細菌検査（必要に応じて）
- 内服薬投与時にはビフィズス菌製剤，耐性乳酸菌製剤を加える
- 成人の常用量は超えない
- ABPC，AMPC の場合には 1,500 mg を超えない
- 経過観察期間は初診時より3週までとする
- ＊保険適応外

図7 急性鼻副鼻腔炎治療アルゴリズム（小児・軽症）
細菌検査または肺炎球菌迅速検査キット（ラピラン®肺炎球菌 HS）の結果が参考となる
AMPC が保険適応となったため，2013年追補版では AMPC の保険適応外の記載と
ABPC は削除の予定
文献4より引用

- 5日後に改善しない場合にはアモキシシリン常用量を5日間投与する．

> **処方例　38.5℃以上の発熱がある場合**
> アセトアミノフェン（カロナール®シロップ）1回 10 mg/kg
> 頓用 服用間隔は4～6時間あける

中等症（図8）

- アモキシシリン常用量を5日間投与する．
- 5日後に改善しない場合には，感受性を考慮して，アモキシ

```
・鼻処置を優先する
  （必要に応じて副鼻腔自然口開大処置を行う）
        ↓
┌─────────────────────┐
│ AMPC* または ABPC    │
│ 常用量 5 日間投与    │
└─────────────────────┘
   │5日後に改善なし           │5日後に改善あり
   ↓                          ↓
┌─────────────────────┐   さらに5日間まで投与継続
│ 薬剤感受性を考慮し  │
│ ①AMPC* または ABPC 高用量 │
│ ②CDTR, CFPN, CFTM 高用量 │
│ のいずれか5日間     │
└─────────────────────┘
   │改善なし         │改善あり
   ↓                 ↓
                   経過観察
┌──────────────────────────────────────┐
│ ①経口カルバペネム常用量              │
│ あるいは                             │
│ ②AMPC* または ABPC 高用量            │
│ ③CDTR, CFPN, CFTM 高用量             │
│ のいずれかで,感受性を考慮し,薬剤を変更する │
└──────────────────────────────────────┘
```

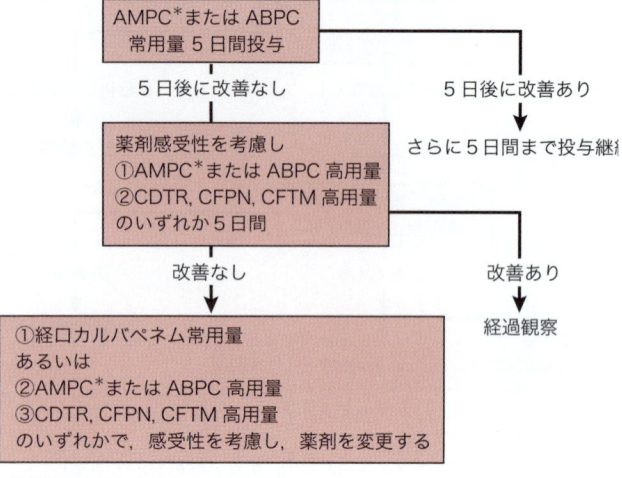

- 発熱（38.5℃以上）：アセトアミノフェン 10 mg/kg（頓用）
- 鼻汁細菌検査（可能であれば中鼻道から採取する）
- 内服薬投与時にはビフィズス菌製剤，耐性乳酸菌製剤を加える
- 成人の常用量は超えない
- ABPC，AMPC の場合には 1,500 mg を超えない
- 経過観察期間は初診時より 3 週までとする
* 保険適応外

図8　急性鼻副鼻腔炎治療アルゴリズム（小児・中等症）
細菌検査または肺炎球菌迅速検査キット（ラピラン® 肺炎球菌 HS）の結果が参考となる
AMPC が保険適応となったため，2013年追補版では AMPC の保険適応外の記載と
ABPC は削除の予定
文献4より引用

シリン高用量（1.5～2倍量），経口セフェム系抗菌薬セフジ
トレン ピボキシル，セフテラムまたはセフカペン ピボキシ
ル高用量（1.5～2倍量）を5日間投与する．
- これで改善しない場合には重症例に準じて治療を行う

> **処方例　38.5℃以上の発熱がある場合**
> アセトアミノフェン（カロナール® シロップ）1回 10 mg/kg
> 頓用　服用間隔は4～6時間あける

> **処方例** 初診時
>
> スルタミシリン（ユナシン® 細粒小児用10％）5〜10 mg/kg/回 1日3回　食後　5日間
> アモキシシリン（サワシリン®，ワイドシリン®，パセトシン® など）10〜12.5 mg/kg/回 1日3〜4回　食後　5日間

> **処方例** 5日間治療で改善がみられない場合
>
> [肺炎球菌迅速検査キットで肺炎球菌陽性の場合]
> アモキシシリン（サワシリン®，パセトシン®，ワイドシリン® など）30 mg/kg/回 1日2〜3回　食後　5日間
> [迅速検査キットで肺炎球菌陰性の場合]
> ・以下のいずれかを選択
> セフジトレン ピボキシル（メイアクト®）5〜6mg/kg/回 1日3回　食後　5日間
> セフテラム ピボキシル（トミロン®）5〜6mg/kg/回 1日3回　食後　5日間
> セフカペン ピボキシル（フロモックス®）5〜6mg/kg/回 1日3回　食後　5日間

重症（図9）

・アモキシシリン高用量，経口セフェム系抗菌薬（セフジトレン ピボキシル，セフテラム，セフカペン ピボキシルのいずれか）の高用量治療を5日間行い，改善しない場合には感受性を考慮して薬物を変更するか，経口カルバペネム系抗菌薬テビペネム ピボキシル常用量，5日間の治療を行う

> **処方例** 38.5℃以上の発熱がある場合
>
> アセトアミノフェン（カロナール® シロップ）1回 10 mg/kg 頓用　服用間隔は4〜6時間あける

> **処方例** 経口ペニシリン系抗菌薬，経口セフェム系抗菌薬高用量治療でも改善がみられない場合
>
> テビペネム ピボキシル（オラペネム® 小児用細粒10％）4 mg/kg/回 1日2回　5日間

- 鼻処置を優先する（必要に応じて副鼻腔自然口開大処置を行う）

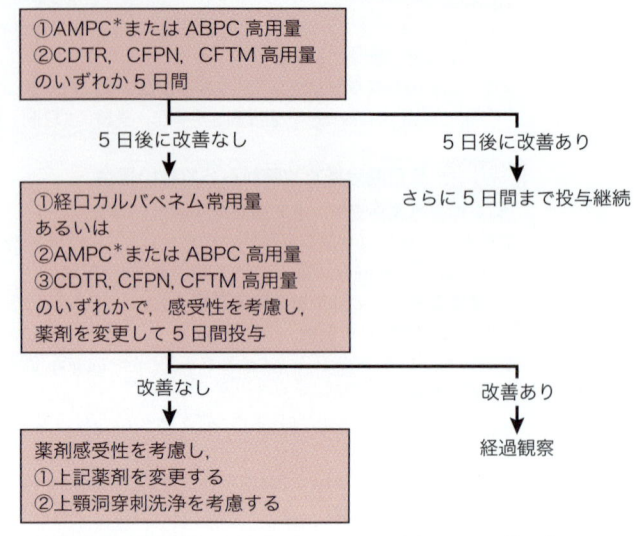

```
①AMPC*またはABPC高用量
②CDTR, CFPN, CFTM高用量
のいずれか5日間
```

5日後に改善なし　　　　　　　　5日後に改善あり

　　　　　　　　　　　　　　　さらに5日間まで投与継続

```
①経口カルバペネム常用量
あるいは
②AMPC*またはABPC高用量
③CDTR, CFPN, CFTM高用量
のいずれかで，感受性を考慮し，
薬剤を変更して5日間投与
```

改善なし　　　　　　　　　　　改善あり

　　　　　　　　　　　　　　　経過観察

```
薬剤感受性を考慮し，
①上記薬剤を変更する
②上顎洞穿刺洗浄を考慮する
```

- 発熱（38.5℃以上）：アセトアミノフェン10 mg/kg（頓用）
- 鼻汁細菌検査（可能であれば中鼻道から採取する）
- 内服薬投与時にはビフィズス菌製剤，耐性乳酸菌製剤を加える
- 成人の常用量は超えない
- ABPC，AMPCの場合には1,500 mgを超えない
- 経過観察期間は初診時より3週までとする
- 合併症が生じた場合には入院治療を行う

*保険適応外

図9　急性鼻副鼻腔炎治療アルゴリズム（小児・重症）

細菌検査または肺炎球菌迅速検査キット（ラピラン®肺炎球菌HS）の結果が参考となる
AMPCが保険適応となったため，2013年追補版ではAMPCの保険適応外の記載と
ABPCは削除の予定
文献4より引用

＜成人急性鼻副鼻腔炎の治療＞

- 成人の急性鼻副鼻腔炎の起炎菌の約半数は薬剤耐性菌であり，成人においても薬剤耐性菌を考慮して抗菌薬を選択する必要がある
- ガイドラインではペニシリン系，セフェム系抗菌薬に加えて，レスピラトリーキノロン系抗菌薬のレボフロキサシン

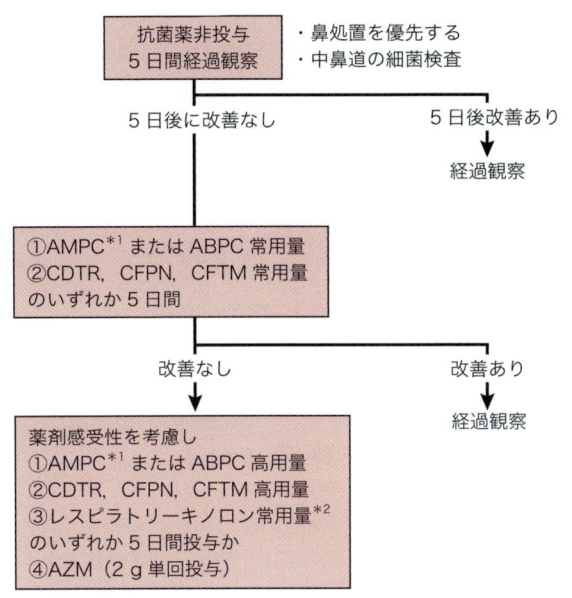

```
┌─────────────────┐   ・鼻処置を優先する
│ 抗菌薬非投与    │   ・中鼻道の細菌検査
│ 5日間経過観察   │
└─────────────────┘
         │
    5日後に改善なし          5日後改善あり
         │                      │
         │                      ↓
         │                   経過観察
         ↓
┌─────────────────────────────┐
│ ①AMPC*¹ または ABPC 常用量  │
│ ②CDTR, CFPN, CFTM 常用量    │
│ のいずれか5日間             │
└─────────────────────────────┘
         │
      改善なし                改善あり
         │                      │
         │                      ↓
         │                   経過観察
         ↓
┌───────────────────────────────────┐
│ 薬剤感受性を考慮し                │
│ ①AMPC*¹ または ABPC 高用量        │
│ ②CDTR, CFPN, CFTM 高用量          │
│ ③レスピラトリーキノロン常用量*²   │
│ のいずれか5日間投与か             │
│ ④AZM（2g単回投与）                │
└───────────────────────────────────┘
```

*1 保険適応外
*2 レスピラトリーキノロンは1日1回投与製剤が望ましい

図10　急性鼻副鼻腔炎治療アルゴリズム（成人・軽症）
細菌検査または肺炎球菌迅速検査キット（ラピラン®肺炎球菌HS）の結果が参考となる
AMPCが保険適応となったため，2013年追補版ではAMPCの保険適応外の記載とABPCは削除の予定
文献4より引用

(LVFX)，ガレノキサシン（GRNX），モキシフロキサシン（MFLX），シタフロキサシン（STFX）やマクロライド系抗菌薬のアジスロマイシン（AZM）（2g単回投与製剤）が有効性を期待できる治療薬として推奨されている

軽症（図10）

・軽症では成人においてもウイルス感染の可能性が高いので，抗菌薬の投与を行わず，5日間経過を観察する
・5日後に改善しない場合にはアモキシシリンやセフェム経抗菌薬（セフジトレン ピボキシル，セフカペン ピボキシル，

セフテラム ピボキシル）の常用量を5日間投与する

> **処方例　発熱，顔面痛がある場合**
> ・以下のいずれかの非ステロイド性抗炎症鎮痛薬を投与する
> ロルノキシカム（ロルカム®）1回4 mg 1日3回または頓用
> ジクロフェナクナトリウム（ボルタレン®）1回25 mg 1日3回または頓用
> ロキソプロフェンナトリウム（ロキソニン®）1回60 mg 1日3回または頓用
> など

中等症（図11）

・アモキシシリンまたはセフェム系抗菌薬（セフジトレン ピボキシル，セフカペン ピボキシル，セフテラム ピボキシル）の常用量を5日間投与する．
・5日後に改善しない場合には，肺炎球菌迅速検査キットや細菌培養検査の結果を考慮して，上記薬剤の高用量か，レスピラトリーキノロン常用量やアジスロマイシン2g単回投与製剤による治療を行う

> **処方例　発熱，顔面痛がある場合**
> ・非ステロイド性抗炎症鎮痛薬を投与する

> **処方例　初診時**
> ・以下のいずれかを選択
>
> アモキシシリン（サワシリン®，ワイドシリン®，パセトシン®など）250 mg/回1日3回　食後　5日間
>
> セフジトレン ピボキシル（メイアクト®）100 mg/回1日3回　食後　5日間
> セフテラム ピボキシル（トミロン®）100 mg/回1日3回　食後　5日間
> セフカペン ピボキシル（フロモックス®）100 mg/回1日3回　食後　5日間

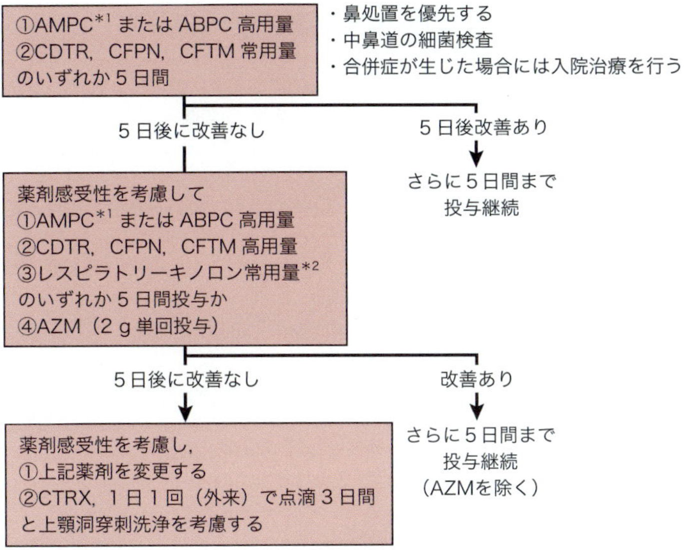

```
┌─────────────────────────────┐   ・鼻処置を優先する
│ ①AMPC*¹ または ABPC 高用量  │   ・中鼻道の細菌検査
│ ②CDTR，CFPN，CFTM 常用量    │   ・合併症が生じた場合には入院治療を行う
│ のいずれか5日間              │
└─────────────────────────────┘
        │                              │
    5日後に改善なし                  5日後改善あり
        ▼                              ▼
┌─────────────────────────────┐    さらに5日間まで
│ 薬剤感受性を考慮して         │      投与継続
│ ①AMPC*¹ または ABPC 高用量  │
│ ②CDTR，CFPN，CFTM 高用量    │
│ ③レスピラトリーキノロン常用量*² │
│ のいずれか5日間投与か        │
│ ④AZM（2g単回投与）          │
└─────────────────────────────┘
        │                              │
    5日後に改善なし                   改善あり
        ▼                              ▼
┌─────────────────────────────┐    さらに5日間まで
│ 薬剤感受性を考慮し，         │      投与継続
│ ①上記薬剤を変更する          │    （AZMを除く）
│ ②CTRX，1日1回（外来）で点滴3日間│
│ と上顎洞穿刺洗浄を考慮する   │
└─────────────────────────────┘
```

*1 保険適応外
*2 レスピラトリーキノロンは1日1回投与製剤が望ましい

図11 急性鼻副鼻腔炎治療アルゴリズム（成人・中等症）

細菌検査または肺炎球菌迅速検査キット（ラピラン®肺炎球菌HS）の結果が参考となる
AMPCが保険適応となったため，2013年追補版ではAMPCの保険適応外の記載と
ABPCは削除の予定
文献4より引用

> **処方例** 上記の治療で改善がみられない場合

・以下のいずれかを選択
アモキシシリン（サワシリン®，ワイドシリン®，パセトシン®など）500 mg/回1日3回　食後　5日間
セフジトレン ピボキシル（メイアクト®）200 mg/回1日3回　食後　5日間
セフテラム ピボキシル（トミロン®）200 mg/回1日3回　食後　5日間
セフカペン ピボキシル（フロモックス®）150 mg/回1日3回　食後　5日間
アジスロマイシン（ジスロマック®SR成人用ドライシロップ2g）1回2g 空腹時に服用
レボフロキサシン（クラビット®）500 mg/回1日1回　5日間
ガレノキサシン（ジェニナック®）400 mg/回1日1回　5日間

重症（図12）

・アモキシシリン高用量（1,500 mg/日），セフェム系抗菌薬高用量（セフジトレン ピボキシル 600 mg/日，セフテラム ピボキシル 600 mg/日，セフカペン ピボキシル 450 mg/日），レスピラトリーキノロンの常用量のいずれかを5日間，あるいはアジスロマイシン2g単回投与製剤による治療を行い，改善しない場合には肺炎球菌迅速検査キットや細菌培養検査の結果を考慮して，薬物を変更するか，上顎洞穿刺洗浄やセフトリアキソンを用いた静注抗菌薬を考慮する

> **処方例** 発熱，顔面痛がある場合

・非ステロイド性抗炎症鎮痛薬を投与する

> **処方例** 初診時

ガレノキサシン（ジェニナック®）400 mg/回1日1回　5日間
シタフロキサシン（グレースビット®）100 mg/回1日2回　5日間
アジスロマイシン（ジスロマック®SR成人用ドライシロップ2g）1回2g 空腹時に服用

- 鼻処置を優先する
- 中鼻道の細菌検査
- 合併症が生じた場合には入院治療を行う

①AMPC[*1] または ABPC 高用量
②CDTR, CFPN, CFTM 高用量
③レスピラトリーキノロン常用量[*2]
のいずれか 5 日間投与か
④AZM（2 g 単回投与）

5 日後に改善なし →

薬剤感受性を考慮し,
①上記薬剤を変更する
②CTRX, 1 日 1 回（外来）で点滴 3 日間
と上顎洞穿刺洗浄を考慮する

5 日後改善あり →
さらに 5 日間まで投与継続
（AZM を除く）

*1 保険適応外
*2 レスピラトリーキノロンは 1 日 1 回投与製剤が望ましい

図12 急性鼻副鼻腔炎治療アルゴリズム（成人・重症）

細菌検査または肺炎球菌迅速検査キット（ラピラン®肺炎球菌HS）の結果が参考となる
AMPCが保険適応となったため，2013年追補版ではAMPCの保険適応外の記載と
ABPCは削除の予定
文献4より引用

処方例　改善しない場合

- 上顎洞穿刺を考慮する
  セフトリアキソン（ロセフィン®）1回1g点滴静注　外来

文献

1) 「ラピラン®肺炎球菌HS添付文書」. 大塚製薬
2) 「小児急性中耳炎診療ガイドライン2013年版」.（日本耳科学会, 日本小児耳鼻咽喉科学会, 日本耳鼻咽喉科感染症研究会, 編）, 金原出版, 2013
3) International Rhinosinusitis Advisory Board：Infectious rhinosinusitis in abults：classification, etiology and management. Ear Nose Throat J. 76（12 Suppl）：1-22, 1997
4) 急性鼻副鼻腔炎診療ガイドライン2010年版. 日本鼻科学会会誌, 49：143-247, 2010

<山中　昇>

第4章 感染部位別 抗菌薬の選び方と使い方

11. 中心静脈カテーテル関連感染症

疾患の特徴

　中心静脈カテーテル関連感染症は，病院において最も頻度の高い医療関連感染症の1つである．米国では92,000件/年間以上発生し16,500件/年間以上死亡，26億ドル/年間の費用が発生と推計されている．透析や動脈ライン，末梢静脈ラインでもカテーテル感染症がみられるとともに，近年では外来における血管カテーテル留置患者の増加に伴い，市中も含めて中心静脈カテーテル関連感染症がみられつつある．

　わが国においては，厚生労働省院内感染対策サーベイランス事業JANISにおけるICU部門サーベイランスにおいて，中心静脈カテーテル関連感染症の調査が実施されており，2011年度では100余りの医療施設が参加し，中心静脈カテーテル関連感染症は0.7件/1,000患者・日と推計されている．実際にはICU以外では長期間の留置に伴い多くの中心静脈カテーテル関連感染症がみられるとともに，血液培養やカテーテル採血・培養など検体提出率も十分ではない可能性もあることから，実際にはより多くの感染症が発生していると考えられる．

　原因菌はMRSA（methicillin resistant *Staphylococcus aureus*，メチシリン耐性黄色ブドウ球菌）やMRSE（methicillin resistant *Staphylococcus epidermidis*，メチシリン耐性表皮ブドウ球菌）などの薬剤耐性菌や，*Candida* spp. なども多くみられる．適切な抗菌化学療法のためには血液培養の採取とともに，静脈血栓症，感染性心内膜炎，化膿性脊椎炎などの合併症の診断もあわせて対応が必要である．現在，さまざまなガイドラインで詳細に述べられており[1,2,3]，今後もエビデンスの蓄積が求められている．

診断の進め方（表）

　中心静脈・動脈・末梢いずれでも血管カテーテルを挿入している患者において発熱がみられた場合は，中心静脈カテーテル

表　中心静脈カテーテル関連感染症の診断と治療

- 中心静脈カテーテル関連感染症は，病院においても最も頻度の高い医療関連感染症の1つである
- 原因菌はMRSAやMRSEなどの薬剤耐性菌や，*Candida* spp.なども多くみられる
- 静脈アクセスポートからの方が皮膚からの血液培養より120分以上早期に同一菌が分離された場合，カテーテルの半定量培養で血液培養の分離菌が一定以上培養された場合に，臨床経過を含めて診断する
- 静脈血栓症，感染性心内膜炎，化膿性脊椎炎などの合併症の診断もあわせて必要である
- エンピリック治療では，ダプトマイシンもしくはバンコマイシンが第一選択薬となる．病態により，グラム陰性桿菌，カンジダ属菌も対象に抗菌薬を投与する
- 標的治療では，同定・感受性結果に基づき抗菌薬を変更し，血液培養の陰性化の確認および十分量・期間の投与が必要である
- 黄色ブドウ球菌を除き，やむを得ず抗菌薬ロック療法が試みられることがある

関連感染症を考慮する必要がある．一般的に静脈炎は感染症のリスクとなることから，カテーテル挿入部位の観察は重要であるものの，中心静脈カテーテル関連感染症では必ずしもみられないことも多いため，挿入部位に異常所見がなくとも中心静脈カテーテル関連感染症を考える．血管カテーテル感染症の診断は，血管カテーテル留置患者の発熱，悪寒時における**血液培養の採取がまず必要である**．原則的に複数回，感染性心内膜炎の併発を疑う際には3回以上を採取する．出口部位感染が疑われる場合は，当該部位の培養検査をあわせて行う．また，血管カテーテル以外の感染症の判断のためにも他の感染源のワークアップが必要である．

　中心静脈カテーテル関連感染症の診断は，静脈アクセスポートから採血する方法と，抜去した血管カテーテルを培養する方法がある．アクセスポートから採血する方法では，皮膚とポートからの血液培養が同一菌であった場合に，ポート側から採取した検体が皮膚から採取した検体より120分以上早期に培養陽性となった場合は，より中心静脈カテーテル関連感染症が示唆される．したがって，検査室に培養開始時刻および陽性時刻について確認する必要があり，その報告をもとに判断する．

　感染症が疑われ抜去された血管カテーテルの半定量的な培養

検査がいくつか行われている．Maki法はカテーテル先端を培地上に転がしてカテーテル周囲の菌数を評価する方法で，カテーテル内腔に付着した菌は検出されない欠点がある．Cleri法は，カテーテル先端の内腔を洗浄し，その洗浄液と希釈液を培養する方法で，検査手技の煩雑さゆえの汚染リスクがある．現在では，一定に裁断したカテーテル先端を滅菌水でボルテックス撹拌や超音波処理をして，その滅菌水を培養する方法などがある．感度および特異度は80％前後とされる[4]．いずれも半定量的に評価する検査であり，検査時・抜去時の検体の取り扱いは必ずしも無菌ではないことと，いずれも提出されるカテーテルの長さ，検査における汚染リスクや培養菌数による評価などがあることから，**自らの検査室でどのような検査が行われているかについて微生物検査技師と確認する必要がある．**

実際には，静脈アクセスポートから採血する方法と，抜去した血管カテーテルを培養する方法いずれでも臨床経過などを総合的に勘案して診断することとなる．もちろん，中心静脈カテーテル関連感染症が疑われない場合のカテーテル培養検査は，仮に *S. epidermidis* などの菌が検出されても治療対象とならず，推奨されない．また，血液培養は通常の採血より消毒など時間を要する手技であり，検査室における検査体制，看護師を含め病院全体の理解と協力体制が必要であり，病院としての機関決定などのサポートも重要である．

＜合併症＞

中心静脈カテーテル関連感染症には，さまざまな臓器に血行感染がみられることにより，**静脈血栓症，感染性心内膜炎，化膿性脊椎炎**のほか，**眼内炎，感染性動脈瘤や敗血症性塞栓症**などの合併症がみられることがある．

元来，血管カテーテルの留置は感染症の有無にかかわらず，比較的早期から静脈血栓症を併発することが知られており，血栓症を有する場合は中心静脈カテーテル関連感染症の頻度も増加する．一般的には，PICC（peripherally inserted central venous catheter，末梢挿入型中心静脈カテーテル），多ルーメン，左側，カテーテル挿入歴，内頸静脈などがリスクとされる[5, 6]．比較的頻度の多い合併症であるため，超音波検査や造影CT検

査などを施行することが必要である．

感染性心内膜炎は重篤な合併症の1つである．丁寧に心雑音を聴取することや，画像診断を用いて積極的に検索していく必要があり，特に*S. aureus*が血液培養から検出された場合や，ときにCNS（coagulase negative staphylococci，コアグラーゼ陰性ブドウ球菌）や*Enterococcus* spp.などが原因菌となることもある．一般的な感染性心内膜炎の診断と同様に，経胸壁心エコー検査（transthoracic echocardiogram：TTE）のほか，経食道心エコー検査（transesophageal echocardiography：TEE）も有用である[7]．

化膿性脊椎炎は頻度は低いものの，4〜8週間の抗菌薬投与が必要であるとともに，実際にはより長期間の治療が必要なことも多く，感染部位としては腰部によくみられるとされる．原因菌としてはブドウ球菌属のほか*Candida* spp.によることもある．化膿性脊椎炎はしばしば診断が遅れることがあることから，血管カテーテル留置患者における腰痛時など，丁寧な診察とMRI検査を積極的に実施する必要がある．

● 考慮すべき原因微生物

中心静脈カテーテル関連感染症の原因菌は，*S. epidermidis*を含むCNS，*S. aureus*，*Candida* spp.，*Enterococcus* spp.，グラム陰性桿菌では*Escherichia coli*や*Klebsiella pneumoniae*，*Enterobacter cloacae*などの腸内細菌科細菌，*Pseudomonas aeruginosa*や*Acinetobacter* spp.などのブドウ糖非発酵菌がみられる．中心静脈カテーテル関連感染症は医療関連感染でもあり，CNSや*S. aureus*はメチシリン耐性株が多くみられる．

JANISサーベイランスでは，原因菌として表皮ブドウ球菌が15.1％で最も多く，次いでMRSA 13.0％，CNS 8.6％，MSSA（methicillin sensitive *Staphylococcus aureus*，メチシリン感性黄色ブドウ球菌）6.5％，*C. andida albicans* 5.9％と報告されている．従来はコンタミネーションの原因菌とされた*Bacillus cereus*や*Corynebacterium* spp.も病態によっては原因菌との報告が散見されているため，複数のボトルから陽性となる場合や，継続して検出される場合は原因として対応が必要である．

Candida spp.として多くみられるのは，*C. albicans*および*C. parapsilosis*である．高齢者では*C. glabrata*の分離頻度が増加する．稀に*C. krusei*や*C. guilliermondii*がみられることがある．施設によってnon‑albicans Candidaが診療領域や年齢層などによって傾向がみられることがあり，自施設でどのような原因菌がみられるかどうか確認する必要がある．

● 治療（表）

血管カテーテルに付着した微生物はバイオフィルムなどを形成しうるため，抗菌薬の投与のみでは効果が乏しい．*S. epidermidis*のような病原性が低い微生物であっても，カテーテルの温存は再発率を有意に上昇させるとする報告もあることから[8]，可能な限り感染巣である血管カテーテルを抜去する必要がある．

■ エンピリックな治療

エンピリック治療では患者の基礎疾患や全身状態などを勘案して薬剤の選択が行われる．通常では，中心静脈カテーテル関連感染症としてMRSAおよびMRCNSが最も多く分離される現状を考慮して，抗MRSA薬を投与する．現在，敗血症の適応を有する抗MRSA薬としてバンコマイシン，テイコプラニン，アルベカシン，ダプトマイシン，リネゾリドを用いることができる．中心静脈カテーテル関連感染症には，ダプトマイシン（6 mg/kgを24時間ごと）およびバンコマイシン（15～20 mg/kgを12時間ごと）が第一選択薬となる．全身状態不良の場合，担癌状態，好中球減少患者などでは*P. aeruginosa*を含めたグラム陰性桿菌を対象に，第四世代セフェム系抗菌薬，カルバペネム系抗菌薬，タゾバクタム・ピペラシリンを併用投与する．いずれにしても菌種同定後には，標的治療薬に変更する．投与期間に関する報告は少ないのが現状であるものの，重篤な合併症を防止し再発を抑えるためにも確実な投与が必要とされる．

> **処方例　第一選択薬**
> ・以下のいずれかを選択
> バンコマイシン（塩酸バンコマイシン）15〜20 mg/kg 12時間ごと
> ダプトマイシン（キュビシン®）6 mg/kg 24時間ごと
> ＋
> メロペネム（メロペン®）1 g 8時間ごと
> ピペラシリン・タゾバクタム（ゾシン®）4.5 g 8時間ごと
> セフェピム（マキシピーム®）1〜2 g 8〜12時間ごと
> ＋真菌の関与を疑う場合（長期間の広域抗菌薬，血液疾患，骨髄・臓器移植，多数の部位にカンジダ保菌など）
> ミカファンギン（ファンガード®）1回100 mg 1日1回
> カスポファンギン（カンサイダス®）50 mg 1日1回（初回70 mg）

原因微生物確定後の治療

> **Staphylococcus aureus：2週間以上，二次感染巣のある場合は4〜6週間**

　院内ではメチシリン耐性株が多いため，バンコマイシンもしくはダプトマイシンを投与する．メチシリン感性株であればセファゾリン，ペニシリナーゼ非産生株であればアンピシリンを投与する．感染性心内膜炎や血栓性静脈炎の発生頻度も高く，投与期間は14日間以上必要である．

> **処方例　メチシリン耐性株**
> バンコマイシン（塩酸バンコマイシン）15〜20 mg/kg 12時間ごと
> ダプトマイシン（キュビシン®）6 mg/kg 24時間ごと

> **処方例　メチシリン感性株**
> セファゾリン（セファメジン®）1〜2 g/回 8時間ごと

> **Staphylococcus epidermidis：5〜7日間**

　中心静脈カテーテル関連感染症では最も多い原因菌であるとともに，表皮の常在菌としてコンタミネーションとしても検出

されることも多いため，カテーテルや血液培養から検出された場合の判断に．院内ではメチシリン耐性株が多いため，バンコマイシンもしくはダプトマイシンを投与する．メチシリン感性株であればセファゾリン，ペニシリナーゼ非産生株であればアンピシリンを投与する．

> **処方例　メチシリン耐性株**
> バンコマイシン（塩酸バンコマイシン）15～20 mg/kg 12時間ごと
> ダプトマイシン（キュビシン®）6 mg/kg 24時間ごと

> **処方例　メチシリン感性株**
> セファゾリン（セファメジン®）2 g/回 8時間ごと

> **処方例　メチシリン感性株：ペニシリナーゼ非産生の場合**
> アンピシリン（ビクシリン®）1～2 g/回 6時間ごと

Enterococcus spp.：7～14日間

Enterococcus faecalis であれば，原則的に感性であるアンピシリン，*E. faecium* はアンピシリン耐性株が多いためバンコマイシンを7～14日間投与する．感染性心内膜炎を合併している場合には，ゲンタマイシンの高度MICにおける感受性を確認して併用投与することがある．

> **処方例　*E. faecalis***
> アンピシリン（ビクシリン®）1～2g/回 6時間ごと

> **処方例　*E. faecium***
> バンコマイシン（塩酸バンコマイシン）15～20 mg/kg 12時間ごと

グラム陰性桿菌

感受性を有する抗菌薬を7～14日間投与する．近年では，基質拡張型β-ラクタマーゼ（extended spectrum B-lactamase：ESBLs）産生菌の分離頻度が増加していることから，薬

剤感受性の確認が必要である．

Candida spp.

Candida spp.で菌種同定前では，ミカファンギンもしくはカスポファンギン，もしくはリポソーマル アムホテリシン B を 14 日間投与する．*C. parapsilosis* が同定された場合には，リポソーマル アムホテリシン B もしくはフルコナゾールが投与される．眼内炎の合併を考慮して，定期的に必ず眼底検査を施行する．

> **処方例** 菌種同定前：2 週間
>
> ・以下のいずれかを選択
> ミカファンギン（ファンガード®）1 回 100 mg 1 日 1 回
> カスポファンギン（カンサイダス®）50 mg 1 日 1 回（初回 70 mg）

> **処方例** 脈絡網膜炎／眼内炎：4〜6 週以上
>
> リポソーマル アムホテリシン B（アムビゾーム®）2.5〜5 mg/kg/日・24 時間ごと＋5-FC（アンコチル®）25 mg/kg 6 時間ごと
> フルコナゾール：フルコナゾール 400 mg 24 時間ごと（初回 800 mg）

> **処方例** *C. parapsilosis*：2 週間
>
> ・以下のいずれかを選択
> リポソーマル アムホテリシン B（アムビゾーム®）2.5〜5 mg/kg/日 24 時間ごと
> フルコナゾール：フルコナゾール 400 mg 24 時間ごと（初回 800 mg）

● フォローアップ

投与期間は，早期の血液培養陰性化，臨床所見の改善の傾向，静脈血栓症，心内膜炎，骨髄炎などの合併症の有無による．通常，CNS であれば 5〜7 日間，*S. aureus* は 14 日以上（ポート感染を含む長期留置型カテーテルでは 4〜6 週間），グラム陰性桿菌は 7〜14 日間，*Candida* spp. は 14 日間を**血液培養陰性**

から十分な期間投与する．静脈血栓症や心内膜炎などの合併症があれば，4～6週間，骨髄炎であれば4～8週間以上の投与期間が必要である．実際には，十分量および期間であっても血液培養陰性化までは時間を要することや，再燃がみられることもあり，丁寧な経過観察が必要である．

抗菌薬ロック療法

中心静脈カテーテル関連感染症では，原則的に感染巣であるカテーテルの抜去と抗菌化学療法が行われる．しかしながら実際にはどうしても抜去できない事例の場合には，抗菌化学療法にあわせてロック療法が検討されることがある．一般的には，CNSの場合に比較的有効とする意見がみられ，CNSにはバンコマイシン[9]，グラム陰性桿菌にはシプロフロキサシンやアミカシン[10]，Candida spp.にはリポソーマルアムホテリシンBなど[11]，小児ではエタノールロック療法に関する報告がある．いずれも少数例の報告であることと，S. aureusでは有効性に乏しく治療失敗の可能性が高く推奨されないことと，血液培養の陽性が継続する際には，速やかに中心静脈カテーテル関連感染症の原則であるカテーテルの抜去を行う必要がある．

処方例　CNS

バンコマイシン（塩酸バンコマイシン）2.5～5 mg/mL，ヘパリン 2,500～5,000単位となるように生理食塩液で調整，2 mLをカテーテル内に充填する
（バンコマイシン 10 mg/生食 1 mL ＋ヘパリンカルシウム 5,000単位/生食 1 mL）
少なくとも48時間以内に交換するとともに，バンコマイシンの経静脈投与も併せて実施すること

文献
1) Mermel, L. A., Allon, M., Bouza, E., et al. : Clinical practice guidelines for the diagnosis and management of intravascular catheter-related infection: 2009 Update by the Infectious Diseases Society of America. Clin Infect Dis, 49(1) :1-45, 2009
2) 「MRSA感染症の治療ガイドライン」．(MRSA感染症の治療ガイドライン作成委員会，編)，日本化学療法学会・日本感染症学会，

2013
http://www.kansensho.or.jp/news/gakkai/pdf/guideline_mrsa.pdf
3) Schiffer, C. A., Mangu, P. B., Wade, J. C., et al. : Central venous catheter care for the patient with cancer: American Society of Clinical Oncology clinical practice guideline. J Clin Oncol, 31 (10) : 1357-1370, 2013
4) Safdar, N., Fine, J. P. & Maki, D. G. : Meta-analysis: methods for diagnosing intravascular device-related bloodstream infection. Ann Intern Med, 142 (6) : 451-466, 2005
5) Lee, A. Y., Kamphuisen, P. W. : Epidemiology and prevention of catheter-related thrombosis in patients with cancer. J Thromb Haemost, 10 : 1491-1499, 2012
6) 山田友子, 中川内章, 谷川義則, 他:ICU患者における中心静脈カテーテル関連血栓症, 日本集中治療医学会雑誌, 19 : 633-637, 2012
7) Chrissoheris, M. P., Libertin, C., Ali, R. G., et al. : Endocarditis complicating central venous catheter bloodstream infections: a unique form of health care associated endocarditis. Clin Cardiol, 32 (12) : E48-54, 2009
8) Raad, I., Kassar, R., Ghannam, D., et al. : Management of the catheter in documented catheter-related coagulase-negative staphylococcal bacteremia: remove or retain? Clin Infect Dis, 49 (8) : 1187-1194, 2009
9) Fernandez-Hidalgo, N., Almirante, B., et al. : Antibiotic-lock therapy for long-term intravascular catheter-related bacteraemia: results of an open, non-comparative study. J Antimicrob Chemother, 57 (6) : 1172-1180, 2006
10) Funalleras, G., Fernández-Hidalgo, N., Borrego, A., et al. : Effectiveness of antibiotic-lock therapy for long-term catheter-related bacteremia due to Gram-negative bacilli: a prospective observational study. Clin Infect Dis, 53 (9) : e129-132, 2011
11) Walraven, C. J. & Lee, S. A. : Antifungal lock therapy. Antimicrob Agents Chemother. 57 (1) : 1-8, 2013

<國島広之>

第4章 感染部位別 抗菌薬の選び方と使い方

12. 手術部位感染症

疾患の特徴

- 周術期感染症は，手術部位感染症（surgical site infection：SSI）と遠隔感染症（remote infection：RI）に分類される
- 手術部位感染症とは手術操作が直接及ぶ部位の感染症で，術野感染とも呼ばれている．これには，切開創感染と臓器／体腔感染が含まれる
- 切開創感染は早期に発見されやすく，創を開放とすることによって発熱・白血球数の増加といった全身感染徴候が消失することが多いので抗菌薬療法が必要となることはほとんどない．稀ではあるが創感染から二次性の蜂窩織炎を起こす場合もあり，その際には切開創感染と言えども抗菌薬の投与が必要となることもある
- 臓器／体腔感染のうち，臓器感染症は肝膿瘍や脾膿瘍，ときに肺膿瘍を示し，主に腹腔内感染症から血行性に感染症が波及したものである．基本的に，菌血症から二次的に発症する
- 体腔内感染症は，膿胸，縦隔洞炎，腹腔内感染症（膿瘍）が相当する．体腔内感染症は，心血管手術では縦隔洞炎，食道がん手術では縫合不全による縦隔洞炎や膿胸が発症しやすい．呼吸器手術では気管支断端の縫合不全から気管支瘻を形成した場合に発症する
- 一方，遠隔感染とは，術野外感染とも呼ばれ，手術操作が直接及ばない部位の感染症で，呼吸器感染症や血管内カテーテル感染，尿路感染症，抗菌薬関連性腸炎が含まれる．本稿では主に臓器／体腔感染について記載する

<抗菌薬療法の最近の方向性>

- 欧米では学会のシンポジウムなどで従来の抗菌薬療法の変更が議論されている．これらはいまだガイドラインには反映されていない（まだエビデンスがない）が，日本でも大いに参考にすべきと考える．その背景には，*Clostridium difficile* 感

染症の急増がある
- 一方で，日本では最近さまざまな抗菌薬の用量の変更が承認され，欧米並みに高用量投与が行われるようになった
- また，ダプトマイシンが承認され，MRSA (methicillin resistant *Staphylococcus aureus*，メチシリン耐性黄色ブドウ球菌) 感染症に対する抗菌薬療法が変わりつつある
- 一般的に膿瘍は経過とともに膿瘍壁が肥厚して抗菌薬の移行性が低下する．このような場合には，ホスホマイシンによる時間差療法が行われている．まず，この4点について述べる

① *Clostridium difficile* 感染症の急増を受けて

- 欧米では *Clostridium difficile* (CD) 感染症 (*Clostridium difficile* infection：CDI) が増加しており，また，死亡率も高いことから抗菌薬療法や交差感染対策が大きく変化している．CDIは種々の理由から交差感染対策だけでは対応が難しいとされ，CDIを発症させないような抗菌薬療法が議論されている．具体的には，腸内細菌叢を乱さない薬剤，CDが感性を示す薬剤を使用する，CDIを起こしやすい薬剤を使う場合は経口メトロニダゾールを併用する，ことである

1. 腸内細菌叢を乱しやすい薬剤

- CDIはCD腸炎として発症することが多く，抗菌薬関連性腸炎と呼ばれている．すなわち，腸内細菌叢を乱し，菌交代現象を起こしやすい薬剤は使用に注意する必要がある．欧米では，抗 *Bacreroides* 作用をもつ薬剤が腸内細菌叢を乱し，CDIを誘発しやすいと考えられている．よって，SIS/IDSA (The surgical infection society/The infectious disease society of America) の複雑性腹腔内感染症ガイドラインにおいても，腹腔内感染症に対する抗菌薬療法のなかで，すべての腹腔内感染症に対して抗 *Bacreroides* 作用をもつ薬剤を投与すべきではないとされ，特に上部消化管に関連する腹腔内感染症では注意を促している
- 一方，同じく抗菌薬関連性腸炎であるMRSAの腸管内の増殖機序を教室ではMRSA保菌ラットを用いて研究しており，腸球菌，*Bacteroides fragilis* を抑制する薬剤はCDIも起こしや

すいと考える．また，腸管への移行が良い薬剤，すなわち胆汁移行性が良い薬剤は腸内細菌叢を乱しやすいと考えられる．具体的には，スルバクタム・セフォペラゾン，クリンダマイシン，セフトリアキソン，ラタモキセフ，フロモキセフ，セフメタゾール，スルバクタム・アンピシリンが考えられる

2. CDが感性を示す抗菌薬

- CD自体が感性を示す薬剤ではCDIが少ないとされている．具体的には，タゾバクタム・ピペラシリン，カルバペネム系抗菌薬（ドリペネム，メロペネム，イミペネム・シラスタチン，パニペネム・ベタミプロン，ビアペネム），バンコマイシン，リネゾリドである

3. 実際にCDIが多いとされている薬剤

- 厚生労働省データによると，スルバクタム・セフォペラゾン，クリンダマイシン，シプロフロキサシンにCDIが多いとされている
- 一方で，カルバペネム系抗菌薬，タゾバクタム・ピペラシリンはCDIの発症は少ない
- 以上より，個人的な意見ではあるが，欧米の学会の方向性と国内のデータ，教室の基礎的データから考えると，基本的に，胆汁移行が良くて，腸球菌か*Bacteroides*に抗菌力をもつ薬剤で，なおかつCDが感性ではない薬剤，具体的にはペニシリン系抗菌薬，クリンダマイシン，セフトリアキソン，ラタモキセフ，スルバクタム・セフォペラゾン，スルバクタム・アンピシリン，シプロフロキサシンは使用を控えた方が良いのではないかと考える．ただし，確たるデータはない
- 起因菌の薬剤感受性からこのような薬剤を使用しなければならない場合には経口メトロニダゾールを併用するという方法もあるが，確証はない

②抗菌薬の高用量投与

- 日本でも，ドリペネム，タゾバクタム・ピペラシリン，シプロフロキサシン，スルバクタム・アンピシリンなどの手術の二次感染や腹腔内感染症に対する高用量投与の適応が承認さ

表　耐性菌をもつリスク

・気管切開	・慢性気管支炎
・尿路カテーテルの長期留置	・慢性副鼻腔炎
・経腸栄養患者	・がん化学療法中の患者
・透析患者	・過去に耐性菌保菌の既往がある患者
・嚥下性肺炎をくり返す患者	・介護施設患者
・褥瘡がある患者	・耐性菌多発施設・病棟からの転入者
・長期臥床患者	

れつつある．
- 手術部位感染症に限らず，欧米では，初期から高用量の抗菌薬療法が行われているが，これは，医療費の支払い機構である保険会社の制約上，エビデンスのない治療は行えないことが基本にあり，また，第一段階の治療しか行えない．このため，第一段階から耐性菌や予想されるすべての菌を対象とした抗菌化学療法を行い，それで効果がなければあきらめざるを得ない．よって，米国では臓器／体腔内感染の治療期間が短く，しかも死亡率が日本の5〜10倍である．それにもかかわらず，米国では多くの耐性菌を生み出し，CDIも多いことから考えると，米国の化学療法が日本のお手本となることはないと考える
- 幸い日本では最後まで治療できるので，耐性菌による重症感染症や菌血症の場合を除くと，初回から高用量投与は不要である．また，最初から高用量投与を行うと，その後の治療で用いる薬剤がなくなってしまう．しかも，日本の通常量投与と高用量投与を比較した成績はなく，高用量投与が早期治療に結びつく証拠はない．さらに，抗菌薬投与による副現象は4〜5年経たないとわからない場合がある．単純な両者の印象だけで優劣をつけることは無意味である
- ただし，確かに高用量投与でなければ治癒しない状態も存在する．このような場合には躊躇なく高用量投与を行えばよい．また理論的には，いわゆるde-escalation療法を確実に行えば最初は高用量投与でも悪くはないが，現実問題として起因菌のMICをすべて測定している施設は数えるほどしかないのであるから，de-escalation治療は机上の空論である．実際，

de‐escalationを推進している施設でも数％しかde‐escalateしていない
- よって，術後体腔感染の治療には以下に述べる耐性菌の保菌リスクがない場合は，日本の通常投与量で十分である．耐性菌を保菌しているリスクのある患者とは，表に示す患者であると考える

③MRSA感染症に対する抗菌薬療法

- ダプトマイシン（キュビシン®）の発売以来，MRSA感染症に対する抗菌薬療法が変化してきている．その背景には，バンコマイシンの使用の難しさ，低い組織移行性がある．さらには，バンコマイシン信仰ともいうべき専門医のこだわりも捨てきれない
- バンコマイシンは，価格の安さから欧米では第一選択とされている．しかし，その使用にあたってはTDM（therapeutic drug monitoring，治療薬物モニタリング）を行い，血中濃度を適切に保たなくてはならない．このためには薬剤部の協力が不可避である．けれども，熟練した感染管理薬剤師の協力で最適な投与量が設定されたとしても効果が出現するまでには最低でも3日間はかかる．そして十分な濃度を設定されていても組織移行が悪く，椎間板炎や心内膜炎を起こしやすい．一方で，ダプトマイシンは肺サーファクタントによって不活化されるために肺炎には適応がない．よって，MRSAによる体腔内感染を疑う場合は，迷わずダプトマイシンを選択する
- 欧米で現在もバンコマイシンを第一選択としているのは主に経済的な理由であり，欧米ではジェネリックのバンコマイシンに比べてダプトマイシンは10倍以上も高価であり，しかも，治療費が払えないから治療をあきらめる患者が少なからず存在するためである．幸い日本ではダプトマイシンの価格は安く，しかも，死ぬか生きるかの瀬戸際で抗菌薬の価格を問題にする日本国民は今のところいないであろう．日本の医師には，わずかなDPC上の病院の利益を優先して患者を不幸にしてよい権利はない．すなわち，日本では価格で薬剤を

選択する必要はなく，高くても最良の治療を心がけるべきである

④膿瘍壁が肥厚している場合
- 膿瘍に対する抗菌薬療法が無効である場合には，source controlが不十分であることがほとんどであり，抗菌薬の感染巣への移行性が問題となる
- ここでは，ホスホマイシンを用いた抗菌薬時間差療法を紹介する．これは，ホスホマイシンがバイオフィルムを破壊して抗菌薬の移行を改善する効果を期待したもので，ホスホマイシンの抗菌力に期待するものではない．ホスホマイシン1回2.0 gを投与し，投与終了1時間後から治療抗菌薬を投与する
- MRSAによる縦隔洞炎は重篤で難治性であるため，疑った場合には直ちにダプトマイシン治療を開始する．用量は，1回4〜6 mg/kgを1日1回投与である

治療
＜手術部位感染（体腔感染）の抗菌薬療法の基本＞
- すべての感染症に対する抗菌薬療法に当てはまることであるが，全身感染徴候（発熱，疼痛，白血球数の増加など）を欠く場合には抗菌薬療法の適応はない

心血管手術後の縦隔洞炎
- 心血管手術後の縦隔洞炎は，まず，胸骨正中切開創の創感染として発見される
- 分離菌として，初期にはメチシリン感性黄色ブドウ球菌（methicillin sensitive *Staphylococcus aureus*：MSSA），コアグラーゼ陰性ブドウ球菌（coagulase negative staphylococci：CNS）が多く，また，各々の各種抗菌薬に対するMICはきわめて低いことが予想される
- しかし，縦隔臓器は腹腔臓器とは異なり漿膜で被覆されておらず，また重要な臓器が解剖学的に複雑に存在し，各々は疎性結合織によって境されているのみである．このため，感染が発症すると疎性結合織の間を膿瘍が拡大し，さらに悪いこ

とに，これらはCTなどの画像で証明されにくい．また，いったん，膿瘍が形成されると十分なドレナージが困難である．さらに，漿膜の欠如のため蜂窩織炎や菌血症となりやすい．加えて，臓器間の嫌気状態が保たれやすく，嫌気性菌の発育に適した環境が形成されやすい．ただし，嫌気性菌といっても下部消化管に常在する嫌気性菌とは異なり，*Bacteroides* は関与することは少ない．よって，縦隔洞炎の存在を疑った場合には皮膚常在細菌を中心とした好気性菌，通性嫌気性菌を目標とする

- 抗菌薬の選択については，ペニシリン系抗菌薬は腸球菌を抑制し，胆汁移行性が良いためにCDIのリスクがある．よって，現時点では，セフォゾプラン，セフピロムがよい適応となると考える．通常量から投与を開始する．4～7日間の投与で無効な場合は，さらに画像診断を進め，source controlに努めながら，次の段階に抗菌薬を投与する．次には，カルバペネム系抗菌薬しか選択はなく，ドリペネム，メロペネムが適応となる

処方例　心血管手術後の縦隔洞炎

セフォゾプラン（ファーストシン®）1回0.5～1g 1日2回静注または点滴静注　4～7日間
セフピロム（ケイテン®）1回0.5～1g 1日2回静注　4～7日間

処方例　無効な場合

ドリペネム（フィニバックス®）1回0.5～1.0g 1日3回
メロペネム（メロペン®）1回0.5～1.0g 1日3回

- さらに無効である場合には，ホスホマイシンによる時間差療法を行う．これは，前述のようにバイオフィルムを破壊して抗菌薬の移行を改善する効果を期待したもので，ホスホマイシンの抗菌力に期待するものではない

処方例　ホスホマイシンによる時間差療法

ホスホマイシン（ホスミシン®）1回2.0g投与終了1時間後から治療抗菌薬投与

- MRSAによる縦隔洞炎は重篤で難治性であるため，疑った場合には直ちにダプトマイシン治療を開始する．用量は，1回4〜6 mg/kgを1日1回投与である

> **処方例** MRSAによる縦隔洞炎を疑った場合
> ダプトマイシン（キュビシン®）1回4〜6 mg/kg　1日1回

食道手術後の縦隔洞炎

- 食道がん手術における縦隔洞炎は縫合不全が原因となる
- 食道切除後の再建臓器として，胃管，空腸，大腸が用いられる
- 縫合不全が発症しても，多くの場合は食道切除時に右開胸となるために縦隔洞炎となることは少なく，膿胸となることが多い．しかし，下部食道噴門部癌で開胸せずに縦隔内で吻合した場合には縦隔洞炎が発症する．この際には再建臓器の常在菌や食道の常在菌が感染の原因菌となる

1. 胃管，空腸再建の場合

- 胃や空腸を用いて食道を再建した場合には，術野の汚染菌は胃内または空腸の常在細菌と皮膚常在菌である．よって，再建胃管と頸部食道の縫合不全による縦隔洞炎が発症した，もしくはその存在を疑った場合には，皮膚常在細菌を中心とした好気性菌，通性嫌気性菌を目標とする
- 抗菌薬の選択については，ペニシリン系抗菌薬は腸球菌を抑制し，胆汁移行性が良いためにCDIのリスクがある．よって，セフォゾプラン，セフピロムが適応となる．通常量から投与を開始する．4〜7日間の投与で無効な場合は，さらに画像診断を進め，source controlに努めながら，次の段階に抗菌薬を投与する．次には，カルバペネム系抗菌薬しか選択はなく，ドリペネム，メロペネムが適応となる

> **処方例** 胃管，空腸再建の場合の縦隔洞炎
> セフォゾプラン（ファーストシン®）1回0.5〜1g 1日2回静注または点滴静注　4〜7日間
> セフピロム（ケイテン®）1回0.5〜1g 1日2回静注　4〜7日間

> **処方例** 無効な場合
>
> ドリペネム（フィニバックス®）1回 0.5〜1.0g　1日3回
> メロペネム（メロペン®）1回 0.5〜1.0g　1日3回

- さらに無効である場合には，source control が不十分であることがほとんどであり，抗菌薬の感染巣への移行性が問題となる．このような場合にはホスホマイシンによる時間差療法を行う．これは，前述のようにバイオフィルムを破壊して抗菌薬の移行を改善する効果を期待したもので，ホスホマイシンの抗菌力に期待するものではない

> **処方例** ホスホマイシンによる時間差療法
>
> ホスホマイシン（ホスミシン®）1回 2.0g 投与終了1時間後から治療抗菌薬投与

- 一方，大きな潰瘍を形成する食道がんでは潰瘍面に緑膿菌を保菌することがある．縫合不全が起きた場合にはこのような菌が術野を汚染することがある．第一選択の抗菌薬で無効の場合には，抗緑膿菌作用を期待し最初からカルバペネム系抗菌薬を選択する場合もあり得る
- MRSA による縦隔洞炎は重篤で難治性であるため，疑った場合には直ちにダプトマイシン治療を開始する．用量は，1回 4〜6 mg/kg を1日1回投与である

> **処方例** MRSA による縦隔洞炎を疑った場合
>
> ダプトマイシン（キュビシン®）1回 4〜6 mg/kg　1日1回

2. 結腸再建の場合

- 結腸再建において，縫合不全を起こした場合の縦隔洞炎の起因菌は，結腸内の嫌気性菌や腸内細菌属と予想される．結腸再建で後縦隔経路で再建した場合に縫合不全が起きると，嫌気性菌による重症感染が予想される．この際には，カルバペネム抗菌薬が適応となる．重症敗血症や耐性菌のリスクがある場合にはカルバペネム系抗菌薬の高用量投与が適応となる

> **処方例** 無効な場合
>
> ドリペネム（フィニバックス®）1回0.5〜1.0g 1日3回
> メロペネム（メロペン®）1回0.5〜1.0g 1日3回

- MRSA感染症の場合には，ダプトマイシンが第一選択の適応となる

> **処方例** MRSAによる縦隔洞炎を疑った場合
>
> ダプトマイシン（キュビシン®）1回4〜6 mg/kg　1日1回

膿胸

- 膿胸の原因は，心・血管手術，食道手術，肺手術で起こりうる．心・血管手術，食道手術ではそれぞれの縦隔洞炎の抗菌薬療法に準ずる
- 呼吸器手術の術後膿胸は気管支瘻を伴う場合がほとんどである
- ドレナージが最も効果が期待できるが，抗菌薬は腸球菌，*bacteroides*を目標とする必要はない．よって，第一選択としてセフォゾプラン，セフピロムが適応になる

> **処方例** 膿胸
>
> セフォゾプラン（ファーストシン®）1回0.5〜1g 1日2回静注または点滴静注　4〜7日間
> セフピロム（ケイテン®）1回0.5〜1g 1日2回静注　4〜7日間

- 無効な場合は，やはりカルバペネム系抗菌薬を選択せざるを得ない

> **処方例** 無効な場合
>
> ドリペネム（フィニバックス®）1回0.5〜1.0g 1日3回
> メロペネム（メロペン®）1回0.5〜1.0g 1日3回

- MRSA感染の場合には，ダプトマイシンが第一選択となる．ダプトマイシンは肺サーファクタントにより不活化されるために肺胞の感染症には無効であるが，膿胸に対する効果は十分に期待できる

> **処方例** MRSAによる膿胸
>
> ダプトマイシン（キュビシン®）1回4〜6 mg/kg　1日1回

- 膿胸壁が肥厚して抗菌薬の移行が不良と考えられる場合にはホスホマイシンによる時間差療法を行う

> **処方例　ホスホマイシンによる時間差療法**
> ホスホマイシン（ホスミシン®）1回2.0ｇ投与終了1時間後から治療抗菌薬投与

腹腔内膿瘍

- 腹腔内膿瘍はそのほとんどが消化器手術後に発症する．その原因は消化管の縫合不全や膵液瘻，胆汁瘻である．そのため，腹腔内膿瘍の起因菌は消化管内の常在菌か，常在菌が予防的抗菌薬によって修飾された菌である
- 予防抗菌薬の投与が手術当日のみであった場合には膿瘍の起因菌は消化管内の常在菌であると予想される．予防抗菌薬の投与期間が3日間に及ぶと予防抗菌薬によって常在菌は修飾され，予防薬に耐性の菌が予想される

1. 肝胆膵手術後の腹腔内膿瘍

- 肝胆膵手術では，膵頭十二指腸切除における膵空腸吻合，胆管空腸吻合の縫合不全が腹腔内膿瘍の原因となる．よって，起因菌はそれらの消化管内の常在細菌である
- 肝胆膵手術の腹腔内膿瘍の治療では，その起因菌を推定することが難しい．その理由は，術前から減黄処置が行われていることが多いためである．内瘻化や外瘻に伴い，胆管内の細菌叢に変化が生じ，また，胆管炎の既往がある場合には治療抗菌薬が投与されて細菌叢が変化していることが多い．また，外瘻チューブが留置されている場合には，緑膿菌やMRSAといった病院環境の汚染菌を保菌・定着していることがある．可能な限り，手術前に保菌状況と薬剤感受性を確認しておくことが必要である
- また，腸球菌が分離されることが多いが，複数菌の1つとして分離された場合には感染起因菌として治療の目標としないことが多い．ただし，単一菌として分離された場合や血液から分離された場合にはその限りではなく，確実に治療する必要がある

2. 手術前に胆道ドレナージが行われていない場合

- 腹腔内膿瘍の起因菌は *Escherichia coli*, *Klebsiella pneumoniae*, *S. aureus*, CNS などであり，セフォゾプラン，セフピロムが適応となる

> **処方例　腹腔内膿瘍**
> セフォゾプラン（ファーストシン®）1回0.5〜1g 1日2回静注または点滴静注　4〜7日間
> セフピロム（ケイテン®）1回0.5〜1g 1日2回静注　4〜7日間

- 無効な場合や重症例ではカルバペネム系抗菌薬を選択するが，通常量で開始する

> **処方例　無効な場合，重傷例**
> ドリペネム（フィニバックス®）1回0.5〜1.0g 1日3回
> メロペネム（メロペン®）1回0.5〜1.0g 1日3回

3. 手術前に胆道ドレナージが行われている場合

- 事前に胆汁培養検査が行われていれば，その分離菌が感性を示す薬剤から選択する
- なるべく胆汁移行性の少ないセフェム系抗菌薬（セフォゾプラン，セフピロム）から選択する

> **処方例　腹腔内膿瘍**
> セフォゾプラン（ファーストシン®）1回0.5〜1g 1日2回静注または点滴静注　4〜7日間
> セフピロム（ケイテン®）1回0.5〜1g 1日2回静注　4〜7日間

> **処方例　*E. faecalis* が単独で分離されていた場合**
> ピペラシリン（ペントシリン®）1回4.0g 1日2回

> **処方例　*E. fecium* ほかが分離されていた場合**
> ダプトマイシン（キュビシン®）1回4 mg/kg 1日1回

下部消化管・虫垂炎手術

- 腸内細菌属，嫌気性菌，特に *Bacteroides fragilis* およびその

グループが起因菌と予想される．しかし，膿瘍が開放されている場合，ドレナージが行われていたり洗浄が行われている場合には，偏性嫌気性菌である*Bacteroides*属は治療の目標としない
- 術後腹腔内膿瘍の初期には，セフォゾプラン，セフピロムの通常量から開始する

> **処方例　初期**
> セフォゾプラン（ファーストシン®）1回0.5～1g 1日2回静注または点滴静注　4～7日間
> セフピロム（ケイテン®）1回0.5～1g 1日2回静注　4～7日間

- 無効の場合やsource controlは不十分な場合にはカルバペネム系抗菌薬またはタゾバクタム・ピペラシリンを通常量で用いる

> **処方例　無効，source control不十分な場合**
> タゾバクタム・ピペラシリン（ゾシン®）1回4.0g 1日2回

- 膿瘍が改善しない場合，分離菌のMICが高いことが予想された場合には高用量投与を行う

> **処方例　膿瘍が改善しない場合**
> セフォゾプラン（ファーストシン®）1回0.5～1g 1日2回静注または点滴静注　4～7日間
> セフピロム（ケイテン®）1回0.5～1g 1日2回静注　4～7日間

　以上，手術部位感染の治療の基本はsource controlである．抗菌薬やあらゆる補助療法を駆使して救命第一の治療を行う．日本では無用に医療コストを考えて安価な治療に走ることは慎むべきであり，たとえ高価な薬剤であっても効果があれば積極的に選択すべきである．

<草地信也>

13. *Clostridium difficile* 感染

疾患の特徴，診断の進め方

- *Clostridium difficile* は，芽胞を形成する偏性嫌気性グラム陽性桿菌で，健常人の腸管内に2〜7%程度保菌され，入院患者では報告にもよるが20〜30%の保菌率とされている[1,2]．アウトブレイクの報告もある[1]
- *C. difficile* 感染（*C. difficile* infection：CDI）は，通常，腸炎の病態を呈し，*C. difficile* 関連下痢症（*C. difficile* associated diarrhea：CDAD）や，*C. diffcile* 腸炎（*C. difficile* colitis：CDC）とよばれる
- *C. difficile* には，腸管毒である toxin A，細胞毒である toxin B，toxin A や toxin B の毒素を多量に産生する機序を有する binary toxin 産生株が存在する[1〜3]
- 抗菌薬や酸分泌抑制薬投与例などに下痢がみられた場合に本症を疑う（表1）[1,2]
- 欧米で流行している強毒株の BI/NAP1/027株（BI：REA型別，NAP：PFGE型別，027：PCR ribotyping）では保菌ではなく発症する確率が高く，重篤な合併症を呈したり高い死亡率となることが知られている[5]

病歴	典型的には，発症2週間以内の抗菌薬投与歴がある場合が多いが，症例によってばらつきがある
身体所見	軽症	軽い下痢，軟便，腹痛，発熱
	中等症	軽い下痢，軟便，腹痛，発熱
	重症	血性下痢，激しい腹痛（自発痛，圧痛），内視鏡的に偽膜を形成，腸捻転，蛋白漏出性腸炎
	超重症	巨大結腸症（閉塞機転がない結腸の急速な拡張），腸穿孔
鑑別診断	その他の細菌性腸炎，薬剤性腸炎，虚血性腸炎，炎症性腸疾患，など

（次頁へつづく）

(前頁のつづき)

重症度基準の参考例[4]	年齢	＞60歳	重症：これらのうち2項目以上満たすもの
	体温	＞38.3℃	
	血清アルブミン	＜2.5 g/dL	
	白血球数	＞15,000 /μL	

文献1,2を参照して作成．文献4から引用

- CDIの診断は，CDIを疑う臨床症状があり，便検査における毒素産生性 C. difficile またはその毒素陽性，あるいは，偽膜性腸炎が確認された場合とされている[1]

原因微生物の特定方法

- C. difficile の細菌学的検査には，C. difficile の分離培養検査と，C. difficile が産生する毒素（toxin A および toxin B）検査の2つがある
- 培養検査の検体は嫌気的に取り扱い，CCMA培地（サイクロセリン・セフォキシチン・マニトール寒天培地）やCCFA培地（サイクロセリン・セフォキシチン・フルクトース寒天培

表1　CDI発症のリスク因子

カテゴリー	危険因子
1．腸管内細菌叢・免疫の撹乱	・抗菌薬（特にキノロン系薬，第三世代セフェム系のセファロスポリン系薬，セファマイシン系薬，クリンダマイシンなど） ・プロトンポンプ阻害薬・H₂ ブロッカー投与 ・化学療法 ・ステロイド投与 ・放射線療法
2．環境要因	・長期入院例や長期療養型施設入所者 ・可能性として：食事，ペット，家畜
3．宿主要因	・65歳を超える年齢 ・複数の基礎疾患 ・周産期の母児 ・炎症性腸疾患 ・HIV（human immunodeficiency virus，ヒト免疫不全ウイルス）患者 ・透析患者

文献2から引用，翻訳

地）といった C. difficile 選択培地を用いて嫌気培養を行う．48時間の嫌気培養で，アメーバ状の黄色集落を形成し，馬小屋臭と表現される独特の臭気を放つ．ヒトにおいては，10^5〜10^8/gの菌量で発症することが多い
- 毒素検査は，これまで toxin A または toxin A および B を産生する株の検出が可能な迅速検査が実施されていたが，感度の低さが問題となっており[1]，最近では CD に共通の抗原 **GDH**（glutamate dehydrogenase，グルタミン酸脱水素酵素）を EIA（enzyme immunoassay，酵素免疫測定法）によりスクリーニング検査し，陽性検体についてさらに toxin A, B の両方を検出するという一連の測定操作で実施可能な迅速イムノクロマトグラフィー法が利用可能である

エンピリックな治療

- CDI の診断がつく前の段階（エンピリック）での C. difficile に対する抗菌化学療法は薦められない．抗菌薬が投与されている場合には抗菌薬を中止する
- 臨床症状から CDI が疑われ，検査ができない場合において投与されるときは，初発軽症から中等症例であればメトロニダゾール，以前に CDI の既往が確認されている場合または初発重症例ではバンコマイシンが選択される

原因微生物確定後の治療

- 初発軽症から中等症例であればメトロニダゾール，以前に CDI の既往が確認されている場合または初発重症例ではバンコマイシンが選択される（表2）

初回発症，軽症または中等症

- 裏付けとなる臨床データ：白血球数≦15,000個/μLの白血球増加症かつ血清クレアチニン値＜発病前の値の1.5倍

> **処方例　推奨される治療法**
> メトロニダゾール（フラジール®）1回500 mg 1日3回または1回250 mg 1日4回　経口　10〜14日間

初回発症,重症

- 裏付けとなる臨床データ:白血球数≧15,000個/μLの白血球増加症かつ血清クレアチニン値≧発病前の値の1.5倍

> **処方例** 推奨される治療法
>
> バンコマイシン(塩酸バンコマイシン散)1回250〜500 mg 1日4回経口 10〜14日間

初回発症,重症,合併症あり

- 裏付けとなる臨床データ:血圧低下またはショック,イレウス,巨大結腸

表2 重症度に応じた治療法

臨床的定義	裏付けとなる臨床データ(例)	推奨される治療法
初回発症,軽症または中等症	白血球数≦15,000個/μLの白血球増加症かつ血清クレアチニン値<発病前の値の1.5倍	メトロニダゾール(フラジール®)1回500 mg 1日3回または250 mg 1日4回経口 10〜14日間
初回発症,重症	白血球数≧15,000個/μLの白血球増加症かつ血清クレアチニン値≧発病前の値の1.5倍	バンコマイシン(塩酸バンコマイシン散)1回250〜500 mg 1日4回経口 10〜14日間
初回発症,重症,合併症あり	血圧低下またはショック,イレウス,巨大結腸	バンコマイシン(塩酸バンコマイシン散)1回500 mg 1日4回経口または経管+メトロニダゾール(フラジール®)1回500 mg 8時間ごと経口.完全なイレウスの場合は,バンコマイシン直腸注入の追加を検討
初回再発		バンコマイシン(塩酸バンコマイシン散)1回125〜500 mg 1日4回経口 10〜14日間
再発をくり返す症例		漸減および/またはパルス投与法によりバンコマイシン

文献1,2を参照して作成

> **処方例　推奨される治療法**
> バンコマイシン（塩酸バンコマイシン散）1回500 mg 1日4回経口または経管投与
> ＋メトロニダゾール（フラジール）1回500 mg 8時間ごと，経口
> ※完全なイレウスの場合は，バンコマイシン直腸注入の追加を検討

初回再発

> **処方例　推奨される治療法**
> バンコマイシン（塩酸バンコマイシン散）1回125〜500 mg 1日4回経口　10〜14日間

再発をくり返す症例

> **処方例　推奨される治療法**
> 漸減および／またはパルス投与法によるバンコマイシン投与

- バンコマイシンは経静脈投与では腸管内への移行が不良なため無効であり，経口投与を選択する
- メトロニダゾールは経口薬が2012年にCDIに保険適応となっ

表3　主な整腸薬

整腸薬 商品名（例）	含まれる菌	処方量
ラックビー®微粒N	*Bifidobacterium*	1回1〜2 g　1日3回
ミヤBM®錠	*Clostridium butyricum*（酪酸菌）	1回1〜2錠　1日3回
ビオフェルミン®配合散	*Streptococcus faecalis* + *Bacillus subtilis*	1回1〜3 g　1日3回
ビオフェルミンR®錠	*Streptococcus faecalis*	1回1錠　1日3回
ビオスリー®配合散	*Streptococcus faecalis* *Clostridium butyricum* *Bacillus mesentericus*	1回0.5〜1 g　1日3回
ビオラクチス®散	*Lactobacillus casei*	1回1 g　1日3回

た．静注薬は2013年1月現在日本では使用不可である
- 整腸薬の有用性については十分なデータがない
- 腸管ぜん動抑制薬（ロペラミドなど）はCDIを悪化させるため投与しない

フォローアップ

- 臨床症状が治まればCDIのコントロールがついたと判断してよい．便中のC. difficileの陰性化を確認する必要はない

効果がなかったら…

- 難治例では，静注用免疫グロブリン（日本では未承認）の経静脈投与，健常人の糞便を移植する糞便療法などが検討される[1]．またCDIに対する新しい抗菌化学療法，モノクローナル抗体，ワクチンなどが臨床試験中である
- 麻痺性イレウスは比較的重症例でみられ，イレウス管を挿入して腸管の減圧を試みる．劇症型CDIに対しては外科手術が行われる

> **memo**
>
> *C. difficile*の院内アウトブレイクが報告されている．*C. difficile*は芽胞を形成する偏性嫌気性菌であるため，乾燥や熱に強く，環境中で長時間生息すると同時に，ほとんどの消毒薬（アルコールも不可）に抵抗性を有する．したがって，感染対策としては接触予防策を適用し，通常の手指消毒薬では効果が期待できないため，石けんと流水による手指衛生を徹底する．寝たきりの患者の肛門部周辺の清拭も丁寧に行う．CDI患者は隔離することが望まれる．環境清掃は，次亜塩素酸ナトリウムやグルタールアルデヒドを用いて行う．オムツ交換が伝播の原因となりうるため，使用した手袋，エプロンは，感染性廃棄物処理を徹底する．また，排泄物が付着したリネン類は，乾燥する前にすみやかに交換する．

文献

1) Cohen, S. H., Gerding, D. N., Johnson, S., Kelly, C. P., Loo, V. G., McDonald, L. C., Pepin, J. & Wilcox, M. H. : Clinical practice guidelines for Clostridium difficile infection in adults: 2010 update by the society for healthcare

epidemiology of America (SHEA) and the infectious diseases society of America (IDSA) .Infect Control HospEpidemiol, 31 : 431-455, 2010
2) Bobo, L. D., Dubberke, E. R., Kollef, M. : Clostridium difficile in the ICU. The Struggle Continues. Chest, 140 : 1643-1653, 2011
3) McDonald, L. C., Killgore, G. E., Thompson, A., Owens, R. C., Kazakova, Sambol, S. P., Johnson, S. & Gerding, D. N. : An Epidemic, Toxin Gene-Variant Strain of Clostridium difficile. N Engl J Med, 353 : 2433-2441, 2005
4) Zar, F. A., Bakkanagari, S. R., Moorthi, K. M. & Davis, M. B. : A comparison of vancomycin and metronidazole for the treatment of Clostridium difficile-associated diarrhea stratified by disease severity. Clin Infect Dis, 45 : 302-307, 2007
5) Loo, V. G., Bourgault, A. M., Poirier, L., Lamothe, F., Michaud, S., Turgeon, N., Toye, B., Beaudoin, A., Frost, E. H., Gilca, R., Brassard, P., Dendukuri, N., Beliveau, C., Oughton, M., Brukner, I. & Dascal, A. : Host and pathogen factors for Clostridium difficile infection and colonization. N Engl J Med, 365 : 1693-1703, 2011

＜山岸由佳，三鴨廣繁＞

付　録

付録

1. 臓器（疾患）別：頻度の高い原因微生物一覧

感染臓器・病態			原因微生物
中枢神経	細菌性髄膜炎	1カ月未満	*Escherichia coli*§, *Klebsiella* sp. *Streptococcus agalactiae*§ *Listeria monocytogenes*§* *Streptococcus pneumoniae*∫
		1〜23カ月	*Neisseria meningitidis*‡ *S. agalactiae* *Hemophilus influenzae*∫ *S. pneumoniae*∫
		2歳〜50歳	*N. meningitidis*‡ *S. pneumoniae*∫ *N. meningitidis*‡
		50歳以上	*L. monocytogenes** Aerobic Gram-negative bacilli
		脳外科術後	*Staphylococcus aureus* CNS（*Staphylococcus epidermidis*など） *Enterobacteriaceae* *Pseudomonas aeruginosa*
		シャント感染 VA shunt	CNS *S. aureus* Propionibacterium Corynebacterium
		VP shunt	Gram-negative rods （*E. coli, Klebsiella, Enterobacter*）

［備考］
§ 新生児に多い
＊ 細胞性免疫異常の患者に多い
∫ ワクチンで予防可
‡ 輸入ワクチンが使用可能
・*S. pneumonia*, *H. influenzae*, *N. meningitidis* は液性免疫障害時に多い
・結核性髄膜炎に留意

	膿瘍（嫌気性菌が関与する複数菌感染症が多い）	経副鼻腔感染	*Streptococcus anginosus* group *H. influenzae* 嫌気性菌§
		経耳性感染	Streptococci *Enterobacteriaceae* *P. aeruginosa*
		経歯性感染	嫌気性菌§ α-Streptococci *Actinomyces* sp. 嫌気性菌§
		感染性心内膜炎に伴う	*Staphylococcus aureus* α-Streptococci

364　本当に使える！　抗菌薬の選び方・使い方ハンドブック

	（膿瘍のつづき）	開放性外傷	Enterococci *S. aureus* Streptococci *Clostridium* sp. *Enterobacteriaceae* *P. aeruginosa*
		脳外科術後	脳外科術後髄膜炎に同じ
		免疫抑制状態	*Toxoplasma* *Nocardia* sp. 結核 真菌（*Aspergillus*, *Zygomycetes*, *Candida* sp.）
	［備考］ § *Peptostreptococcus*, *Fusobacterium*, *Prevotella*, *Bacteroides* 各 sp.			
頭頸部感染症		Vincent's angina	*Borrelia* *Fusobacterium*
		Ludwig's angina	Group A streptococci
		Lemierre's 症候群	*Fusobacterium necrophorum*
	深頸部感染症	側頸部〜下顎周囲空隙の感染症	*Bacteroides* sp. *Prevotella* sp. *Fusobacterium nucleatum/necrophorum* *Peptostreptococcus* *S. anginosus* group *S. aureus*
	歯性感染症		*Porphyromonas gingivalis* *S. anginosus* group *Peptostreptococcus* *Actinomyces* sp.
	乳突蜂巣炎	急性 慢性	*H. influenzae*, *S. pneumoniae*, 急性病原菌に加え、*P. aeruginosa*, 口腔内嫌気性菌
	［備考］ ・急性壊死性潰瘍性歯肉炎（Vincent's angina） ・下顎空隙膿瘍（Ludwig's angina） ・側頸部後方空隙膿瘍（Lemierre's syndrome） ・咽後膿瘍は縦隔洞炎へと進展する			
耳鼻咽喉領域	喉頭蓋炎		*H. influenzae* Streptococci
	急性咽頭炎	頻度が最多	*Streptococcus pyogenes*（GAS）§ その他、C群、G群溶連菌
		溶連菌性に似る	*Arcanobacterium haemolyticum* ＊
		性感染症の背景	*Neisseria gonorrhoeae* *Chlamydia* sp. *Corynebacterium diphtheria* ‡
	［備考］ § 迅速診断法の感度は約80％ ＊グラム陽性桿菌 ‡稀			

付録 1 臓器（疾患）別：頻度の高い原因微生物一覧

	副鼻腔炎	急性（<4週）	S. pneumoniae H. influenzae ときに Moraxella catarrhalis, S. aureus, 嫌気性菌
		亜急性／慢性	嫌気性菌の関与↑
		入院患者	P. aeruginosa S. aureus
	[備考] ・亜急性：4〜12週間 ・慢性：>12週 ・経鼻挿管，NG tube 留置など		
	中耳炎		S. pneumoniae H. influenzae
	[備考] ・急性副鼻腔炎と同じ		
	外耳炎		S. aureus P. aeruginosa Aspergillus
	[備考] ・中耳炎とは原因菌スペクトルが異なる		
呼吸器	気道感染	急性（慢性）	S. pneumoniae H. influenzae Mycoplasma pneumoniae Chlamydophilla pneumoniae (P. aeruginosa)
		百日咳	Bordetella pertussis
	慢性気道感染		P. aeruginosa M. catarrhalis
	気管支拡張症		上記以外に Aspergillus sp.[§]
	[備考] [§]アレルギー性気管支肺，アスペルギルス症を含む ・急性気管支炎はウイルス性の場合が多い		
	肺炎	市中肺炎	S. pneumoniae H. influenzae M. pneumoniae C. pneumoniae Legionella pneumophila S. aureus M. catarrhalis P. aeruginosa
		人獣共通感染症	C. psittaci Coxiella burnetii Francisella tularensis
		医療関連肺炎[§] 院内肺炎[*] VAP[♩]	Klebsiella pneumoniae などの Enterobacteriaceae[§] Acinetobacter sp., MRSA などの環境菌[♩]

	(肺炎のつづき)	肺膿瘍（市中誤嚥性肺炎の一部）‡	*Peptostreptococcus* sp. *Fusobacterium* sp. *Prevotella* sp. *Actinomyces* sp. Gram-positive cocci / bacilli
		肺真菌症（長期ステロイド治療など）	*Aspergillus* sp. Mucor Rhizopus (Zygomycetes) *Cryptococcus* sp. *Cocidioides* sp.
	［備考］ § 高齢者肺炎と重なり，かつ，腸内細菌の関与が増える（消化管細菌叢の誤嚥） ＊ 口腔咽頭領域に定着したグラム陰性菌を主体とする細菌叢の微小誤嚥によることが多い ∫ *P. aeruginosa*，MRSA，*Acinetobacter* など，環境由来菌の関与 ‡ 肺化膿症，壊死性肺炎，膿胸も同じ範疇		
消化管	感染性下痢症	急性	*Campylobacter jejuni* *Salmonella* sp. *Shigella* sp. *Vibrio parahemolyticus* *Yersinia enterocolitica* *E. coli*（EHEC）§ *Entamoeba histolytica* ＊ *Clostridium difficile* Enterotoxigenic *E. coli* ∫
	胆道感染症	胆嚢炎，肝膿瘍	*S. anginosus* group *E. coli* *K. pneumonia* *Enterococcus* sp. *E. histolytica*
	腹腔感染症	特発性細菌性腹膜炎	Coliform（*E. coli*，*K. pneumonia*） *S. pneumoniae* ∫∫
		二次性腹膜炎 (消化管術後)	口腔内嫌気性菌‡ Enterobacteriaceae 嫌気性菌‡‡ *Candida* sp.
	［備考］ § *E. coli* O157を含む ＊ 渡航帰国者，男性同性愛者 ∫ 渡航帰国者 ∫∫ 小児ネフローゼ患者に多い ‡ 上部消化管穿孔 ‡‡ 混合感染が多い ・多くの微生物が持続性・慢性下痢症を呈し得る		
泌尿器	膀胱炎	単純性	*E. coli* *Proteus mirabilis*
	腎盂腎炎	複雑性	*Staphylococcus saprophyticus* § *K. pneumonia* *Enterococcus* sp. *P. aeruginosa* MRSA
		妊婦	*Streptococcus agalactiae* を考慮

付録　1　臓器（疾患）別：頻度の高い原因微生物一覧

	前立腺炎	急性*	*E. coli* その他のColiform
		慢性[f]	*S. aureus* *S. saprophyticus* *Enterococcus faecalis*
	精巣上体炎		Coliform *Chlamydia trachomatis* *N. gonorrhoeae*
	尿道炎	特に男性	*C. trachomatis* [ff] *N. gonorrhoeae* *Mycoplasma genitalium* *Ureaplasma urealyticum*
	[備考] § 若い女性に多い．*E. coli*, *P. mirabilis*, *S. saprophyticus* 以外は複雑性尿路感染を疑う（の場合が多い） * すべての前立腺炎の5％かつ *E. coli* が75％ [f] 標準的診断基準がない [ff] 非淋菌性尿道炎で最多		
婦人科	乳腺炎		*S. aureus* *S. pyogenes* *Peptostreptococcus* sp. *Prevotella* sp.
	細菌性腟炎 §		*Gardnerella vaginalis* *Mobiluncus* sp. *Prevotella* sp. *Mycoplasma hominis* *Atopobium vaginae*
	頸管炎		尿道炎の原因微生物と同じ *Trichomonas vaginalis*
	骨盤炎症性疾患 （卵管炎，卵管-卵巣膿瘍，子宮内膜炎，骨盤腹膜炎）	性感染症による ものを含む	Enterobacteriaceae *S. agalactiae* 嫌気性菌* *C. trachomatis* *N. gonorrhoeae* *M. genitalium* *U. urealyticum*
	[備考] § *Lactobacillus*, *Bifidobacterium* などの常在菌叢の破綻による * 細菌性腟炎を惹起する嫌気性菌群		
皮膚軟部組織	癤，癰		*S. aureus*
	毛嚢炎		*S. aureus* *P. aeruginosa* § ときにColiforms
	膿痂疹		*S. aureus* *S. pyogenes*
	丹毒および蜂窩織炎[f]	健成人	*S. pyogenes* GG（B，C）S* *S. aureus*
		乳幼児	*S. agalactiae*
		好中球減少時	*P. aeruginosa* 他のグラム陰性菌

(丹毒および蜂窩織炎のつづき)	液性免疫不全		*S. pneumoniae* *H. Influenzae* *Helicobacter cinaedi*
	咬傷	ヒト咬傷	*Eikenella corrodens* *S. aureus* 嫌気性菌 *S. anginosus* group
		イヌ・ネコ咬傷[‡]	*Capnocytophaga canimorsus* *Pasteurella multocida*
		魚・肉 (ブタ, ヒツジなど) への曝露	*Erysipelothrix rhusiopathiae*
		淡水曝露後	*Aeromonas hydrophila* *Plesiomonas shigelloides*
		海水曝露後	*Vibrio vulnificus*
	[備考] § 温水プール, ジャクジーなどに関連 * Group G, C, B群 β溶連菌 ∫ 糖尿病患者では黄色ブドウ球菌を想定する ∫ 腰より下の病変では *E. coli, Klebsiella, Proteus* の関与あり ‡ 黄色ブドウ球菌, 連鎖球菌もあり. ネコ咬傷は *P. multocida*		
軟部組織	ガス壊疽		*Clostridium perfringens* *C. septicum* *C. novyi* *C. sordellii*
	壊死性筋膜炎		*S. pyogenes* *C. perfringens* *V. vilnificus* *Aeromonas* sp.
	糖尿病性足壊疽[§] (慢性化の場合, 混合感染例が多い)		*S. aureus* Streptococci Enterococci Enterobacteriaceae *P. aeruginosa* *Peptostreptococcus* *Clostridium* *Bacteroides* sp.
	[備考] § 表層部 (蜂窩織炎の深さ) までは黄色ブドウ菌, 連鎖球菌が多い. 深部感染, 慢性, 骨髄炎を伴う場合は複数菌感染が多い		
骨・関節	化膿性関節炎		*S. aureus* Group A, B, C, G Streptococci
	敗血症性関節炎	血流感染からの波及	*S. aureus*[ƒ] *N. gonorrhoeae*[ƒƒ] β-hemolytic streptococci Enterobacteriaceae *Kingella kingae*[‡]
	骨髄炎	急性	*S. aureus*[§] コアグラーゼ陰性ブドウ球菌 (CNS) [§] Streptococci* Enterococci *E. coli* *P. aeruginosa* *Salmonella*

	(骨髄炎のつづき)	慢性(腐骨,皮膚瘻孔を伴うことが多い)	急性原因微生物の他にGram-negative rods, 嫌気性菌,真菌,結核
	[備考] ∫ 胸鎖関節,仙腸関節など軸関節に多い ∫∫ 播種性淋菌性関節炎(腱滑膜包炎を伴う ‡ 小児に多い § 人工関節感染に多い * DM患者(GBS) ・血行性骨髄炎:成人は椎体,小児は長管骨に多い,隣接病巣からの波及に比べ,単一菌の場合が多い			
眼領域	角膜炎		S. aureus S. pneumoniae Bacillus cereus P. aeruginosa
	結膜炎	急性結膜炎	H. influenzae N. gonorrhoeae C. trachomatis S. aureus
	眼内炎	術後眼内炎	CNS Gram-negative rods S. aureus Streptococci Propionibacterium acnes[§]
		外傷性眼内炎	CNS P. aeruginosa Fungus
		血行性眼内炎	Klebsiellaその他,全身感染症を惹起した菌による(25%は両側性)
	眼窩蜂窩織炎		S. pneumoniae[*] H. Influenzae[*] N. meningitidis[*] Aspergillus Mucor Zygomycetes
	[備考] § 晩期術後眼内縁(術後数年) * 健常人に惹起することがある			
発熱性好中球減少症[§]			P. aeruginosa Enterobacteriaceae(抗菌薬耐性を考慮)
	粘膜炎		Viridans streptococci Enterococcus
	盲腸炎(typhlitis)を疑う		特にBacteroides sp.
	カテーテル関連血流感染を疑う		S. aureus CNS Bacillus Corynebacterium sp. Candida sp.[*]
	[備考] § 38.3℃(単回)または38℃>1時間で,好中球数<500 /μLまたは<1,000 /μLでも急速な減少傾向にある * 特に7日以上経過した場合			

敗血症（感染の局在巣がない＝全身性症候群）	マダニ，ノミ，シラミ咬傷が媒介する感染症状		
	バルトネラ感染症	無症候性菌血症 §, * ネコひっかき病 § 肝紫斑病 *, § 心内膜炎 §, * 塹壕熱 * オロヤ熱（急性）／ペルー疣症（慢性） ∫ Parinaud 腺症候群 §, *, ‡	Bartnella henselae § Bartnella quintana * Bartnella bacilliformis ∫
	エールリヒア症	ヒト単球性エールリヒア症	Ehrlichia chafeensis
		ヒトアナプラズマ症（顆粒球性）	Anaplasma phagocytophilum
	ライム病	遊走性紅斑 心筋炎 中枢神経障害（両側ベル麻痺） 関節炎	Borrelia burgdorferi
	回帰熱		Borrelia recurrentis Borrelia hermusii
	リケッチア症	日本紅斑熱 ロッキー山紅斑熱 発疹チフス	Rickettsia japonica Rickettsia rickettsii Rickettsia prowazekii Rickettsia typhi Rickettsia tsutsugamushi

［備考］
・肝紫斑病（Bacillary angiomatosis）は HIV/AIDS 患者に多い．その他の病型は免疫正常者でも認める
‡ 眼腺感染症
　文献1を参照して作成

人獣共通感染症		
野兎病	ウサギ，リスとの接触	Francisella tularensis
レプトスピラ	イヌ，げっ歯類との接触	Leptospira interrogans
ブルセラ	ウシ，ブタ，ヤギ，イヌとの接触	Brucella abortus Brucella suis
サルモネラ	カメなど爬虫類との接触	Brucella melitensis Brucella canis Salmonella enteritidis

感染症の病態や臨床背景により大まかな起因微生物のリストを区切って記載しているが，明瞭に区分されるものではないことに留意

文献
1) Athe, M. N., Tsibris M. D., Jo-Anne, O., Shepard, M. D., Lawrence, R. & Zukerberg, M. D. : Case 6-2011-A 77-Year-Old Man with Dyspnea, Weakness, and Diaphoresis. N Engl J Med, 364 (8) : 759-767, 2011
2) Antibiotic Essentials. (Cunha, B. A., eds), Jones & Bartlett, 2012

3) The Johns Hopkins ABX Guide 2nd ed. (Bartlet, J. G., Auwaeter, P. G. & Pham, P. A., eds), Jones & Bartlett, 2010
4) 「サンフォード感染症治療ガイド2012」. (Gilbert, D. N., 他編, 戸塚恭一, 他日本語版監), ライフサイエンス出版, 2012

<浦上宗治, 青木洋介>

付録

2. 腎機能障害別薬剤量一覧

抗菌薬 分類 成分名（略号）	投与経路	Ccr[*1] (mL/分)	投与量
古典的ペニシリン系抗菌薬			
ペニシリンG （PCG）	静注	>50	1回200〜400万単位を4時間ごと
		10〜50	1回100万単位を4時間ごと
		<10	1回100万単位を6時間ごと
		HD	1回100万単位を12時間ごと
アミノペニシリン系抗菌薬			
アンピシリン （ABPC）	静注[*2]	>50	1回2gを6時間ごと
		10〜50	1回2gを8時間ごと
		<10	1回2gを12時間ごと
		HD	1回2gを12〜24時間ごと
アモキシシリン （AMPC）	経口[*2]	>50	1回250 mgを1日4回
		10〜50	1回250 mgを1日3回
		<10	1回250 mgを1日2回
		HD	1回250 mgを1日1回
スルバクタム・アンピシリン［1：2］ （SBT/ABPC）	静注[*3]	>50	1回3g（合剤として）を6時間ごと
		10〜50	1回1.5g（合剤として）を6時間ごと
		<10, HD	1回1.5g（合剤として）を12時間ごと
クランブラン酸・アモキシシリン［1：2］ （CVA/AMPC）	経口[*4]	>50	1回375 mg（合剤として）を6〜8時間
		10〜50	1回375 mg（合剤として）を12時間
		<10	1回375 mg（合剤として）を24時間
		HD	1回375 mg（合剤として）をHDごと
抗緑膿菌作用を有するペニシリン系抗菌薬			
ピペラシリン （PIPC）	静注[*2]	>50	1回2gを4時間ごと
		10〜50	1回2gを8時間ごと
		<10, HD	1回2gを12時間ごと
タゾバクタム・ピペラシリン［1：8］ （TAZ/PIPC）	静注	>50	1回4.5g（合剤として）を6〜8時間ごと
		10〜50	1回2.25g（合剤として）6時間ごと
		<10, HD	1回2.25g（合剤として）8時間ごと

＊1〜4はp.378を参照

第一世代セフェム系抗菌薬

セファゾリン (CEZ)	静注	>50	1回1 gを6〜8時間ごと
		10〜50	1回1 gを12時間ごと
		<10, HD	1回1 gを24時間ごと
セファレキシン (CEX)	経口	>50	1回500 mgを6時間ごと
		10〜50	1回500 mgを8〜12時間ごと
		<10, HD	1回250 mgを12時間ごと

第二世代セフェム系抗菌薬

セフォチアム (CTM)	静注	>50	1回1 gを6時間ごと
		10〜50	1回1 gを12時間ごと
		<10, HD	1回1 gを24時間ごと
セフメタゾール (CMZ)	静注	>50	1回1 gを6時間ごと
		10〜50	1回1 gを12時間ごと
		<10, HD	1回1 gを24時間ごと

第三世代セフェム系抗菌薬

セフトリアキソン (CTRX)	静注	調節不要	1回2 gを24時間ごと
セフォタキシム (CTX)	静注	>50	1回2 gを8〜12時間ごと
		10〜50	1回2 gを12時間ごと
		<10, HD	1回1 gを12時間ごと
セフタジジム (CAZ)	静注	>50	1回1 gを6〜8時間ごと
		10〜50	1回1 gを12時間ごと
		<10, HD	1回1 gを24時間ごと
スルバクタム・セフォペラゾン (SBT/CPZ) [1:1]	静注	≧10	1回1 g（合剤として）を6時間ごと
		<10, HD	1回1 g（合剤として）を12時間ごと

第四世代セフェム系抗菌薬

セフェピム (CFPM)	静注	>50	1回1 gを6時間ごと
		10〜50	1回1 gを12時間ごと
		<10, HD	1回1 gを24時間ごと
セフォゾプラン (CZOP)	静注	>50	1回1 gを6時間ごと
		10〜50	1回1 gを12時間ごと
		<10, HD	1回0.5 gを24時間ごと

モノバクタム系抗菌薬			
アズトレオナム (AZT)	静注[*2]	>50	1回1 gを6時間ごと
		10〜50	1回1 gを12時間ごと
		<10, HD	1回1 gを24時間ごと

カルバペネム系抗菌薬			
イミペネム・シラスタチン (IPM/CS)[1:1]	静注	>50	1回0.5 g(イミペネムとして)を6時間ごと
		10〜50	1回0.5 g(イミペネムとして)を12時間ごと
		<10, HD	1回0.25 g(イミペネムとして)を12時間ごと
メロペネム (MEPM)	静注[*3]	>50	1回1.0 gを8時間ごとまたは1回0.5 gを6時間ごと
		10〜50	1回0.5 gを6〜12時間ごと
		<10, HD	1回0.5 gを24時間ごと

グリコペプチド系抗菌薬			
バンコマイシン (VCM)	静注	>50	1回15〜20 mg/kg(上限2 g)を12時間ごと
		10〜50	1回15〜20 mg/kg(上限2 g)を24時間ごと
		<10, HD	初回は1回15〜20 mg/kg(上限2 g),以降はTDMに基づいて投与
テイコプラニン (TEIC)	静注	>50	1,2日目は1回6 mg/kgを12時間ごと,3日目以降は1回6 mg/kgを24時間ごと
		10〜50	1,2日目は1回6 mg/kgを12時間ごと,3日目以降は1回6 mg/kgを48時間ごと.TDMに基づいて投与
		<10	1,2日目は1回6 mg/kgを12時間ごと,3日目以降は1回6 mg/kgを72時間ごと.TDMに基づいて投与
		HD	1,2日目は1回6 mg/kgを12時間ごと,3日目以降は1回6 mg/kgをHDごと.TDMに基づいて投与

環状リポペプチド系抗菌薬			
ダプトマイシン (DAP)	静注	≧30	1回4〜6 mg/kgを24時間ごと
		<30	1回4〜6 mg/kgを48時間ごと
		HD	1回6または9 mg/kgをHDごと

*2,3はp.378を参照

オキサゾリジノン系抗菌薬			
リネゾリド (LZD)	静注 経口	調節不要	1回600 mgを12時間ごと

アミノグリコシド系抗菌薬			
ゲンタマイシン (GM)	静注*2	≧50	1回5 mg/kg（理想体重）を24時間ごと
		<50	専門医または薬剤師へのコンサルテーションが望ましい
トブラマイシン (TOB)	静注*2	≧50	1回5 mg/kg（理想体重）を24時間ごと
		<50	専門医または薬剤師へのコンサルテーションが望ましい
アミカシン (AMK)	静注*2	≧50	1回15 mg/kg（理想体重）を24時間ごと
		<50	専門医または薬剤師へのコンサルテーションが望ましい
ハベカシン (ABK)	静注	≧50	1回200 mgを24時間ごと
		<50	専門医または薬剤師へのコンサルテーションが望ましい

ニューキノロン系抗菌薬			
シプロフロキサシン (CPFX)	静注*2	>50	1回300 mgを12時間ごと
		10〜50	1回300 mgを12〜24時間ごと
		<10	1回300 mgを24時間ごと
		HD	1回200 mgを24時間ごと
	経口*2	≧10	1回300 mgを1日2回
		<10, HD	1回200 mgを1日1回
レボフロキサシン (LVFX)	静注 経口*3	>50	1回500 mgを24時間ごと
		20〜50	初回500 mg以降1回250 mgを24時間ごと
		<20	初回500 mg以降1回250 mgを48時間ごと
		HD	初回500 mg以降1回250 mgをHDごと
パズフロキサシン (PZFX)	静注	>50	1回500 mg〜1 gを12時間ごと
		10〜50	1回500 mgを12時間ごと
		<10, HD	1回500 mgを24時間ごと
モキシフロキサシン (MFLX)	経口	調節不要	1回400 mgを24時間ごと

*2, 3はp.378を参照

	**マクロライド系，リンコマイシン系抗菌薬**
エリスロマイシン (EM)	静注*2	調節不要	1回500 mgを8時間ごと
	経口*2	調節不要	1回400 mgを1日3回
クラリスロマイシン (CAM)	経口*2	≧10	1回200 mgを1日2回
		<10, HD	1回200 mgを1日1回
アジスロマイシン (AZM)	静注	調節不要	1回500 mgを24時間ごと
	経口	調節不要	SRドライシロップ2 gを空腹時に単回投与
クリンダマイシン (CLDM)	静注	調節不要	1回600 mgを6〜8時間ごと
	経口*2	調節不要	1回300 mgを1日3回
	**テトラサイクリン系抗菌薬**
ドキシサイクリン (DOXY)	経口	調節不要	1回100 mgを12時間ごと
ミノサイクリン (MINO)	静注 経口	調節不要	1回100 mgを12時間ごと
	**その他**
スルファメトキサゾール・ トリメトプリム*5 (ST)	静注	>50	トリメトプリム1回5 mg/kgを12時間ごと
		10〜50	トリメトプリム1回2.5 mg/kgを12時間ごと
		<10, HD	原則推奨されないため，専門医へのコンサルテーションが必要
	経口	>50	トリメトプリム1回160 mgを1日2回
		30〜50	トリメトプリム1回80 mgを1日3回
		10〜30	トリメトプリム1回80 mgを1日2回
		<10, HD	原則推奨されないため，専門医へのコンサルテーションが必要
メトロニダゾール (MNZ, MTZ)	経口	≧10	1回500 mgを1日3〜4回
		<10	1回250 mgを1日2回
ホスホマイシン (FOM)	静注	>50	1回1〜2 gを12時間ごと
		10〜50	1回1 gを24時間ごと
		<10	1回0.5 gを24時間ごと
		HD	1回1 gをHDごと
	経口	>50	1回1 gを1日3回
		10〜50	1回500 mgを1日4回
		<10	1回500 mgを1日2回
		HD	1回500 mgを1日1回

＊2，5はp.378を参照

* 1：HDは慢性維持透析（hemodialysis）の略．透析後には1回分は投与されるよう投与計画を考慮
* 2：国内保険適応量が過少である可能性について考慮する必要がある薬剤（2013年5月現在）
* 3：先発医薬品のみが適応を有する用量を含む（2013年5月現在）
* 4：米国では配合比が異なる製品がある
* 5：ニューモシスチス肺炎の治療および発症抑制の用量は第3章11参照

参考文献

1) Antibiotic Basics for Clinicians: The ABCs of Choosing the Right Antibacterial Agent. (Hauser, A. R., eds), Lippincott Williams & Wilkins, 2012
2) Antibiotic Essentials 2013. (Cunha, B. A., eds), Jones & Bartlett Pub, 2013
3) 「サンフォード感染症治療ガイド2012」．(Gilbert, D. N., 他編, 戸塚恭一, 他日本語版監修), ライフサイエンス出版, 2012
4) UptoDate® http://www.uptodate.com
5) 「CKD診療ガイド2012」．(日本腎臓学会, 編), 東京医学社, 2012

<浦上宗治, 青木洋介>

索引 index

事項索引

記号・数字

%T＞MIC	95
5類感染症	43
7価肺炎球菌結合型ワクチン	265
14員環マクロライド	175
15員環マクロライド	178
16員環マクロライド	181

欧文

A～C

ABCDEs Step3	219
Acinetobactor baumannii	62
Bacillus cereus	48
BLNAR	67
Brudzinski徴候	262
B群溶連菌	264
βラクタマーゼ	54, 111, 126
βラクタム環	109
CA-MRSA	35
C. difficile 感染	355
Chlamydia trachomatis 感染症	88
Chlamydophila pneumoniae 感染症	89
C. jejuni 感染症	74, 75
class C	126
Cleri法	334
Clostridium difficile	45, 355
Clostridium difficile 感染	355
CNS	37
Coagulase-negative *staphylococci*	37

D～H

definitive therapy	12
early goal-directed therapy	227
EGDT	227
empiric therapy	12
Enterococcus	42
ESBL	57, 112, 126
extended spectrum β lactamase	112
GAS	38
GBS	38
GDH	357
glutamate dehydrogenase	357
Hib	265
Hibワクチン	67, 265

K～O

Kernig徴候	262
K. oxytoca	57

Laségue徴候	262
Legionella pneumophila	69
Listeria monocytogenes	47
MAC	78
Maki法	334
MBL	112
mecA	35
metallo β lactamase	112
methicillin sensitive *Staphylococcus aureus*	114
MIC	44
Moraxella catarrhalis	54
MRSA	34, 140
MSSA	114
Mycoplasma pneumoniae	82
Neisseria gonorrhoeae	51
Neisseria meningitidis	52
Orientia tsutsugamushi	85
O抗原	56

P ～ S

PAE	131
PCR法	88
peripherally inserted central venous catheter	334
PICC	334
PK-PD	131
PK-PD理論	36
Pneumococcus	40
post antibiotic effect	131
PRSP	41
Q熱	87
red person syndrome	143
SIRS	218
SSCG 2012	218
Staphylococcus aureus	34
Stevens-Johnson症候群	232
Streptococcus	38
Streptococcus pneumoniae	40
surving sepsis campaign guidelines 2012	218

T ～ W

TDM	141
TEE	335
Toxin A	45, 355
Toxin B	45, 355
transesophageal echocardiography	335
transthoracic echocardiogram	335
TTE	335
vancomycin resistant *Enterococcus*	142
vancomycin resistant *Staphylococcus aureus*	142
VRE	142
VRSA	142
Waterhouse-Friderichsen症候群	53
Weil-Felix反応	85

index

和文

あ～お

アシネトバクター	62
アシネトバクター・バウマニ	62
アナフィラキシー	113
アミノグリコシド	89
胃腸炎	74
医療介護関連肺炎	212
院内感染症	34
インフルエンザ菌	66, 118, 264
エンテロバクター	59, 122
黄色ブドウ球菌	34
嘔吐型	49
オウム病	90

か・き

カテーテル関連尿路感染	255
カナマイシン	88, 89
化膿性脊椎炎	275, 334
芽胞	49
ガラクトマンナン抗原検査	103
カルバペネマーゼ	126
患者背景	12
関節リウマチ	188
感染型食中毒	73
感染性心内膜炎	286, 334
感染性動脈瘤	334
眼内炎	334, 339
カンピロバクター属菌	73
基質特異性拡張型βラクタマーゼ	112
偽膜性大腸炎	45
急性中耳炎	308
急性鼻副鼻腔炎	319
胸水コントロール	188
莢膜	40
菌血症	53
菌交代症	34

く・け

クラミジア	185
クラミジア科	87
クラミジア感染症	81
クラミジア・トラコマチス	51
グラム陰性桿菌	56
グラム陰性球菌	51
グラム陽性桿菌	45
グラム陽性球菌	34
グルタミン酸脱水素酵素	357
クレブシエラ	118
クロストリジウム・ディフィシル	45
経過観察	18
経胸壁心エコー検査	335
経食道心エコー検査	335
劇症型連鎖球菌感染症	39
血液培養	333
血管カテーテル	333
血栓性静脈炎	189
下痢型	49

原因となる微生物	15
嫌気性菌	45

こ

コアグラーゼ陰性ブドウ球菌	37
抗菌薬含有セメントビーズ	280
抗菌薬ロック療法	340
好酸球性肺炎	147
後天性梅毒	77
項部硬直	262
抗緑膿菌活性	122
骨髄炎	274
骨盤腹膜炎	89

さ・し

細菌性髄膜炎	262
在郷軍人病	71
細胞内寄生菌	70
細胞壁合成阻害	95
細胞壁合成阻害薬	109
サルモネラ属細菌	64
歯牙の着色	186
子宮頸管炎	89
子宮内膜炎	52
持続洗浄療法	280
市中肺炎	198
シトロバクター	59, 122
重症敗血症	218
手術部位感染症	342
術後感染	280

静脈アクセスポート	333
静脈血栓症	334
食中毒	47
人工呼吸器関連肺炎	214
侵襲性真菌感染症	233
腎障害	186
新生児肺炎	89

す〜そ

髄液検査	264
髄膜炎	47, 53
髄膜炎菌	52
髄膜炎ベルト	53
スーパー抗原	34
生体材料	280
整腸薬	360
性病性リンパ肉芽腫症	89
赤痢菌	63
セラチア	59, 122
セレウス菌	48
先天梅毒	77
即時型過敏反応	232

た〜と

第一世代セフェム系抗菌薬	110, 114
第三世代セフェム系抗菌薬	110, 117
大腸菌	56, 118, 264
第二世代セフェム系抗菌薬	110, 115

index

事項索引

第四世代セフェム系抗菌薬	110, 121
多剤耐性緑膿菌	60
蛋白合成阻害薬	184
中耳炎	54, 305
中心静脈カテーテル関連感染症	332
中毒性表皮壊死症	232
腸炎ビブリオ	65
腸球菌	42
腸チフス	65
腸内細菌	59
腸内細菌科	115
ツツガムシ病	79
デキサメタゾン療法	271
テトラサイクリン系抗菌薬	84, 86, 184
特徴的咳発作	72
トラコーマ	89
トラフ値	278, 282

に～の

日本紅斑熱	86
日本版敗血症診療ガイドライン	218
尿中可溶性抗原	71
尿道炎	51
尿路感染症	250
脳外科術後	364

は・ひ

肺炎	54, 86, 198
肺炎桿菌	57
肺炎球菌	40, 264
肺炎マイコプラズマ	85, 88
バイオテロリズム	185
バイオフィルム	37
敗血症	47, 49, 218
敗血症性ショック	218
敗血症性塞栓症	334
梅毒	76
梅毒血清反応	76
梅毒トレポネーマ	76
バクテロイデス	68
バクテロイデス属菌	116
発熱性好中球減少症	230, 231, 233, 234, 235
鼻副鼻腔炎	305
非結核性抗酸菌	78
非定型病原体	187
皮膚軟部組織感染症	238
ビブリオ感染症	186
百日咳菌	71, 72
百日咳の診断基準	72
非淋菌性尿道炎	88
ピンポン感染	52

ふ～ほ

腹腔内感染	300
副鼻腔炎	54

383

腐骨	280
プロカルシトニン	225
プロスミックNTM	89
プロテウス	59, 118
併用療法	278, 283
ベクター	85
ペニシリンショック	97
蜂窩織炎	238
発疹チフス	86
ポンティアック熱型	71

ま〜も

マイコプラズマ	185
マクロライド系薬	74, 84, 90
マクロライド耐性株	84
末梢挿入型中心静脈カテーテル	334
メタロβラクタマーゼ	112, 126
メチシリン感受性黄色ブドウ球菌	114
めまい	189
モラクセラカタラーリス	54
問題臓器	13

や

薬剤熱	113

ら〜れ

ランスフィールド	38
リケッチア	185
リケッチア科	84
リケッチア感染症	84
リステリア菌	47
リステリア症	47
リポポリサッカライド	56
流行性髄膜炎	53
緑膿菌	60
淋菌	51
レジオネラ属菌	69
レジオネラ肺炎	70
レプトスピラ症	186
連鎖球菌	38, 114

薬剤名索引

数　　字

14員環マクロライド ･･････････ 175
15員環マクロライド ･･････････ 178
16員環マクロライド ･･････････ 181

欧　　文

AZT ･･････････････････････････ 125
Hibワクチン ････････････ 67, 265

和　　文

あ～お

アザクタム® ･･･････････ 125, 126
アジスロマイシン ･･････････ 178
アズトレオナム ････････ 125, 126
アベロックス® ･･･････････････ 167
アミカシン ･･････････････････ 158
アモキシシリン ････････････ 100
アルベカシン ･･･････････････ 161
アンピシリン ･･･････････････ 100
アンピシリン・クロキサシリン
･････････････････････････････ 102
イミペネム ･････････････ 129, 132
イミペネム・シラスタチン ･･････ 132
エタンブトール ･･････ 79, 80, 81
エポセリン® ･････････････････ 120

エリスロシン® ･･････････････ 175
エリスロマイシン ･･････････ 175
塩酸バンコマイシン ･･･････ 142
オーグメンチン® ･･･････････ 104
オゼックス® ･････････････････ 168
オメガシン® ････････････････ 136
オラペネム® ････････････････ 138

か～け

カナマイシン ････････ 78, 80, 157
カルベニン® ････････････････ 133
ガレノキサシン ････････････ 167
キュビシン® ････････････････ 147
クラビット® ････････････････ 169
クラブラン酸・アモキシシリン
･････････････････････････････ 104
クラリシッド® ･･････････････ 176
クラリス® ･･･････････････････ 176
クラリスロマイシン
･･････････････････ 78, 79, 80, 176
クリンダマイシン ･･････････ 182
グレースビット® ･･･････････ 170
ケイテン® ･･･････････････････ 123
ゲンタシン® ････････････････ 159
ゲンタマイシン ････････････ 159

さ～す

ザイボックス® ･･････････････ 151
サワシリン® ････････････････ 100
ジェニナック® ･･････････････ 167

ジスロマック®	178	ゾシン®	106
シタフロキサシン	170		
シプロキサン®	169	## た〜と	
シプロフロキサシン	169		
ジョサマイ®	181	第一世代セフェム系抗菌薬	110, 114
ジョサマイシン	181	第二世代セフェム系抗菌薬	110, 115
シラスタチン	129, 132	第三世代セフェム系抗菌薬	110, 117
ストレプトマイシン	78, 80, 157	第四世代セフェム系抗菌薬	110, 121
スペクチノマイシン	160		
スルタミシリン	105	タゴシッド®	144
スルバクタム・アンピシリン	105	タゾバクタム・ピペラシリン	106
スルバクタム・セフォペラゾン	121	ダプトマイシン	140, 147
スルファメトキサゾール・トリメトプリム	192	ダラシン®	182
		ダラシン®S	182
スルペラゾン®	121	チエナム®	132
		テイコプラニン	140, 144
## せ・そ		テトラサイクリン系抗菌薬	84, 86, 184
セファゾリン	115	テビペネム ピボキシル	130, 138
セファメジン®	115	トービイ®	159
セフェピム	122	ドキシサイクリン	185, 187
セフォゾプラン	123	トスフロキサシン	168
セフォタキシム	119	トブラシン®	159
セフォタックス®	119	トブラマイシン	159
セフォチアム	116	ドリペネム	130, 137
セフタジジム	120, 127	トロビシン®	160
セフチゾキシム	120		
セフトリアキソン	118	## は〜ふ	
セフピロム	123		
セフメタゾール	117	バイシリン®G	98
セフメタゾン®	117	バクタ®	192

index

パニペネム	129, 133
パニペネム・ベタミプロン	133
ハベカシン®	161
ハロスポア®	116
バンコマイシン	140, 142, 357
パンスポリン®	116
ビアペネム	130, 136
ビクシリン®	100
ビクシリン®S	102
ビスタマイシン®	158
ビブラマイシン®	187
ピペラシリン	103
ファーストシン®	123
フィニバックス®	137
フラジール®	195
フルマリン®	121
ブロアクト®	123
ブロスミックNTM	80
フロモキセフ	121

へ

ベタミプロン	129, 133
ベナンバックス®	193
ペニシリンGカリウム	98
ベンジルペニシリン	98
ペントシリン®	103

ま ～ も

マキシピーム®	122
マクロライド系薬	73, 74, 90
ミコブティン®	80
ミノサイクリン	185, 188
ミノマイシン®	188
メトロニダゾール	195, 357
メロペネム	129, 134
メロペン®	134
モキシフロキサシン	167
モダシン®	102

ゆ

| ユナシン® | 105 |
| ユナシン®S | 105 |

り ～ ろ

リネゾリド	151
リファブチン	80
リファンピシン	78, 79, 80
リボスタマイシン	158
リポポリサッカライド	56
硫酸アミカシン	158
硫酸ストレプトマイシン	157
レボフロキサシン	169
ロセフィン®	118

〔編者プロフィール〕

戸塚恭一（Kyoichi Totsuka）

1974年群馬大学医学部卒.
1998年東京女子医科大学中央検査部感染対策科教授に就任．2003年より現職の感染対策部感染症科教授として大学病院における感染対策，感染症診療体制を確立した．2006年より2010年まで日本化学療法学会理事長として，また，2010年より現在まで日本臨床微生物学会理事長として，認定医制度，認定薬剤師制度，認定微生物検査技師制度，および学会法人化などの事業を推進し，感染症・化学療法学の発展に貢献している．

本当に使える！抗菌薬の選び方・使い方ハンドブック

具体的な処方例から代替薬、フォローアップ、効果がなかった場合の対応まで

2013年10月 5日 第1刷発行	編 集	戸塚恭一
2016年 3月30日 第3刷発行	発行人	一戸裕子
	発行所	株式会社 羊 土 社
		〒101-0052
		東京都千代田区神田小川町2-5-1
		TEL　03（5282）1211
		FAX　03（5282）1212
		E-mail　eigyo@yodosha.co.jp
©YODOSHA CO., LTD. 2013		URL　http://www.yodosha.co.jp/
Printed in Japan	装　幀	関原直子
ISBN978-4-7581-1740-1	印刷所	株式会社加藤文明社

本書に掲載する著作物の複製権，上映権，譲渡権，公衆送信権（送信可能化権を含む）は（株）羊土社が保有します．
本書を無断で複製する行為（コピー，スキャン，デジタルデータ化など）は，著作権法上での限られた例外（「私的使用のための複製」など）を除き禁じられています．研究活動，診療を含み業務上使用する目的で上記の行為を行うことは大学，病院，企業などにおける内部的な利用であっても，私的使用には該当せず，違法です．また私的使用のためであっても，代行業者等の第三者に依頼して上記の行為を行うことは違法となります．

JCOPY ＜（社）出版者著作権管理機構　委託出版物＞
本書の無断複写は著作権法上での例外を除き禁じられています．複写される場合は，そのつど事前に，（社）出版者著作権管理機構（TEL 03-3513-6969，FAX 03-3513-6979，e-mail：info@jcopy.or.jp）の許諾を得てください．

memo

羊土社のおすすめ書籍

初期対応に自信がつく！
治療薬レジデントマニュアル

梶井英治／監
小谷和彦，朝井靖彦／編

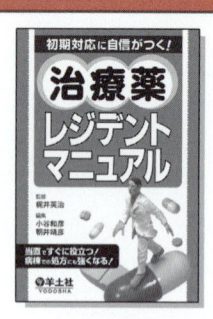

症状・疾患への初期対応と頻用薬の処方を1冊に凝縮！まず考えるべき・行うべき事項から疾患別の薬の使い分けまで，診断から薬物治療への流れに沿った解説で必須の知識が身につきます．現場で使いやすいポケット版！

- 定価（本体 3,900円＋税）
- A6変型判　■ 1006頁　■ ISBN 978-4-7581-0905-5

抗菌薬について内心疑問に思っていることQ&A

大曲貴夫／編

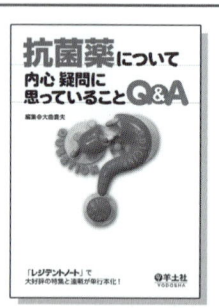

抗菌薬を自由に使いこなすには？臨床の現場で日々湧き起こってくる，感染症診療や抗菌薬治療にまつわる素朴な疑問に，現場の先輩医師がやさしく答えます．
「レジデントノート」での好評特集＆大人気連載を単行本化！

- 定価（本体 3,600円＋税）
- A5判　■ 222頁　■ ISBN 978-4-7581-0680-1

発行　羊土社／YODOSHA
〒101-0052 東京都千代田区神田小川町2-5-1　TEL 03(5282)1211　FAX 03(5282)1212
E-mail : eigyo@yodosha.co.jp
URL : http://www.yodosha.co.jp/
ご注文は最寄りの書店，または小社営業部まで

羊土社のおすすめ書籍

目で見る感染症

見ためでここまで診断できる！
感染症の画像アトラス

原永修作，藤田次郎／編

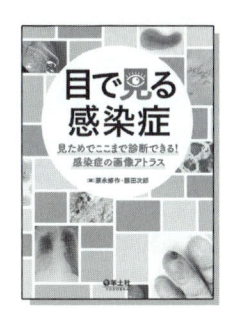

感染症を"見ため"で掴んで診断するコツを伝授！正しい診断に導くための炎症所見・検査所見の見かたを解説．さらに確定診断までのアプローチもわかる！感染症の診断力を磨きたいすべての方，必携！

- 定価（本体 4,200円＋税）
- B5判　■ 167頁　■ ISBN 978-4-7581-1774-6

レジデントノート別冊
できる！見える！活かす！
グラム染色からの感染症診断

検体採取・染色・観察の基本と
ケースで身につく診断力

田里大輔，藤田次郎／著

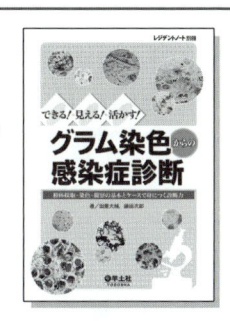

感染症診断に必須のグラム染色がまるごとわかる，医師のための入門実践書！検体の取扱い・染色の原理・方法から，各感染症の診断での活かし方まで，豊富な画像・図表とともに基本からやさしく解説します．

- 定価（本体 3,300円＋税）
- B5判　■ 151頁　■ ISBN 978-4-7581-1739-5

発行　羊土社 YODOSHA
〒101-0052 東京都千代田区神田小川町2-5-1　TEL 03(5282)1211　FAX 03(5282)1212
E-mail : eigyo@yodosha.co.jp
URL : http://www.yodosha.co.jp/
ご注文は最寄りの書店，または小社営業部まで

羊土社のおすすめ書籍

トライアングルモデルで身につける
感染症診療の考え「型」

"患者背景からPitfall、今後のマネジメントまで"
デキる医師の思考プロセス完全版

佐田竜一／編

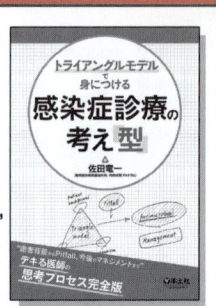

「トライアングルモデル」を使えば感染症診療の基本となる考え方が身につく！患者背景からPitfall, 治療後のマネジメントまでを見やすく, 丸ごと解説. この1冊で, 見逃しのない感染症診療ができる！

- 定価（本体 3,800円＋税）
- B5判　198頁　ISBN 978-4-7581-1789-0

Gノート増刊 Vol.3 No.2
総合診療力をググッと上げる！
感染症診療

実はこんなことに困っていた！
現場の悩みから生まれた納得のコツ

濱口杉大／編

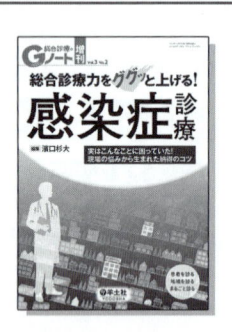

感染症にもっと強くなる！「高齢者や終末期患者, 入院できない患者ではどうする？特殊感染症だったら？」など専門医がいない病院・診療所でどうするか, 経験に基づいて解説

- 定価（本体 4,800円＋税）
- B5判　236頁　ISBN 978-4-7581-2312-9

発行　羊土社／YODOSHA
〒101-0052 東京都千代田区神田小川町2-5-1　TEL 03(5282)1211　FAX 03(5282)1212
E-mail : eigyo@yodosha.co.jp
URL : http://www.yodosha.co.jp/
ご注文は最寄りの書店、または小社営業部まで